卫生部“十二五”规划教材配套教材
全国高等医药教材建设研究会“十二五”规划教材配套教材
供康复治疗专业用

内外科疾病康复学实训指导

主　编　陈　健
副主编　吴　毅

编　者
（按姓氏笔画排序）

刘　鹏（中山大学附属第一医院）
刘忠良（吉林大学第二临床医学院）
牟　翔（第四军医大学西京医院）
李寿霖（首都医科大学康复医学院/中国康复研究中心北京博爱医院）
李雪萍（南京医科大学南京第一医院）
吴　毅（复旦大学附属华山医院）
吴学敏（北京中日友好医院）
吴建贤（安徽医科大学第二附属医院）
何成奇（四川大学华西医院/华西临床医学院）
陈　健（厦门大学附属中山医院）
高　敏（哈尔滨医科大学附属第一医院）
谢　薇（四川大学华西医院/华西临床医学院）

人民卫生出版社

图书在版编目（CIP）数据

内外科疾病康复学实训指导/陈健主编．—北京：人民卫生出版社，2013.9

ISBN 978-7-117-17887-7

Ⅰ．①内…　Ⅱ．①陈…　Ⅲ．①康复医学-高等学校-教材　Ⅳ．①R49

中国版本图书馆CIP数据核字（2013）第198679号

内外科疾病康复学实训指导

主　　编：陈　健
出版发行：人民卫生出版社（中继线 010-59780011）
地　　址：北京市朝阳区潘家园南里 19 号
邮　　编：100021
E - mail：pmph @ pmph.com
购书热线：010-59787592　010-59787584　010-65264830
印　　刷：三河市双峰印刷装订有限公司
经　　销：新华书店
开　　本：787 × 1092　1/16　**印张**：16
字　　数：389 千字
版　　次：2013 年 9 月第 1 版　2013 年 9 月第 1 版第 1 次印刷
标准书号：ISBN 978-7-117-17887-7/R・17888
定　　价：29.00 元
打击盗版举报电话：010-59787491　E-mail：WQ @ pmph.com
（凡属印装质量问题请与本社市场营销中心联系退换）

前言

本教材是四年制本科康复治疗专业技能实训教材，由一批长期从事康复医学专业、具有丰富临床与教学经验的教师编写而成。实训内容贴近临床实践需要，具有较高的可操作性和一定的实用价值。康复专科医师、康复专科治疗师、从事康复临床工作的医师、治疗师、护士和其他专业的医师也可参考。

全书内容包括：循环系统常见疾病康复实训，呼吸系统常见疾病康复实训，风湿免疫性疾病康复实训，消化系统常见疾病康复实训，泌尿生殖系统常见疾病康复实训，内分泌及代谢系统常见疾病康复实训，恶性肿瘤康复实训，眼科、耳鼻喉科、口腔科常见疾病康复实训，皮肤常见疾病康复实训，慢性疼痛康复实训及其他疾病康复实训。

本书在内容的安排上有如下特点：

本实训教材是按照人民卫生出版社2013年康复治疗专业本科教材第2版《内外科疾病康复学》教材的章节顺序（省去了第一章概论），针对读者可能遇到的问题，科学地设置了实训病案。在编写中力求做到覆盖面宽，比较全面地反映教材内容；力求理论联系实际。在理论上以“够用”为原则，理论知识的介绍以简明、扼要为特点，强调规范化操作流程。

本书编写过程中，我们针对使用者为四年制本科康复治疗专业学生、未来的治疗师，因而，在强调“三基”（基础理论、基本知识、基本技能）和“五性”（科学性、先进性、适用性、启发性和思想性）的基础上，突出了实用性和可操作性。

由于康复医学是一门年轻且涉及相关学科面较广的学科，虽然编者都已尽了最大努力，但由于时间紧、任务急、编写经验不足，本书在文字上、实训内容上难免存在缺陷，恳请专家学者、同道与读者不吝批评指正，以利于在下次修订时进一步完善。

在本书的编写过程中，得到各编写单位领导的支持，也得到不少同道的建议与帮助，在此，我们一并表示深切的感谢。

陈健　吴毅

2013年2月

目录

第一章　循环系统常见疾病康复实训

第二章　呼吸系统常见疾病康复实训

第三章　风湿免疫性疾病康复实训

第四章　消化系统常见疾病康复实训

第五章　泌尿生殖系统常见疾病康复实训

第六章　内分泌及代谢系统常见疾病康复实训

第七章 恶性肿瘤康复实训

第八章 眼科、耳鼻喉科、口腔科常见疾病康复实训

第九章 皮肤常见疾病康复实训

第十章 慢性疼痛康复实训

第十一章 其他疾病康复实训

第一章　循环系统常见疾病康复实训

循环系统疾病是临床最常见的疾病之一，尤其是冠状动脉粥样硬化性心脏病、原发性高血压、慢性充血性心力衰竭、周围血管疾病、淋巴水肿、先天性心脏病等疾病。由于长期患病、反复发作和进行性加重，不仅给患者的循环功能、心理功能、日常生活活动、学习、社会参与和工作能力带来严重影响，而且给家庭、单位和社会带来沉重的负担。本章主要介绍循环系统常见疾病及心脏移植手术后和心脏起搏器术后的康复。

第一节　冠状动脉粥样硬化性心脏病

冠状动脉粥样硬化性心脏病（coronary heart disease，CHA），简称冠心病，是由于血脂增高致使冠状动脉壁脂质沉积形成粥样硬化斑块，逐步发展为血管狭窄乃至闭塞为特征的疾病。冠心病是现代社会最常见的一种心脏疾病。虽然近20多年来冠心病的发病率和病死率在工业化国家有明显下降，但仍处于较高水平，1990年全球心血管疾病死亡人数占总死亡人数的29%，居死亡原因的第二位。预计2020年将增至36%，居首位，将高出癌症死亡人数。我国冠心病年发病率为120/10万人口，年平均病死率男性为90.1/10万，女性为53.9/10万。冠心病的病理生理核心是心肌血流的供求失去平衡，导致心肌缺氧和代谢障碍。

【实训目的】

1. 掌握冠心病的康复评定、康复治疗方法。
2. 熟悉冠心病的临床表现。
3. 了解冠心病的发生、发展规律和危害性。
4. 了解冠心病健康教育的重要性及教育方式。

【实训器材】活动平板、功率自行车、心电监测仪、袖带式血压计、除颤器、输液设备、吸氧设备、急救药品、动态心电图、遥测心电图。

【实训内容与步骤】

（一）康复评定

对冠心病患者的康复评定包括病史询问、体格检查、冠心病危险因素的评估、心理社会学及人格评定和心肺功能专项评定。其中最主要的是运动试验。在康复之前进行的评定除了必须对心肌梗死的严重程度作出判断，以确定适当的心脏康复方法之外，还可以作为康复时监护水平确定和康复疗效观察的依据。

1. 心电图运动试验　1956年，Bruce用一个运动平板仪进行试验，并依此制定了功能能力的列线图。此后运动试验领域的研究则集中在确定更精确的诊断标准和发展对试验数据整理分析的规则体系，以便最大限度地提高运动试验诊断的敏感性、特异性和预测冠状动脉性心脏病的准确性。运动试验在监测疾病演变过程和判断治疗效果上，它的可靠性与价效比仍不能被其他的诊断方法所取代。

（1）心电图运动试验的目的：主要包括功能评价、制定运动方案、修改药物治疗方案、判断预后、提供心理上的支持和介入治疗的需要。通常建议正在恢复中的心肌梗死患者进行运动试验。静息时不出现的室性心律失常可在运动时诱发。出院时可评价患者对运动的反应，做功能力及限制因素的确定。在出院前进行运动试验是非常重要的，因为它可以对患者在家中进行运动提供指导，对患者的体力活动提供保障以及确定其合并症的危险性。运动试验还可以向家庭和雇主证实心肌梗死对体力活动的影响。在心理上，它可以提高患者的自信，减少其对日常生活的担忧。试验也有助于向患者配偶保证其身体能力。

（2）运动试验方法：常用的方法有运动平板法、功率自行车法和固定踏阶试验。目前较为常用的是运动平板法（美国）和功率自行车法（欧洲）。

1）运动平板法：在我国以运动平板法作为首选。不适合用于有平衡障碍的患者。

2）功率自行车法：该法的优点是可用于平衡和视觉功能不良或下肢关节活动受限的患者；测试中由于身体上部运动较小，因而血压测量值较准，ECG记录亦较好。缺点是局部的肌肉疲劳（如股四头肌）可导致试验过早终止，妨碍真正运动终点的达到；有些患者坐在功率自行车上可能感到不舒服，可能不能保持双脚在脚踏上匀速运动。

3）坐位踏阶试验：该方法则是最为便宜简单的应激试验方法。但其适用于年老和身体非常虚弱的患者。

（3）运动试验程序

1）排除运动试验绝对禁忌证：运动试验应在临床专科医生监督下进行。先要进行包括12导联ECG在内的全面的医学检查，排除有运动试验绝对禁忌证的患者。运动试验的禁忌证参见表1-1。

表1-1 运动试验的禁忌证

绝对禁忌	相对禁忌
急性心肌梗死	明显的动脉或肺动脉高压
不稳定型心绞痛	心动过速或心动过缓
严重心律失常	中度瓣膜或心肌性心脏病
急性心包炎、心内膜炎	电解质紊乱
严重主动脉缩窄	肥大性心肌病变
严重的左室功能障碍	精神病
急性肺栓塞	
急性严重心脏外的疾病	

2）开始运动试验：运动应从低负荷开始，然后分阶段逐渐增大负荷量至患者的耐受极限。每一阶段持续2~3分钟。判断患者反应是否达到稳定状态的最简单指标就是其心率的波动范围为3~4次/分。在运动中和运动结束后5~15分钟的恢复期内，每分钟均测量如下指标：VO_2、BP、RR、HR、心律（ECG）和自觉运动强度评分（Borg评分），同时还要观察患者一般情

况的变化。

3）试验终点：在试验之前应告知患者如何完成试验，而不应利用任何试验前估计患者的最大预期心率（MPHR），因为试验前估计的MPHR常常产生误导，这与患者服用减慢心率的药物有关。因此在试验中采用Borg刻度表查出患者用力的反应（具体评定方法参照本套教材《内外科疾病康复学》）。如果没有不良的体征或者症状，可允许患者运动达到最大的用力水平。

在亚极量或出院前的运动试验中有下列情况之一应该立即终止。

①出现了与本病有关的症状：如明显的疲劳、眩晕、晕厥、呼吸困难、心绞痛、发绀、面色苍白、血压过高或过低、ECG出现ST段偏移>1mm等。

②运动达到了预定的极限运动水平：如达到了根据年龄预计的极限心率值（220–年龄）。这一运动终点确定法非常适合于健康人，很多心脏病患者在达到这一极限前即已出现症状，因而达不到该预定的运动水平。

③达到预计亚极限运动水平：如75%的根据年龄调整的最大心率；或者是任意设定的工作负荷水平，即6METs；1~20Borg刻度表中的17或0~10Borg刻度表中的7等。这种方法常用于功能水平较低的出院前的患者。

（4）试验方案

1）活动平板试验：最常用的是Bruce活动平板试验方案。但对于身体状况较差的患者不适用。改良的Bruce活动平板试验方案适合于所有的心脏病患者，具体评定方法参照本套教材《内外科疾病康复学》。

2）功率自行车试验方案：功率自行车试验亦是分级试验，其中踏行的速率通常为50~60转/分，蹬踏的阻力则每3~6分钟递增。

3）坐位踏阶试验方案：该方案是专门为不能耐受前述两种方法的老年患者而设计的。试验中，患者坐于直背椅上，前面置一矮凳或几本书作为一个阶梯，两者间的距离以患者伸直下肢可踏于凳或书上为准。试验前，患者双足平放于地面，将一节拍器设定在120计数节拍上。当计数"1"时，让患者一侧脚弓踏于凳上；当计数"2"时，该脚放回地面；再计数"1"时，让患者另一侧脚弓踏于凳上；再计数"2"时，该脚放回地面。如此交替反复。这样在一分钟内患者可踏凳60次。该试验分为四个阶段，前三个阶段的运动方法是一样的，只是矮凳的高度分别是15、30和45cm，第四阶段的矮凳高度仍为45cm，但却要求患者在伸脚踏凳时向前平伸同侧上肢。

（5）试验结果解释：根据运动试验的结果，可将患者进行功能分类。具体评定方法参照本套教材《内外科疾病康复学》。

（6）注意事项

1）运动试验结果的解释均应以良好的生理、病理生理、运动学和临床知识为基础，且应考虑患者的年龄、性别、症状和危险因素。

2）要考虑试验的特异性和敏感性，注意排除假阳性和假阴性。

3）注意，患者在运动试验中达到的最大运动量并不表示其可在这一运动量下安全地进行运动。一个患者如要以8METs（代谢当量）水平较长时间地进行运动，则其最大有效代谢容量必须达到12METs的水平方可。这一点是必须向患者交代清楚的。

2. 动态心电图　出院前做动态心电图检测，可以了解不同活动状态时心率、心律和心肌缺血的动态变化,制订出院后的活动范围。出院后定期监测动态心电图,可以更深入了解患者生活对心脏的影响,及早发现恶性心律失常,及时给予处理。

3. 遥测心电图　遥测心电图在急性心肌梗死患者的康复中也有广泛的用途,如: ①作为急性心肌梗死监护病房的心电图监测; ②康复活动的现场监护; ③为某些症状的确诊提供资料; ④确定日常生活活动、工作和劳动能力的允许范围; ⑤运动试验中的心电监测。

4. 行为类型评定

A类型: 工作主动、有进取心和雄心、有强烈的时间紧迫感(同一时间总是想做两件以上的事),但是往往缺乏耐心、易激惹、情绪易波动。此行为类型的应激反应较强烈,因此需要将应激处理作为康复的基本内容。

B类型: 平易近人、耐心、充分利用业余时间放松自己、不受时间驱使,无过度竞争性。

5. 康复治疗危险程度评定　美国心脏病学会制定了冠心病危险分层标准,对于判断患者进行康复治疗的危险程度及监护要求有重要参考价值。具体评定方法参照本套教材《内外科疾病康复学》。

6. 恢复工作前的评定

(1)工作种类对身体的要求: 通常以代谢当量(METs)作为特定工作时能量要求的客观标准。办公室或者秘书工作,通常是体力消耗少,个人可以控制工作速度,其能量要求多在3METs以内,几乎所有的心肌梗死的患者都可以恢复这类工作。办公室的服务工作,如打扫卫生、搬运文件等,以及生产线上的工作,有时需要在短时间内最大用力,但是一般不超过5METs,平时需要的能量是2~4METs,多数患者可以恢复这类工作。室外的重体力劳动,在短暂的时间内可能需要的能量要达到7~10METs,工厂的工作虽然有一定的机械化,但偶尔能量需要超过10METs。因此这两种工作不适合心功能有明显损害的患者。农业劳动具有复杂性,要恢复劳动需要仔细地评定能量消耗,然后通过模拟工作试验来确定是否可以恢复特定的工作。

(2)模拟工作环境试验: 这是一种检验恢复工作时体力能力的最后手段,就是到特定的环境中模拟该工作,以评定患者是否具备了恢复该工作的体力能力。或者直接到实际场合进行工作试验,以确保患者能安全地重返工作岗位。

(二)康复治疗

康复治疗近期目标: 患者身体适应性恢复到足以重新进行一般的日常活动; 限制心脏病的生理和心理影响; 降低患者心搏骤停或再发心肌梗死的危险及控制心脏病症状。

康复治疗远期目标: 确定诱发患者心脏病的危险因素并予以处理; 稳定甚至逆转患者动脉粥样硬化的过程以及提高患者心理功能和社会功能。

适应证: 冠心病康复涵盖心肌梗死、心绞痛、隐性冠心病、冠状动脉分流术(CABG)后和冠状动脉腔内成形术(PTCA)后等。冠心病康复的措施可扩展到尚未发病的人群。

禁忌证: 严重残留心绞痛; 失代偿性心力衰竭; 未控制的心律失常; 严重缺血,左心室功能失常,或运动试验中有心律失常; 控制不良的高血压; 不稳定内科疾病情况,如控制不良的糖尿病、正患发热性疾病等。

1. 物理治疗　冠心病康复治疗最基本、最重要的方法是运动疗法。经验和运动治疗方案的个体化是治疗成功与否的关键。运动疗法是冠心病康复的核心部分,应在对患者功能进行完整评定的情况下,进行详尽而周密的安排。

（1）作用机制

1）改进患者的生活方式：患者在接受运动指导的同时，亦有机会接受到医生关于饮食、戒烟和正确对待本病等方面建议，促使他们改变不良的生活习惯。

2）抑制病情的发展：运动不能使已发生梗死的心肌逆转，但可以抵消危险因素的作用，抑制病变的扩展。

3）降低心肌的兴奋性：降低心肌的兴奋性常可改善患者的预后。运动可改善心肌供氧，降低血儿茶酚胺水平和促使患者戒烟。

4）降低心脏做功量：运动锻炼可使患者心率减慢，血压降低，使心脏后负荷减少。另外，运动还可以使体重减轻和心肌收缩性增强，使心脏射血能力增强，减小其前负荷。这些均可导致心脏做功负荷下降，减少其耗氧量。

5）改善冠状动脉供氧能力：运动可使心率减慢，心脏舒张期延长，可使冠状动脉的血液流量增加和使左心室的灌注得到改善，这些均可使心肌的供氧增高。

（2）运动治疗原则

1）超负荷原则：即运动的量要大于患者平常的活动强度。

2）特异性原则：每种运动均产生特定的代谢性和生理适应性效果。以等长运动进行的力量训练可使肌力增强。有氧训练则可导致耐力增强，并改善心血管系统的功能容量。

3）个体化原则：即每个患者的训练应根据其功能和需要而有所不同。

4）可逆性原则：即训练产生的良好效果并非可永久保存，在停止运动训练2周后，其功能上的改善会开始减少。停止训练5周后，训练的效果则可能失去一半。因此，运动训练应持之以恒。

（3）运动疗法的程序：尽管心脏康复过程复杂，但运动疗法的基本程序不变，每一运动过程应包括准备活动、运动调整期及恢复期。

1）准备活动：准备活动5~15分钟，通过一系列静态伸展运动和一定范围的活动，使肌肉、关节系统得到轻度刺激。运动调整期中使用的肌肉群应重点活动，一定范围内的活动应缓慢进行并逐渐增加关节的活动范围，静态伸展活动应动作到位，肌肉伸展时能体会到轻度牵拉的感觉。伸展需保持大约15~30秒而且不应引发出不适和疼痛。在静态伸展活动中，鼓励患者平静地呼吸。通常认为如果在低水平有氧运动前做伸展运动，须小心进行。

2）运动调整期：此期是体力锻炼的时期，应该特别强调的五个因素是：频率、强度、形式、时间及进展速度。

频率：运动调整期的频率从每天数次到每周数次不等，它与康复总体目标有关，并根据患者的活动能力、运动的类型和强度、患者兴趣、传统治疗情况和最近的运动情况而修改。一般来说，运动刺激至少每周3次才能产生效果。然而，患者活动能力很低，每天2~3次，每次时间较短的运动方案，会更为有益。后者对大多数心肌梗死或者运动能力低于5METs的患者较为适用。建议康复治疗开始时运动频率为每周3次，至少持续3~6个月。若此期后患者无外伤或其他并发症并对增加频率有兴趣，则可将运动频率增加至每周4~5次。

强度：一种选择患者最佳运动强度的方法是使用运动强度的“滑尺”。基础强度定为活动能力的60%。基础运动强度60%加上以METs表示的活动能力功能储量即为某个特定患者的运动强度。例如，某患者最大功能储量为7METs，则运动强度为：

训练强度 =（60 + 最大代谢当量）%

=（60 + 7）%

= 67%

这种计算方法适用于低危和功能储量中等至中等偏上的人群，但不适用于低能储量的高危人群。威廉姆改进并使用了一种更为通用的方法用于运动强度的计算，用基础值40%代替60%加上2功倍能储量。因此，功能储量为5METs的患者的运动强度为50%，而最大功能储量为12METs的低危患者的运动强度是64%。运动强度并非是静止的，体力运动消耗每天都有强度的变化。因此建议设置高于或低于计算或所希望的运动强度的10%范围作为运动强度的区间。值得注意的是，要准确计算出运动强度并非像人们想象的那么简单直接。比如，药物治疗对运动强度的影响，特别是β受体阻断药明显改变患者的功能储量。

运动形式：患者的适宜运动强度一旦确定，下一步的任务是将其转为特定的运动形式。比如患者最大功能储量是10METs，选择的运动强度是70%，那么适宜的运动代谢当量水平为7METs。假定目标运动强度每一侧范围为10%，则适当的运动强度是6.3~7.7METs。达到此代谢当量水平的速度、坡度或负荷量可通过美国运动医学院公式得出。如使用活动平板来训练，其计算公式为：

代谢当量（METs）=｛〔速度（m/min）× 0.1〕+〔坡度（用小数表示）× 速度（m/min）× 1.8〕+ 3.5｝/3.5

即得知要获得6.3~7.7METs训练强度可以通过运动速度为5.6km/h，坡度为5.5%~8.5%的活动平板来进行训练。

当计算功率自行车运动的负荷量时，需将患者的体重计算在内。活动平板运动与体重无关，而功率自行车与体重有关。功率自行车运动负荷的计算公式如下：

功率自行车负荷量（kpm/min）=〔（代谢当量 × 3.5 × 千克体重）-（3.5 × 千克体重）〕/2。kpm/min主要是指踏功率自行车的功率负荷单位，中文含义是指每分钟克服重力移动1千克重物垂直距离为1米时所做的功。kpm中kp是kilopond的简写，有重力的意思，m是meter的简写，kpm是功的单位，kpm/min主要是功率自行车的功率单位。kpm与kgm是相通的。

因此，当运动代谢当量为7METs，体重为50kg时，功率自行车负荷量为525kpm/min。

运动持续时间：运动调整期的持续时间一般在15~60分钟。特定的运动持续时间由治疗的目的、患者的能力和兴趣来决定。为改善功能储量最少需15分钟有氧运动。对大多数心脏病患者的运动调整期最佳运动时间是20~40分钟。然而，冠心病患者通常在运动训练中即可能出现各种症状而终止运动。因此，这些患者需要一个间断的运动训练方案。这种运动模式重复进行直到各段运动时间总和达到需要的运动时间。

运动方式：运动方式的选择依赖于治疗的特定目标、需要及患者的能力。大多数用于心脏康复的运动形式是步行。功率自行车运动是另一种心脏康复程序中运动调整期常用的一种运动形式。对于腰痛、肥胖、关节炎患者，功率自行车运动是一种极好的运动形式。为了使运动疗效最佳，特别是在心脏康复治疗收效甚微或无效时，应当重点考虑患者所从事的工作或娱乐活动的特点，采取与患者所从事的工作或娱乐活动相同或相近的运动方式进行训练，使参与活动的肌肉系统在运动调整期中得到锻炼。这种方式遵循的是特定调整法则，未运动的肌群无疗效。摇臂运动则是针对这类患者最为适合的运动。

3）恢复期（放松期）：此期历时大约3~10分钟，取决于患者的兴趣、需要及调整期的运动

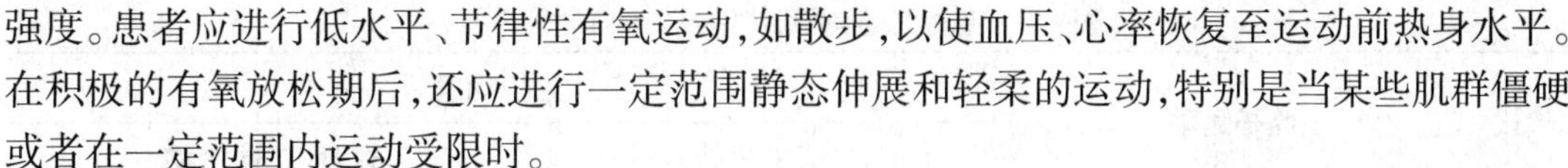

强度。患者应进行低水平、节律性有氧运动，如散步，以使血压、心率恢复至运动前热身水平。在积极的有氧放松期后，还应进行一定范围静态伸展和轻柔的运动，特别是当某些肌群僵硬或者在一定范围内运动受限时。

每次运动性训练开始时应有热身活动或准备活动，结束时应有整理活动。准备活动从低强度开始，逐渐增至所需要的强度。整理活动则逐渐减低活动强度，使肢体中的血液重新分布到其他组织中去，避免静脉回流突然下降，防止出现运动后低血压甚至晕厥。

（4）冠心病心肌梗死后的康复治疗：经典的心肌梗死后患者的急性期康复模式是通常将心脏康复分为四个阶段：第一阶段为急性期，从患者入院到出院；第二阶段为恢复期，患者在家训练并且延续第一阶段的训练活动直到心肌梗死瘢痕形成；第三阶段为训练期，始于心肌梗死愈合后，本期特征是患者必须能安全地进行有氧训练；第四阶段为终生的维持期，强调有规律的健身运动和减少危险因素。

第一阶段——急性期（acute stage）。在Wenger心脏康复程序中，早期运动非常重要，其基本要点如表1-2所示，共有14个步骤，其目的是在14天的逐步训练中，使患者由卧床到能够登两段楼梯。目前该程序已被修订，使之缩短为5~7天。经过压缩后的14步方案要求患者一旦病情稳定，就应鼓励其下床坐在椅子上，通常是在第1或第2天（第1-5步骤）。第2或第3天，可开始短距离行走（第6-9步骤）。第4或第5天，开始进行家庭训练项目，爬楼梯并鼓励延长步行时间（第10-13步骤）。在第5或第6天成功完成危险分层的低水平运动耐受性试验后，患者完成家庭康复程序的学习并出院（第14步骤）。也可使用7步骤方法（表1-3）。在这一动员过程中，通常应在职业治疗师（OT）或理疗师（PT）或护士监护下进行心脏监测。心肌梗死后随活动产生的心率的上升值应保持在基线值的20次/分之内；收缩压的上升值应保持在基线值的20mmHg之内；若收缩压下降达10mmHg或者更多，则应对患者的运动进行重新审视并考虑停止运动。第一阶段的主要目标是使患者能做4METs的活动，此在出院回家后的大多数日常活动强度范围内。

表1-2 Wenger心脏康复方案

步骤	活动
1	被动ROM训练，踝泵（ankle pump）运动，介绍整个锻炼方案，自己进食
2	同上，并可坐于床沿
3	主动助力ROM训练，直坐于椅子上，轻度娱乐活动，可于床边用马桶
4	增加坐位时间，轻度施加最小阻力活动，患者教育
5	增加中等阻力的轻度活动，不受限制的坐，坐位ADL
6	增加阻力，行走至卫生间，坐位ADL，长至1小时的小组会议
7	步行达30.5m，站位热身运动
8	步行增加，下楼梯（而非上楼梯），继续教育
9	运动增加，了解能量保存和节奏性运动技术
10	增加带有轻度重物和行走的运动，开始家庭锻炼方案的教育
11	延长活动时间
12	下两段楼梯，继续增加运动中的阻力
13	继续活动，教育和家庭锻炼方案的教学
14	上、下两段楼梯，完成家庭锻炼方案，能量保存和节奏性运动技术的教学

注：ADL为日常生活活动能力的缩写。

表1-3　急性心肌梗死住院期7步康复程序

阶段	监护运动	监护病房	
		病房活动	教育、文娱活动
1	床上做四肢各关节的主、被动活动；非睡眠时，教育患者做ankle pump运动，每小时一次	部分活动自理，自己进食，垂腿于床边，使用床边便盆，坐椅子15分钟，1~2次/天	介绍监护病房，个人急救和社会救援
2	做四肢关节的主动运动，坐于床边	坐椅子15~30分钟，2~3次/天，床上活动完全自理	介绍康复程序，戒烟、需要时给予教育材料，计划转出监护病房
3	热身运动，2METs，伸展运动，体操，慢速步行5m，并返回	随时坐椅子，轮椅去病房教室，在病房里行走	介绍正常的心脏解剖和功能，动脉硬化，心肌梗死发生机制
4	关节活动和体操，2.5METs。中速行走23m，并返回。教患者自测脉搏	如果能承受在监护下上下床，走向浴室、病房教室	介绍冠心病危险因素及其控制
5	关节活动和体操，3METs。校正患者自测脉搏。试着下几个台阶。走92m，2次/天	走到候诊室或电话间。随时在病房走廊里走	介绍饮食卫生和节省体力的方法，介绍简化工作的技巧
6	继续以上活动，下楼（坐电梯返回）。走153m，2次/天。教做家庭运动	监护下做温热淋浴，去作业治疗室、临床教室	介绍心脏病发作时的处理、药物、运动、手术、对症治疗，回归家庭时的家庭社会调节
7	继续以上活动。上楼。走153m，2次/天。继续介绍家庭运动。提供院外运动程序	继续以前所有活动	计划出院。提出有关药物、活动、饮食、回归工作、职业、娱乐和程序试验的建议，提供教育资料和药物卡片

第二阶段——恢复期（convalescent phase）。此期中，梗死部位的瘢痕逐渐形成，患者的运动强度应局限于已知的安全的靶心率。靶心率可经由第一阶段未出院前的低水平运动耐受试验来确定，该运动测试通常进行到心率达到最大心率的70%或5METs水平。对于40岁或更年长者而言，这通常代表130次/分的最大心率或5METs。对于<40岁者，则相当于140次/分或7METs。可用Borg自觉运动量表中的7级确定最大可耐受运动量。

第三阶段——训练阶段（training phase）。该阶段开始于症状限制性的最高水平的运动耐受性检查之后。该测试所获得的最大心率值用于确定患者有氧训练中的最大运动强度。对低危患者，可安全地进行靶心率为85%最大心率的运动；对于有危及生命的心律失常者或胸痛者，应选用较低的靶心率。对于高危患者，每次提升运动水平时应进行监测。典型的心脏训练方案是每周3次，连续6~8周，每次训练均应包括牵伸、热身、运动和整理四个阶段。

第四阶段——维持阶段（maintenance phase）。患者停止运动后，其在第三阶段获得的锻炼效果可在几周内消失。因此，从一开始就应告诉患者要坚持锻炼。经过前面的训练后，患者功能往往达到稳定状态，此后，应进行维持性运动，使患者功能保持在这一水平。以心率、Borg自觉运动强度评定量表等进行运动量的监测手段，避免运动强度过大。

2. 作业治疗　作业治疗的目的就是要帮助患者尽可能地恢复和保持他原来的生活方式（如工作、生活习惯、社交和娱乐）。

在作业治疗中，还值得注意的是指导并让患者掌握能量节约技术。能量节约技术涉及各种活动，如让患者坐高脚凳上在厨房做饭或者熨烫衣服，在室内用推车运送物品取代用托盘或者徒手取物；沐浴椅可以减轻在站位沐浴时患者的心血管反应。过头顶的上肢活动易产生较强的心血管反应。洗澡时的水温、室温不宜高，时间不要长。鼓励患者在洗衣、铺床、购物等活动中得到帮助，但给予帮助的量要恰当，既要节约能量又要避免过度依赖，让患者在非应激状态下逐渐恢复活动能力。合理的时间安排是能量节约技术的主要方法之一，能使患者充分安排活动，而不引起疲劳和能量过度消耗。制订每周和每天合理的活动和休息时间表，定期进行调整，可以逐渐增强患者的活动耐力和精力。

3. 心理治疗　最近的研究明确显示，医生或护士在临床工作中或病历讨论会上，对心理问题给予哪怕是很小的关注，也能明显提高患者的心理适应性，缩短住院时间，降低急性心肌梗死的发病率和病死率。

对于许多个人和家庭，伴发的问题要先于疾病的发作，例如纵向研究和交叉研究都发现心肌梗死常由抑郁、其他精神疾患或严重的婚姻冲突及性功能的减退所引发。恢复过程也会伴发因压力而产生的问题，例如职业、医疗、财政情况，或家庭的困难和生活压力所造成的损耗。另外，恢复期的患者及其配偶发生与疾病相关的情绪低落也是常见的。

Cassem和Hackett建议对于急性心脏病护理的心理模式已经扩展到提供长期的心理调节。内容如下。

第一阶段：在调节开始阶段，焦虑为主要问题。随着患者对康复过程的熟悉，对护理人员的信任以及得到社会的支持，可使这些过度的反应减弱。

第二阶段：在恢复期的第一个月内，身体康复过程具有代表性的做法是鼓励患者并安抚其焦虑的情绪。

第三阶段：如果患者的情况不能一直保持同等水平的改善，就会产生抑郁、焦虑和悲观的情绪。

第四阶段：患者及他们的配偶的性格决定表现方式。疾病影响会微妙地塑造出个人和家庭应付疾病的方式。

4. 健康教育　冠心病健康教育最主要的任务就是使患者能够清晰地认识到冠心病的整个发生发展过程、对危险因素进行积极的干预及倡导健康的生活方式。

（1）患者的教育和咨询：患者的教育与咨询主要包括心脏解剖、生理、病理及冠心病危险因素的介绍，有关冠心病康复治疗及方法的传授，并指导患者进行危险因素的干预，如指导戒烟、高血压控制和提供营养方面的咨询等。

（2）健康教育和健康促进活动：广泛开展健康教育和健康促进活动，使广大群众自觉改变不良的生活方式及不健康的饮食习惯，可降低冠心病的发病率和病死率，值得推广普及。

（3）危险分层和预防策略

1）降低血脂：综合性心脏康复的联合治疗手段包括对内科疾病的评估、按运动处方进行锻炼、对心脏病危险因素的控制，以及使用能够改善心血管健康、减少健康护理费用的调控脂蛋白的先进方法进行教育和营养指导。

2）控制血压：高血压是我国冠心病的最重要的独立危险因素，积极有效地控制血压，可减少冠心病的发生率和病死率。

3）戒烟：心脏康复中对于戒烟的干预策略通常有情感或心情状态的干预、尼古丁依赖的处理、尼古丁衰减法、尼古丁替代疗法、行为方式的管理、刺激因素的控制、增强援助、社会支持。其他的干预方法还包括：行为契约、自我帮助材料、体重控制等等。

4）其他危险因素的控制：对冠心病的其他危险因素，如糖尿病、肥胖、缺乏体力活动、社会心理因素等也应进行积极的干预。

5. 实训操作　在老师将以上操作流程示教结束后，学生两人一组，一人做治疗师和（或）医生，一人做病人，模仿老师操作。老师进行纠错与再示范，直至学生操作正确。

【注意事项】

1. 康复治疗前应进行详尽的心肺功能和药物治疗评定。

2. 严格掌握运动疗法的适应证与禁忌证，活动必须循序渐进，注意运动方式、频率、强度、形式、时间及进展速度的选择。训练必须持之以恒。

3. 警惕运动过量的表现。当有下列情况出现时，表明运动过量，应立即停止运动：①疲劳和呼吸困难、胸痛、眩晕、恶心、呕吐、下肢疼痛或不适并不断加重，周围循环功能不良；②心电图指征：ST段偏移>1mm，严重心律失常；③患者要求停止运动。

4. 康复训练和临床药物治疗是心脏病康复中相辅相成的两个方面，制订运动处方时应考虑药物的作用。

5. 运动治疗只能作为综合治疗的一部分，不应排斥其他治疗。

6. 训练应持之以恒，停止训练5周后，训练的效果则可能失去一半。

7. 注重健康教育。

【实训病案】

患者，男性，70岁。1小时前突然胸骨后压榨性疼痛伴冷汗，面色苍白，烦躁，出汗，有恐惧感，2小时未缓解。体检：血压150/90mmHg，神志清楚，痛苦面容，心率100次/分，律齐，双肺未闻及干湿性啰音，腹平软，肝脾肋下未触及。既往高血压病史15年，糖尿病10年。心电图示V_1–V_5导联ST段弓背向上抬高≥2mm。

问题一：该患者的临床诊断应首先考虑以下哪种疾病

1. 糖尿病酸中毒
2. 不典型心绞痛
3. 低血糖
4. 变异型心绞痛
5. 急性心肌梗死

参考答案：5

问题二：该患者应与以下何种疾病做鉴别诊断

1. 心绞痛
2. 急性心包炎
3. 急性肺动脉栓塞
4. 急腹症
5. 主动脉夹层
6. 糖尿病酮症酸中毒

参考答案：1　2　3　4　5

问题三：该患者应该询问哪些病史

1. 有无药物及其他过敏史
2. 有无类似发作史
3. 有无支气管哮喘家族史
4. 有无吸烟史
5. 饮食、睡眠、二便、体重变化情况
6. 有无脂代谢异常史
7. 有无上消化道溃疡病史

参考答案：1 2 4 5 6 7

问题四：该患者应该进行哪些专科查体

1. 肺部的视、触、叩、听检查
2. 心脏的视、触、叩、听检查
3. 双下肢感觉功能检查
4. 双下肢反射功能检查
5. 观察胸廓形态、呼吸运动是否均匀
6. 有无口唇发绀
7. 体温的测量

参考答案：1 2 5 6 7

问题五：该患者还应进行哪些实验室检查和其他检查

1. 心向量图
2. 血液检查
3. 痰液检查
4. 呼吸功能检查
5. 血清心肌酶测定
6. 心脏彩超检查

参考答案：1 2 5 6

问题六：目前对该患者的治疗方法应为

1. 休息
2. 吸氧
3. 监测
4. 护理
5. 解除疼痛
6. 控制感染
7. 溶解血栓疗法或经皮穿刺腔内冠状动脉成形术

参考答案：1 2 3 4 5 7

问题七：作为医师你应要求你自己或治疗师对该患者进行哪些康复评定

1. 病史询问
2. 体格检查
3. 冠心病危险因素的评估
4. 心理社会学及人格评定

5. 心肺功能专项评定

6. 康复治疗危险程度评定

参考答案: 1 2 3 4 5 6

问题八: 运动试验绝对禁忌证为

1. 急性心肌梗死

2. 不稳定型心绞痛

3. 严重心律失常

4. 急性心包炎、心内膜炎

5. 严重主动脉缩窄

6. 严重的左室功能障碍

7. 急性肺栓塞

8. 急性严重心脏外的疾病

参考答案: 1 2 3 4 5 6 7 8

问题九: 该患者现在确诊为急性心肌梗死,此时最适合的康复治疗方案是哪种

1. 第1或第2天,患者一旦病情稳定,就应鼓励其下床坐在椅子上

2. 第2或第3天,可开始短距离行走

3. 第4或第5天,开始进行家庭训练项目,爬楼梯并鼓励延长步行时间

4. 在第5或第6天成功完成危险分层的低水平运动耐受性试验后,患者完成家庭康复程序的学习并出院

5. 在第7或第8天可进行靶心率为85%最大心率的运动

参考答案: 1 2 3 4

问题十: 冠心病物理治疗的作用机制是什么

1. 改进患者的生活方式

2. 抑制病情的发展

3. 降低心肌的兴奋性

4. 降低心脏做功量

5. 促进心肌细胞的凋亡

6. 改善冠状动脉供氧能力

参考答案: 1 2 3 4 6

问题十一: 冠心病的独立危险因素为

1. 年龄

2. 吸烟史

3. 心绞痛病史

4. MI家族史

5. SBP

6. LDL-C

7. HDL

8. TG

9. 糖尿病

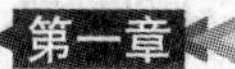

参考答案：1 2 3 4 5 6 7 8 9

（何成奇）

【实训报告】

实训名称			
实训时间		评分	
操作流程要点： 注意事项： 适应证： 禁忌证： 实训感受： 报告人：______ 指导教师：______			

第二节 原发性高血压

高血压（hypertention）是以体循环动脉收缩压和（或）舒张压的持续增高为主要表现的临床综合征。可分为原发性与继发性两大类。绝大多数患者，高血压的病因不明，称之为原发性高血压（primary hypertention），占高血压患者的95%以上。继发性高血压的病因涉及全身各个系统，血压的升高是某些疾病的临床表现之一，血压的升高有明确的病因可循，称之为继发性高血压（secondary hypertention）。约占高血压患者的5%。

【实训目的】

1. 掌握血压的测量方法。
2. 掌握原发性高血压的临床表现及常见并发症、康复评定、康复治疗方法。
3. 熟悉高血压分期、分级标准。
4. 了解高血压的发生、发展规律和危害性。
5. 了解高血压健康教育的重要性及教育方式。

【实训器材】

水银柱式血压计、听诊器、全自动或半自动电子血压计、超短波治疗仪、超声波治疗仪、直流电疗仪、生物反馈治疗仪。

【实训内容与步骤】

（一）康复评定

康复评定主要包括生理功能评定、心理功能评定、日常生活活动能力评定及社会功能评定。

1. 原发性高血压生理功能评定　包括血压与动态血压测定、靶器官损害程度评定、高血压分期与分级标准、运动试验四部分。

（1）血压与动态血压测定：临床上通常采用间接方法在上臂肱动脉部位测得血压值。诊所偶测血压、自我测量血压与动态血压监测为常用的三种评价血压水平方法。诊所偶测血压是目前临床诊断高血压和分级的标准方法。

（2）靶器官损害程度评定

1）心：长期血压升高可致左心室因肥厚、扩大，最终导致充血性心力衰竭，可参照本书“慢性充血性心力衰竭”的生理功能评定部分。高血压促进冠状动脉粥样硬化的形成及发展，部分病人可有心绞痛、心肌梗死的表现，可参照本书“冠心病”的生理功能评定部分。

2）脑：长期高血压可导致脑出血，它也可引起短暂性脑缺血发作及脑动脉血栓形成，血压极度升高可发生高血压脑病，其生理功能评定部分可参见本套教材《神经康复学》。

3）肾：长期的血压升高可致进行性肾硬化，加速肾动脉粥样硬化的发生，可出现蛋白尿、肾功能损害。

4）血管和瓣膜病变：严重高血压可促使形成主动脉夹层并破裂，并可导致主动脉瓣与二尖瓣的关闭不全。

（3）原发性高血压分级、分期：参见本套教材《内外科疾病康复学》。

（4）运动试验：参见本套教材《康复功能评定学》。

2. 心理功能评定　参见本套教材《康复功能评定学》。

3. 日常生活活动能力评定　日常生活活动（activities of daily living，ADL）能力评定（以后简称ADL评定）侧重于自我照顾、日常活动、家庭劳动及购物等。ADL评定采用改良巴氏指数评定表。具体评定方法参照本套教材《康复功能评定学》。

4. 社会功能评定　主要进行生活质量评定、劳动力评定和职业评定。具体评定方法参见本套教材《康复功能评定学》。

（二）康复治疗

1. 原发性高血压治疗目标　降低血压，使血压降至正常范围；防止或减少心脑血管及肾脏并发症；降低病死率和病残率。康复治疗是原发性高血压治疗的必要组成部分，康复治疗可协助降低血压，减少药物用量及靶器官损害，提高体力活动能力和生活质量。

2. 适应证与禁忌证

（1）适应证：主要包括临界性高血压、Ⅰ~Ⅱ期高血压以及部分病情稳定的Ⅲ期高血压患者。

（2）禁忌证：主要包括急进性高血压、重症高血压或高血压危象、病情不稳定的Ⅲ期高血压、合并其他严重并发症（如严重心律失常，心动过速，脑血管痉挛，心衰，不稳定心绞痛，出现降压药的明显副作用而未能控制，运动中血压>220/110mmHg）。

3. 运动疗法

（1）有氧训练：采用中、小强度、持续一定时间的、大肌群、动力性、周期性运动，以提高机体有氧代谢运动能力和全身耐力的训练方式。常用方式为步行、踏车、游泳、慢节奏的交谊舞等。

1）运动训练适应证：轻症患者可以运动疗法为主，Ⅱ期以上的患者则应在用降压药物的基础上进行运动疗法。

2）训练目标：有条件时在训练前先进行症状限制性心电运动试验，以确定患者的最大运动强度、靶运动强度（50%~85%最大运动强度）及总运动量。

3）运动方式：包括活动平板步行、骑车、上肢功率计、步行、游泳及有氧舞蹈等。

4）运动强度：确定靶强度的常用方法包括：代谢当量（METs）法：一般以50%~80% METmax为靶强度；主观用力记分法：大部分患者应在主观用力记分法10~13级范围内运动；心率法：一般采用70%~85%最大心率作为靶心率。步行速度一般不超过110m/min，一般为50~80m/min，每次训练30~40分钟，其间可穿插休息或医疗体操、太极拳等。50岁以上者运动心率一般不超过120次/分。活动强度越大，越要注重准备活动和结束活动。

5）运动训练时间：靶强度的运动时间为15~40分钟。

6）运动频度：一般为每天或隔天一次（3~5次/周）。运动频度少于3次/周效果不佳。4~8周为基本疗程，但最好长期坚持。

7）注意事项：运动时要注意心血管反应，保证充分的准备和整理活动，防止发生运动损伤和心血管意外；如果在运动中出现胸闷、胸痛、呼吸困难、眩晕、视物模糊等症状和体征，应立即中止运动；运动中出现单发的房性或室性期前收缩，可以不予处理，密切观察，如出现严重的心律失常（成对的室性期前收缩、频发室性期前收缩或室性心动过速、室颤；房性心动过速、房颤、房扑；Ⅱ度或Ⅲ度房室传导阻滞）应立即中止运动，必要时给予适当的医学处理；饭前、饭后1小时内不要进行大强度运动。热水浴宜在运动后30分钟进行。

（2）放松训练：常用太极拳和徒手操等。要求锻炼时动作柔和、舒展、有节律、意念集中、姿势放松、思绪宁静。动作与呼吸相结合，强调动作的均衡和协调。头低位时不宜低于心脏水平位置。

4. 超短波疗法　患者取坐位或卧位，用小功率超短波治疗仪，选取2个圆形中号电极，置于颈动脉窦的部位，斜对置，间歇2~3cm，剂量Ⅰ~Ⅱ度，时间10~12分钟，每日治疗1次，15~20次为一疗程。

5. 超声波疗法　患者取坐位，应用超声波治疗仪，于颌区（C_2–T_4椎旁及肩上部）涂抹接触剂，声头与皮肤紧密接触，连续输出，移动法，剂量0.2~0.4W/cm^2，时间6~12分钟，每日1次，12~20次为一疗程。此法适于Ⅱ期原发性高血压的治疗。

6. 直流电离子导入疗法　患者取卧位，用直流电疗仪，选取1个300~400cm^2电极，置于颈肩部，导入镁离子；两个150cm^2的电极，置于双小腿腓肠肌部位，导入碘离子，电量15~25mA，时间20~30分钟，每日1次，15~20次为一疗程。此法适于Ⅱ~Ⅲ期原发性高血压的治疗。

7. 生物反馈疗法　患者进入安静、避光、舒适的房间后，休息5~10分钟，听医生介绍生物反馈仪所显示的声、光的意义及生物反馈疗法控制血压的机制。然后嘱其坐在显示屏前，正负电极分别置于患者双侧额部眉弓上2cm处，参考电极置于正负电极中点。治疗师利用暗示性语言及生动的情景描述来增加患者的想象，身体松弛后测定基础肌电值，根据基础值来预设一个比基础值稍低的指标。当被试肌肉放松达到预置肌电值时，反馈的音乐将持续不断，显示屏出现优美柔和的图片。让患者反复想象和体会，直到能随意达到预设目标为止。治疗完毕，关闭电源，从患者身上取下电极。每次生物反馈治疗持续30分钟左右，每日治疗1~2次，20~30次为一疗程。此法适于Ⅰ~Ⅱ期原发性高血压的治疗。

8. 药物治疗　通常药物治疗不宜轻易撤除，除非经过严格的血压监测，证明非药物治疗可以有效地控制血压。

9. 实训操作　在老师将以上操作流程示教结束后，学生两人一组，一人做治疗师和（或）医生，一人做病人，模仿老师操作。老师进行纠错与再示范，直至学生操作正确。

【注意事项】

1. 训练要持之以恒,如果停止训练,训练效果可以在2周内完全消失。

2. 高血压合并冠心病时活动强度应偏小。

3. 不要轻易撤停治疗药物,特别是Ⅱ期以上的患者。运动训练往往是高血压治疗的辅助方法。

4. 对同时进行药物治疗的患者,运动训练时应该考虑药物对血管反应的影响。

【实训病案】

林某某,男,58岁,职员。头晕、头痛半年余。患者半年前开始出现头晕、头痛,头顶持续胀痛,多次测血压波动在190~200/90~100mmHg,之前无发热、关节肿痛;当时无恶心、呕吐、肢体麻木、乏力,无心慌、气短、胸闷、胸痛;无夜间阵发性呼吸困难,夜尿0~1次,无血尿、水肿。否认肾炎、肾盂肾炎等病史;否认糖尿病史。出生于原籍,未到外地居住,长期吸烟史,每日1包(20支/包),无饮酒史,口味不重。查体:脉搏64次/分,左上肢血压192/89mmHg,右上肢血压196/92mmHg,神志清晰,发育正常,双眼睑无水肿;双侧甲状腺无肿大;双肺呼吸音清晰;心率64次/分,心律齐,各瓣膜听诊区未闻及病理性杂音;腹部平软,肝脾肋下未触及,双下肢无水肿。

问题一:应该询问该患者有哪些病史

1. 有无吸烟饮酒史

2. 既往有无肾实质疾病、肾动脉狭窄病史

3. 有无甲状腺功能亢进或减退病史

4. 有无长期使用糖皮质激素史

5. 有无长期精神紧张史

6. 有无高盐饮食史

7. 有无高血压家族史

8. 询问ADL能力有无受到影响

参考答案:1 2 3 4 5 6 7

问题二:该患者应诊断为何病

1. 高血压Ⅱ级,高危

2. 高血压Ⅱ级,极高危

3. 高血压Ⅱ级,中危

4. 高血压Ⅲ级,高危

5. 高血压Ⅲ级,极高危

参考答案:5

问题三:此时该患者最适于做下列哪组检查

1. 胸片,电解质,24小时尿钾

2. 肝、肾功能检查,肾动脉造影

3. 心电图,肾功能、电解质,尿常规,胸片,眼底检查

4. 眼底检查,肾上腺CT扫描

5. 心电图,尿常规,胸片,肾盂静脉造影

参考答案:3

问题四:经上述检查确诊为高血压Ⅱ期,此时最适合的处理是

1. 使用硝普钠静滴治疗，尽快降压

2. 使用β受体阻断药

3. 低盐饮食、限制体力活动，3个月后复查血压决定是否药物治疗

4. 低盐饮食同时服用硝苯地平

5. 单纯收缩压升高，不必药物治疗，建议锻炼

参考答案: 4

问题五: 患者5年后，经降压药治疗血压控制欠佳，但夜间尚能平卧，无水肿。胸片、超声心动示心脏扩大，此时，可能出现的心脏体征是

1. 心前区收缩期喀喇音

2. 主动脉瓣区舒张期杂音

3. 心尖区Ⅱ~Ⅲ级收缩期杂音

4. 舒张期奔马律

5. 心界向两侧扩大

参考答案: 3

问题六: 用水银柱式血压计进行血压测量时，正确的是

1. 使用大小合适的袖带

2. 受检者在测量前排空膀胱，30分钟内放松情绪，不做剧烈运动，禁止吸烟和饮咖啡

3. 至少应测量血压两次，相隔2分钟重复测量，取2次读数的平均值记录

4. 儿童、妊娠妇女、严重贫血、主动脉瓣关闭不全或柯氏音不消失者，以柯氏音第Ⅳ时相(变音)定为舒张压

5. 袖带平展舒适地紧贴缚在被测者上臂，袖带下缘应在肘弯上2.5cm

6. 受检者上臂置于与心脏同一水平，手掌向上平伸

参考答案: 1　2　3　4　5　6

问题七: 原发性高血压康复治疗的禁忌证包括

1. 急进性高血压

2. 重症高血压

3. 高血压危象

4. 病情稳定的Ⅲ期高血压

5. 合并其他严重并发症

6. 运动中血压>220/110mmHg

参考答案: 1　2　3　5　6

问题八: 原发性高血压危险因素有哪些

1. 遗传因素

2. 超重与肥胖

3. 高盐摄入

4. 过量饮酒，吸烟

5. 体力活动

6. 社会心理因素

参考答案: 1　2　3　4　5　6

问题九: 原发性高血压治疗目标是什么
1. 降低血压,使血压降至正常范围
2. 防止或减少心脑血管及肾脏并发症
3. 降低病死率和病残率
4. 改善心理功能
5. 改善ADL能力
参考答案: 1　2　3
问题十: 原发性高血压康复治疗目标是什么
1. 恢复ADL能力
2. 可协助降低血压
3. 减少药物用量及靶器官损害
4. 提高体力活动能力
5. 改善生活质量
参考答案: 2　3　4　5
问题十一: 目前康复治疗方案是什么
1. 直流电离子导入疗法
2. 力量性运动
3. 康复工程
4. 心理治疗
5. 药物治疗
6. 康复护理
参考答案: 1　4　5　6

（陈 健）

【实训报告】

<table>
<tr><td colspan="4">实训名称</td></tr>
<tr><td>实训时间</td><td></td><td>评分</td><td></td></tr>
<tr><td colspan="4">操作流程要点:

注意事项:

适应证:

禁忌证:

实训感受:

报告人:______
指导教师:______</td></tr>
</table>

第三节 慢性充血性心力衰竭

心力衰竭(heart failure, HF)是各种心脏结构或功能性疾病导致心室充盈及(或)射血能力受损而引起的一组综合征。由于心肌收缩力下降,射血功能受损,使心排血量不能满足机体代谢的需要,器官组织血液灌注不足,同时出现肺循环和(或)体循环淤血的表现。按发病的急缓,可以分为急性和慢性充血性心力衰竭;根据受累心室可分为左心室衰竭和右心室衰竭;按血液动力学改变可分为低心排量和高心排量心力衰竭。根据心脏收缩、舒张功能障碍,分为收缩性和舒张性心力衰竭。临床最常见的是慢性充血性心力衰竭(chronic congestive heart failure, CCHF)。CCHF可简称为慢性心力衰竭(chronic heart failure, CHF)。心力衰竭的基本病因比较清楚,可以由多种心脏疾患引起,包括冠心病、高血压性心脏病、瓣膜性心脏病和心肌病以及先天性心脏病均可引起心力衰竭。我国引起CHF的基础心脏病的构成过去以心瓣膜病为主,近年来高血压、冠心病的比例呈明显上升趋势。

心力衰竭的病理生理改变十分复杂,当基础心脏病累及心功能时,机体首先发生多种代偿机制。这些机制可使心功能在一定的时间内维持在相对正常的水平,但这些代偿机制也均有其负性效应。当代偿失效而出现心力衰竭时病理生理变化则更为复杂。首先是代偿机制,当心肌收缩力减弱时,为了保证正常的心排血量,机体可通过Frank-Starling机制、心肌肥厚、神经体液的代偿机制进行代偿。其次是心力衰竭时各种体液因子的改变,包括心钠肽、脑钠肽、精氨酸加压素和内皮素。这些体液因子参与心力衰竭时的发生和发展。再者心力衰竭的病理生理改变还有心脏的舒张功能不全、心肌损害和心室重塑。

【实训目的】

1. 掌握心力衰竭的康复评定、康复治疗方法。
2. 熟悉心力衰竭的临床表现。
3. 了解心力衰竭的发生、发展规律和危害性。
4. 了解心力衰竭健康教育的重要性及教育方式。

【实训器材】活动平板、功率自行车、心电监测仪、袖带式血压计、除颤器、输液设备、吸氧设备、急救药品、动态心电图、遥测心电图。

【实训内容与步骤】

(一)康复评定

1. 生理功能评定

(1)心功能评定:具体评定方法参照本套教材《内外科疾病康复学》。

(2)运动功能评定:具体评定参照本套教材《康复功能评定学》。

2. 心理功能评定　心理功能评定参见本套教材《康复功能评定学》。

3. 日常生活活动能力评定　ADL评定采用改良巴氏指数评定表。具体评定参照本套教材《康复功能评定学》。

4. 社会功能评定　主要进行生活质量评定、劳动力评定和职业评定。方法参见本套教材《康复功能评定学》。

(二)康复治疗

CHF患者的康复治疗目标为减轻症状,改善心功能,提高ADL能力,保持一定的工作能力，促进再就业，提高生活质量及最大限度地促进患者回归家庭和社会。CHF患者的康复治疗原则为在综合治疗的基础上，积极进行康复治疗。康复治疗方法主要包括物理治疗、心理治疗、康复工程及健康教育等。NYHA心功能Ⅰ~Ⅳ级的患者均适合康复治疗，但必须根据患者病情不同程度选择适当的康复治疗方法。但是，如果出现以下情况时应停止运动康复：①充血性心力衰竭未得到控制者；②出现心绞痛、呼吸困难；③不能维持每搏输出量；④急性全身性疾病，中度以上的发热；⑤安静休息时收缩压>220mmHg，或舒张压>110mmHg；⑥直立性低血压，直立位血压下降≥20mmHg，或运动时血压下降者；⑦严重心律失常。

1. 物理治疗　物理治疗主要为运动疗法，通过适当的运动以改善或提高体力活动能力和心血管功能。

（1）运动疗法：依据美国心脏学会心脏功能分级的日常生活安排原则进行（表1-4），但应避免参加紧张的或肌肉等长收缩运动以及竞争性和疲劳性运动。如某患者心功能Ⅳ级，由于任何体力活动均可使症状加重，治疗分级为E，按照规定必须完全休息，限于卧床或坐椅子，据此嘱患者卧床休息，第3天床边坐椅子。半个月后心功能进步为Ⅲ级，体力活动仍大受限制，但轻度体力活动已无心悸气急，治疗分级为D，据此允许下床活动并去厕所，一个月后进一步好转，能在走廊慢步行走500米并上下楼，心功能进步为Ⅱ级。此时患者出院可按ⅡC指导其日常生活活动，即一次步行限定800米，提物限重10kg，并允许患者可上下一层楼。如果患者参加工作，必须评价其工作任务并就其能否继续工作提出建议。

表1-4　依据心脏功能分级的日常生活安排原则（美国心脏学会）

	心脏功能Ⅰ级	心脏功能Ⅱ级	心脏功能Ⅲ级	心脏功能Ⅳ级
A	走路不限制； 上楼不限制； 提物不限制； 站立不限制			
B	走路不限制； 上楼四段楼梯； 提物40~60磅*； 站立不限制	走路1.6km； 上楼三段楼梯； 提物25~40磅； 站立不限制		
C		走路0.8km； 上楼二段楼梯； 提物15~25磅； 站立不限制	走路5~10个街区； 上楼一段楼梯； 提物10~15磅； 站立不限制	
D			走路<5个街区； 上楼<一段楼梯； 提物5~10磅； 站立限于一半时间	走路<1个街区； 上楼<一段楼梯； 提物5磅； 站立限于1/4时间
E				完全休息

注：*：1磅=0.45kg

1）坐椅子疗法：严重心力衰竭，心功能Ⅳ级患者，只要病情稳定，就应安排坐椅子疗法。开始每次10~15分钟，每天2次，逐步增加时间或次数。

2）步行运动：NYHA心功能Ⅰ级的患者平地步行一般不受限制，一般采用速度从慢到快，距离从近到远，逐步增加。NYHA心功能Ⅱ~Ⅲ级的患者可参照表1-4进行。NYHA心功能Ⅳ级的患者一般不宜步行运动。根据心功能情况，按照循序渐进的原则，逐渐增加运动量。

3）医疗体操：当在心功能容量达4METs，心功能Ⅱ级时，才能做体操运动训练。医疗体操应以缓慢的、放松的、运动幅度较大的四肢运动为主，可以与步行运动交替进行。不宜做腹肌练习和屏气动作，以免加重心脏负荷，使病情加重。

4）运动训练计划的实施[根据CHF的诊断与治疗指南（2005年修订版）欧洲心脏学会]：对NYHA心功能Ⅰ~Ⅲ级的稳定心力衰竭患者鼓励实行运动训练计划。运动方式可实施间断或稳定的运动训练，强度采用60%~80%的预测峰值心率。间断运动训练：包括踏车运动和平板运动。运动训练增加顺序为持续时间→然后频率→然后强度增加。间断的运动训练方式：①踏车运动：运动阶段30秒，恢复阶段60秒，强度50%最大短期运动能力可能是有利的。最大短期运动能力的确定：患者无负荷踩踏3分钟，然后以每10秒25W逐渐增加运动级别。在恢复期阶段，患者以10W踩踏；②平板运动：运动和恢复阶段各60秒可能是有利的。稳定的运动训练方式：①训练的频率：损害较重的患者建议进行5~10分钟的短时多次日常训练；心功能良好的患者应建议更长时间的训练，每次20~30分钟，每周3~5次；②训练的强度：传统训练计划中，最初摄氧能力和症状的改善发生在第4周；体力和心肺参数分别需在16周和26周达到峰反应，然后达平台期。可观察到三个发展阶段：初始阶段、改善阶段和维持阶段。在开始阶段，训练强度应保持低水平（例如40%~50%峰耗氧量），运动时间由5分钟逐渐增加至15分钟。运动时间和训练的频率根据症状和临床状况增加。在改善阶段，逐渐增加强度（50%峰耗氧量→60%峰耗氧量→70%峰耗氧量，如果能耐受甚至可达80%峰耗氧量）是主要目标；将训练时间延长至15~20分钟，如果能耐受，延长至30分钟是次要目标。维持阶段通常开始于训练的第6个月后，此阶段很少产生进一步的改善，但继续运动训练非常重要，3周住所训练计划的效果仅在3周的活动限制后即消失，提示需要在CHF的治疗过程中实施长期运动训练。

（2）水疗可适用于轻、中度心力衰竭患者，以改善症状。

1）氡泉浴：氡泉浴具有镇定作用，并能提高血中纤溶蛋白原的活性，降低病人血液的高凝状态；并能够调节血管舒缩，增加心排量，改善血液循环。方法：水温34~36℃为宜，沐浴时间12~15分钟，每日或隔日一次，12~15次为一疗程。

2）碳酸泉浴、碳酸氢泉浴：碳酸泉浴、碳酸氢泉浴等产生的碳酸气可以刺激皮肤，促进血管扩张，保证组织供氧，改善血液循环，以减轻症状。方法：水温34~36℃开始，每2~3次降低水温1℃，直至降温至30~32℃，每降温一次沐浴时间8~15分钟，每日或隔日一次，12~15次为一疗程。

（3）按摩主要适用于轻度心力衰竭患者，通过采用柔和的向心性按摩，可以促进动脉和毛细血管扩张，促进静脉的向心血流增加，相应加快了血流速度，减轻了左心负荷。

（4）二氧化碳浴疗法多用于轻度心力衰竭者，开始时采取稍高一点的温度，2~3次后可以降低水温，因二氧化碳浴能使不感温下降，患者易于接受较低水温，采用32~33℃以达到治疗的目的。方法：35~37℃，8~10分钟/次，2~3次，然后32~33℃，8~12分钟/次，每日或隔日一次，12~16次为一疗程。

2. 康复辅具　康复工程在CHF中的应用主要涉及辅助器具，包括手杖、肘杖、轮椅、步行器等。

3. 心理治疗　心理治疗采用心理安慰、支持和疏导的治疗方法以改善或消除患者的心理问题。要安慰患者、疏导心理，鼓励患者正确认识疾病，树立战胜疾病的信心，积极配合治疗，使CHF患者从支持系统中得到帮助，消除心理障碍。物理治疗师可通过肌肉放松、中医气功等技术来完成放松训练。选择一些放松精神和心灵的磁带让患者舒缓焦虑的情绪。

4. 其他治疗　根据心力衰竭诊断与治疗指南，推荐将β受体阻断药、血管紧张素转化酶抑制药（angiotensin converting enzyme ln-hibitors, ACEI）或血管紧张素Ⅱ受体拮抗药（angiotensinⅡ recep tor blockers, ARB）和醛固酮拮抗药等作为心力衰竭的基本治疗，并可应用利尿剂及洋地黄类药物。若QRS>20ms，可考虑植入三腔起搏器进行心脏再同步化治疗，晚期患者可考虑心脏移植。

5. 健康教育

（1）饮食起居

1）营造舒适和谐的生活环境。

2）监测体重：包括①体液潴留：测量清晨空腹如厕后的体重并每日观察踝部是否肿胀；②肥胖：患者的身体质量指数（体重指数）[BMI=体重（kg）/身高（cm）^{2}，单位为kg/m^2]在25~30之间时为超重，大于30时为肥胖。③体重下降：严重慢性心衰患者约50%出现临床或亚临床的营养不良。伴随体重下降的总脂肪消耗和低体重称为心性恶病质。出现以下情况之一，即应考虑有异常体重下降的可能：①体重小于理想体重的90%；②BMI小于22kg/m^2。治疗目的是达到干体重的增加，最好通过足够的身体锻炼增加肌肉重量。

3）饮食调节其原则为低钠（盐）、低热量、清淡易消化、并建议少量多餐；同时应控制液体摄入量、戒烟、限酒。

4）应劝阻患者到高温、高湿或高海拔的地区旅行。

5）对绝大多数的患者来说，正常的性生活是安全的。故应对心脏无严重损害但被惊吓的患者及配偶提供建议以去除其疑虑，或让其咨询专家。如果合适，建议在性活动前舌下含服硝酸酯，并劝阻较多的情感投入。对重度心力衰竭患者不建议使用5型磷酸二酯酶抑制剂（如西地那非），如果使用则应根据剂型在24~48小时内避免服用硝酸酯类药物。NYHA心功能分级Ⅱ级患者由性活动触发的心功能失代偿危险性居中，而Ⅲ~Ⅳ级患者则属高危。

（2）自我锻炼：患者可根据自身情况，选择适当的有氧运动。如气功、太极拳及医疗体操等锻炼。教会患者监测心率，运动中心率不超过休息时心率5~10次/分。自感劳累计分不应超过12分。可根据个人兴趣，进行各种娱乐活动，如玩扑克、缝纫、球类、游戏、下棋等。作业治疗师对患者的娱乐功能进行评定，并指导患者，使其在娱乐活动中达到治疗疾病、促进康复的目的。减少劳力因素，保持排便通畅。注意预防感冒，患者若发生呼吸道感染，则非常容易使病情急剧恶化。

（3）药物预防：劳累和感染是诱发心衰的常见原因，尤其是呼吸道感染，会加重心衰，因此应预防感冒。在感冒流行季节或气候骤变情况下，患者要减少外出，出门应戴口罩并适当增添衣服，患者还应少去人群密集之处。还可选择中医中药治疗调养。

6. 实训操作　在老师将以上操作流程示教结束后，学生两人一组，一人做治疗师和（或）医生，一人做病人，模仿老师操作。老师进行纠错与再示范，直至学生操作正确。

【注意事项】

1. 康复治疗前应该进行详尽的心肺功能和药物治疗评定。

2. 严格掌握运动疗法的适应证与禁忌证，活动必须循序渐进，注意运动方式、频率、强度、形式、时间及进展速度的选择。训练必须持之以恒。

3. 如果出现以下情况时应停止运动康复：①充血性心力衰竭未得到控制者；②出现心绞痛、呼吸困难；③不能维持每搏输出量；④急性全身性疾病，中度以上的发热；⑤安静休息时收缩压>220mmHg，或舒张压>110mmHg；⑥直立性低血压，直立位血压下降≥20mmHg，或运动时血压下降者；⑦严重心律失常。

4. 康复训练和临床药物治疗是CHF康复中相辅相成的两个方面，CHF患者进行运动训练时一般都同时运用抗心衰药物，制订运动处方时应考虑药物的作用。

5. 运动治疗只能作为综合治疗的一部分，不应排斥其他治疗。

6. 训练应持之以恒，停止训练5周后，训练的效果则可能失去一半。

7. 康复训练时必须要有适当的医学监护，出现疲劳、心悸、呼吸困难以及其他症状时应暂停活动，查明原因。

【实训病案】

患者，男性，45岁。劳动后气短10年，双下肢浮肿7天。既往有风湿性关节炎病史。体检：血压150/90mmHg，神志清楚，心率110次/分，房颤律，心尖部双期杂音。X线示心脏扩大、肺纹理增粗。

问题一：该患者的临床诊断应首先考虑为

1. 冠心病、心力衰竭型
2. 扩张型心肌病
3. 风心病、二尖瓣狭窄并关闭不全
4. 二尖瓣脱垂
5. 室间隔缺损

参考答案：3

问题二：该患者应与以下何种疾病做鉴别诊断

1. 冠心病、心力衰竭型
2. 心包炎
3. 急腹症
4. 扩张型心肌病
5. 慢性肾小球肾炎
6. 糖尿病酮症酸中毒

参考答案：1 2 4 5

问题三：应该询问该患者哪些病史

1. 有无药物及其他过敏史
2. 有无甲状腺疾病病史
3. 有无高血压病史
4. 饮食、睡眠、二便、体重变化情况
5. 有无脂代谢异常史
6. 有无肾炎病史
7. 有无上消化道溃疡病史

参考答案：1 2 3 4 5 6

问题四: 该患者应该进行哪些专科查体

1. 肺部的视、触、叩、听检查
2. 心脏的视、触、叩、听检查
3. 双下肢感觉功能检查
4. 双下肢反射功能检查
5. 观察胸廓形态、呼吸运动是否均匀
6. 有无口唇发绀
7. 体温的测量

参考答案: 1 2 5 6

问题五: 对该患者哪项检查最有意义

1. 心电图
2. 血液检查
3. 痰液检查
4. 呼吸功能检查
5. 超声心动图
6. 胸部X线检查
7. 冠状动脉造影

参考答案: 5

问题六: 目前,对该患者的治疗方法为

1. 休息
2. 控制钠盐摄入
3. 利尿剂
4. 血管扩张剂
5. 洋地黄类药物
6. 螺内酯
7. ACEI
8. 美托洛尔

参考答案: 1 2 3 4 5 6 7

问题七: 作为医师你应要求自己或治疗师对该患者进行哪些康复评定

1. 病史询问
2. 体格检查
3. 诱因
4. 心功能评定
5. 运动功能评定

参考答案: 1 2 3 4 5

问题八: 该患者现在确诊为心功能不全,此时适合的康复治疗是

1. 运动疗法
2. 水疗
3. 按摩

4. 二氧化碳浴疗法

参考答案: 1 2 3 4

问题九: 康复运动治疗过程中,如果出现以下情况时应停止运动是

1. 充血性心力衰竭未得到控制者
2. 出现心绞痛、呼吸困难
3. 不能维持每搏输出量
4. 急性全身性疾病,中度以上的发热
5. 安静休息时收缩压>220mmHg,或舒张压>110mmHg
6. 直立性低血压,直立位血压下降≥20mmHg,或运动时血压下降者
7. 严重心律失常

参考答案: 1 2 3 4 5 6 7

(牟 翔)

【实训报告】

实训名称			
实训时间		评分	
操作流程要点: 注意事项: 适应证: 禁忌证: 实训感受: 报告人:________ 指导教师:________			

第四节 周围血管疾病

周围血管疾病是指除心脑血管以外的血管疾病。包括动脉硬化闭塞症、血栓闭塞性脉管炎、末梢血管功能性疾病、下肢静脉曲张、静脉炎和血栓性静脉炎、下肢深静脉血栓形成等。

【实训目的】

1. 掌握各种周围血管疾病的康复评定、康复治疗方法。
2. 熟悉各种周围血管疾病的临床表现。
3. 了解各种周围血管疾病的转归、健康教育的重要性及教育方式。

【实训器材】超短波、水疗仪、毫米波、超声波治疗仪、紫外线治疗仪、磁疗仪等,有条件者可参观高压氧室。

【实训内容与步骤】

（一）康复评定

康复评定主要包括生理功能评定、心理功能评定、日常生活活动能力评定及社会功能评定。

1. 生理功能评定　重点掌握各种周围血管疾病的分期。

（1）动脉硬化闭塞症

第一期：为轻微主诉期，患肢稍冷，或轻度麻木，活动后易感疲乏，有时足癣感染不易控制。

第二期：为间歇性跛行，这是闭塞性动脉硬化症的特征性症状。典型的、主要的症状是肌肉疼痛、痉挛及疲乏无力，必须停止活动或行走，休息1~5分钟后症状逐渐缓解，才能继续活动。

第三期：为静息痛，患肢在休息时也感到疼痛、麻木和感觉异常。皮肤、毛发及趾甲的营养发生变化，皮下组织可发生非细菌性炎症。

第四期：为组织坏死期，可发生肢端溃疡或坏死。如合并糖尿病则足趾及小腿坏死机会增多，而且易合并感染，可产生湿性坏疽，以至出现全身中毒症状。

（2）血栓闭塞性脉管炎

1）临床分期：按肢体缺血程度分三期。

Ⅰ期——局部缺血期：间歇性跛行，患肢远端冰冷、麻木、休息后缓解；游走性血栓性浅静脉炎。

Ⅱ期——营养障碍期：症状加重，持续性难以忍受的剧痛，常因疼痛而影响饮食和睡眠，患肢肌肉逐渐萎缩，皮温降低，动脉搏动消失。

Ⅲ期——坏疽期：患肢趾（指）远端可发生溃疡及坏死，合并感染可出现全身中毒症状。

2）疾病程度评定：主要根据坏疽的病变范围可分为三级，以判断疾病的程度和估计预后。

Ⅰ期：坏疽局限于趾（指）部。

Ⅱ期：坏疽延及趾跖（掌趾）关节及跖掌部。

Ⅲ期：坏疽延及足跟、踝关节或踝关节以上。

（3）下肢静脉曲张

1）根据临床表现可分为0~6级。

0级：无可见或可触及的静脉疾病体征。

1级：毛细血管扩张或浅静脉呈网状分布。

2级：静脉曲张。

3级：下肢水肿。

4级：静脉疾病所致的皮肤改变（如色素沉着、静脉性湿疹、脂质硬皮病表现）。

5级：上述改变加已愈合溃疡。

6级：上述改变加活动性溃疡。

2）静脉逆行造影的分级：于腹股沟静脉注入造影剂，视反流情况分为五级。

0级：无造影剂向远侧反流。

Ⅰ级：少量造影剂反流，但不超过大腿近端。

Ⅱ级：造影剂反流至腘窝水平。

Ⅲ级：造影剂反流达小腿。

Ⅳ级：造影剂反流达踝部。

结果判断：0级示瓣膜功能正常，Ⅰ～Ⅱ级需结合临床加以判断，Ⅲ级~Ⅳ级提示瓣膜功能明显受损。

（4）其他疼痛、运动功能的评定请参见本套教材《康复功能评定学》。

2. 心理功能评定　参见《康复功能评定学》。

3. 日常生活活动能力评定　参见《康复功能评定学》。

4. 社会功能评定　主要进行生活质量评定和职业评定。方法参见本套教材《康复功能评定学》。

（二）康复治疗

1. 康复治疗目的

（1）动脉硬化闭塞症康复治疗的目的是缓解疼痛、延缓和减轻继发性血管损伤、防治肢体坏死、减少残疾、改善运动功能及提高患者生存质量。

（2）血栓闭塞性脉管炎康复治疗的目的在于解除血管痉挛、缓解疼痛、改善血液循环、预防感染、冻伤及改善功能、提高生活质量等。

（3）末梢血管功能性疾病康复治疗目的在于缓解患者心理焦虑，改善症状。

（4）下肢静脉曲张康复治疗的目的为减轻临床症状，延缓和修复疾病病理过程，促进组织修复，提高患者的生活质量。

（5）静脉炎和血栓性静脉炎急性期康复治疗以消炎、止痛、消除水肿及改善侧支循环为原则；恢复期以促进炎症吸收及血栓机化、血管软化、加强侧支循环、恢复肢体功能为原则。

（6）下肢静脉血栓形成急性期康复治疗具有活血化瘀、促进血管再通、防止血栓形成和脱落的作用；慢性期康复治疗可改善循环、消除肢体肿胀、促进侧支循环建立及改善肢体功能。

2. 物理治疗　主要包括物理因子治疗及运动训练。

（1）物理因子治疗：可改善组织血液循环，减轻和消除水肿，促进受损组织的修复和再生，减轻和消除症状。包括以下几种方法。

1）超短波疗法：两个中号电极，患区对置，无热量，10~15分钟，每天1次，10~15次为一疗程。或两个中号板状电极并置于腰骶交感神经节，微热量，15~20分钟/次，每天1次，15~20次为一疗程。

2）电水浴疗法：按病情选择一、二、四槽浴。水温38~40℃，0.5mA/m^2，20分钟，每天1次，15~20次为一疗程。

3）毫米波疗法：辐射头对准患病区，距离1mm，30分钟，每天1次。

4）共鸣火花疗法：蕈形电极，沿患肢血管移动。小到中量，6~10分钟，每天1次，15~20次为一疗程。

5）超声波疗法：主要采用超声间动电疗法，声头沿着患肢血管移动进行，另一间动电极置于腰骶相应的交感神经节处，密波与疏密波各4分钟，运动阈上；超声功率0.8~1.0W/cm^2，每天1次，15~20次为一疗程。

6）紫外线疗法：①腰骶部反射区照射：腰骶部、交感神经节处照射面积400cm^2，Ⅱ级红斑量开始，每次增加1/2~2MED，每日1次，2~4次为一疗程；②沿患肢血管走向、分区轮流照射：红斑量开始，每次增加1MED，至8~10MED，每天照射一区，每区照射3~5次；③病灶局部照射，亚红斑量开始，逐渐增加剂量，1~2天照射1次，适用于合并感染、化脓时，应在患者可以耐受的情况下进行。

7）磁疗法：主要采用脉冲磁疗法，两个磁头对置患病区，0.4~0.8T，20分钟，每天1次，15~20次为一疗程。

8）氦-氖激光疗法：患肢溃疡及坏死处，或沿患肢受累血管之走行，或沿患肢的经穴照射，4~6W，10~15分钟，每天1次，8~15次为一疗程。

9）高压氧治疗：患者进入高压氧舱后，在20分钟左右将舱内压力提高到2.5~3个绝对大气压（简称ATA）。给患者呼吸浓度为80%氧气30分钟，吸舱内空气30分钟，反复2次，然后用20~30分钟将舱内压力降至正常。每天1次，10次为一疗程，休息数天后再进行第2个疗程，一般进行2~3个疗程。

（2）运动治疗

1）Burger运动：患者平卧，抬高患肢45°以上，维持1~2分钟，继之患肢下垂2~3分钟，然后平放2分钟，如此重复10~20遍，每天3~4次。

2）足部运动：足跖屈、背屈、向内外旋转，重复运动10分钟，与Burger运动同时进行。

3）医疗步行：开始用短距离和慢速度步行，逐渐增加距离与速度，每天1~2次，步行的距离与速度以不引起疼痛和跛行为标准，可促使侧支循环的建立，增加代偿功能。

4）功率自行车训练：开始25W，逐渐增加至50W，5~10分钟/次，每天1次。适用于老年人和无场地康复的单位。

具体物理因子治疗和运动治疗的方案应根据患者的疾病及疾病分期进行选择。

3. 实训操作　在老师将以上操作流程示教结束后，学生两人一组，一人做治疗师和（或）医生，一人做病人，模仿老师操作。老师进行纠错与再示范，直至学生操作正确。

【注意事项】

1. 治疗应根据患者的疾病及疾病分期进行方案的选择。

2. 治疗过程中严密监测患者的情况，治疗方案应个体化。

（谢　薇）

【实训报告】

实训名称			
实训时间		评分	
操作流程要点： 注意事项： 适应证： 禁忌证： 实训感受： 报告人： 指导教师：			

第五节 淋巴系统疾病

本节主要介绍急性淋巴管炎和淋巴水肿。急性淋巴管炎是致病菌从损伤的皮肤或黏膜侵入淋巴管所致的急性炎症,常是伤口感染或组织化脓性炎症的一种并发症。淋巴水肿是由于先天性淋巴管发育不良或继发性淋巴回流障碍引起的肢体肿胀,其病因有原发性和继发性两类。有先天性淋巴管发育不良造成的先天性淋巴水肿,还有淋巴管发育不良或淋巴管扩张扭曲,在青春发育、妊娠、外伤等诱因下,超出机体淋巴回流能力所导致的获得性淋巴水肿。继发性淋巴水肿常见于乳腺癌术后上肢淋巴水肿或丝虫病感染、外伤、肿瘤切除及放疗等。

【实训目的】

1. 掌握急性淋巴管炎和淋巴水肿的康复治疗方法。

2. 熟悉急性淋巴管炎和淋巴水肿的临床表现。

3. 了解急性淋巴管炎和淋巴水肿的转归、健康教育的重要性及教育方式。

【实训器材】超短波、紫外线治疗仪、TDP、微波治疗仪、烘疗仪、压力治疗仪、弹力衣、弹力袜等。

【实训内容与步骤】

(一)康复评定

康复评定主要包括生理功能评定、心理功能评定、日常生活活动能力评定及社会功能评定。请参见本套教材《康复功能评定学》。

(二)康复治疗

1. 急性淋巴管炎 急性淋巴管炎物理治疗的目的主要是控制感染、消肿止痛。

(1)紫外线疗法:患部或沿受累淋巴管走行照射,可包括周围正常皮肤1~2cm,Ⅱ~Ⅲ级红斑量开始,每次增加1~2MED,每日或隔日一次,共3~5次。范围较大者可分区照射。

(2)超短波疗法:患区对置或并置,无热量至微热量,每次10~15分钟,每天1次,共5~10次,可与紫外线照射联合应用。

(3)可见光、TDP疗法:患部温热量,每次10~20分钟,每天1次,共10~15次。适用于早期。

(4)微波疗法:辐射器照射患病部位,无热量,15~20分钟,每天1次,一般4~6次。

2. 淋巴水肿 康复治疗具有改善循环、消除肿胀和改善功能的作用。

(1)间歇气压疗法:首先应用外加压装置间歇加压,挤压肿胀的肢体,促使水肿消退;然后选择合适的弹力袜、袖或弹力绷带包扎肢体,保持挤压后水肿消退的疗效。

(2)复合理疗法

第一阶段:包括:①皮肤护理;②手法按摩;③治疗性康复锻炼;④多层弹力绷带加压包扎。按摩的手法先从肢体的近端非水肿部位开始,先近后远以离心方式按摩,逐渐过渡到肢端。

第二阶段:即用低张力绷带包扎肢体的维持阶段。

(3)辐射热疗法(即烘绑疗法):将患肢伸入烘疗机的烘箱内,用远红外线和微波加热烘烤,烘箱内平均温度为80℃,每天1小时,连续20次为一疗程。

(4)压力治疗:占有举足轻重的地位,手术后应长期佩戴弹力套袖和套袜,尽可能根据肢体的尺寸定制,保持一定的压力。治疗后用弹力绷带包扎,夜间松开绷带,抬高患肢。此法能够使患肢周径缩小,对于控制丹毒发作非常有效。

(5)康复辅具:部分患者需要长期使用压力袜或压力袖套。

3. 实训操作　在老师将以上操作流程示教结束后,学生两人一组,一人做治疗师和(或)医生,一人做病人,模仿老师操作。老师进行纠错与再示范,直至学生操作正确。

【注意事项】

治疗过程中严密监测患者的情况,治疗方案应个体化。

(谢　薇)

【实训报告】

<table>
<tr><td colspan="4">实训名称</td></tr>
<tr><td>实训时间</td><td></td><td>评分</td><td></td></tr>
<tr><td colspan="4">操作流程要点:

注意事项:

适应证:

禁忌证:

实训感受:

报告人:＿＿＿＿
指导教师:＿＿＿＿</td></tr>
</table>

第六节　心脏起搏器术后

心脏起搏器是一种医用电子仪器,它通过发放一定形式的电脉冲,刺激心脏,使之激动和收缩,即模拟正常心脏的冲动形成和传导,以治疗缓慢性心律失常、某些快速性心律失常及心力衰竭。目前全世界已有约几百万人接受了起搏治疗,植入了心脏起搏器。近几年我国每年约有1万余名患者植入了心脏起搏器。随着电子计算机技术和生物医学工程技术的不断发展,起搏器的功能逐渐完善,新型起搏器不断问世,临床缓慢性心律失常的治疗效果已接近治愈目标。起搏器不仅单纯治疗缓慢性心律失常,而且已经扩展到治疗快速性心律失常及心力衰竭等领域。对减少患者的病死率,改善患者的生活质量起到了积极的作用。为便于医生、技术人员和患者之间的交流,目前通用1987年由北美心脏起搏电生理学会与英国心脏起搏和电生理学组专家委员会制定的NASPE/BPEG起搏器代码,即NBG起搏器代码。

【实训目的】

1. 掌握心脏起搏器术后的康复评定、康复治疗方法。

2. 了解NBG起搏器代码。

3. 了解心脏起搏器术后健康教育的重要性及教育方式。

【实训器材】听诊器、心电图机、运动平板。

【实训内容与步骤】

(一)康复评定

康复评定主要包括生理功能评定、心理功能评定、日常生活活动能力评定及社会功能评定。

1. 心脏起搏器术后生理功能评定 包括心功能评定、运动功能评定、运动试验三部分。

(1)心功能评定：具体评定参照本套教材《内外科疾病康复学》。

(2)运动功能评定：具体评定参照本套教材《内外科疾病康复学》。

(3)运动试验：具体评定参照本套教材《内外科疾病康复学》。值得注意的是，植入心脏起搏器的患者一般都有严重心动过缓、房室传导阻滞或严重心力衰竭，所以运动中都达不到其预计最大心率，应根据患者的具体情况而定。可采用症状限制性运动试验来评定运动耐量。

2. 心理功能评定 参见本套教材《康复功能评定学》。

3. 日常生活活动能力评定 ADL侧重于自我照顾、日常活动、家庭劳动及购物等。ADL评定采用改良巴氏指数评定表。具体评定方法参照本套教材《康复功能评定学》。

4. 社会功能评定 主要进行生活质量评定、劳动力评定和职业评定。具体评定方法参见本套教材《康复功能评定学》。

(二)康复治疗

1. 植入心脏起搏器的患者康复治疗目标为增加运动耐力，改善心功能、ADL能力，提高劳动力，促进再就业，提高生活质量。

2. 适应证与禁忌证

(1)适应证：植入心脏起搏器的患者。

(2)禁忌证：如果出现以下情况应停止康复治疗：①起搏器囊袋感染者；②起搏器电极脱位者；③不能维持每搏输出量；④急性全身性疾病，中度以上的发热；⑤安静休息时收缩压>220mmHg，或舒张压>110mmHg；⑥直立性低血压，直立位血压下降≥20mmHg，或运动时血压下降者；⑦严重心律失常；⑧充血性心力衰竭未得到控制者；⑨出现心绞痛、呼吸困难。

3. 运动疗法 为防止肌肉退化，应鼓励并指导其尽早进行不引起症状的日常体力活动。从卧位、半卧位、坐位、站立到行走，循序渐进地恢复日常体力活动。

(1)有氧训练

1)运动训练方式：采用中、小强度、较长时间的、大肌群的动力性运动。常用方式为步行、踏车等。

2)运动训练强度：达50%~70%年龄预计最大心率或40%~60%最大摄氧量；主观用力记分11~13(有点累至稍累)；停止活动后，心率应在3~5分钟内恢复正常。步行速度一般不超过110m/min，一般为50~80m/min，每次训练30~40分钟。50岁以上者运动心率一般不超过120

次/分。活动强度越大，越要注重热身活动和整理运动。

3）运动训练时间：运动训练效应的产生至少需要1周。

4）运动训练：适当的运动训练可以刺激窦房结功能，对心功能的恢复也有益。但运动强度过大时作用则相反，所以不提倡高强度运动。

（2）循环抗阻运动：中小强度的抗阻运动可产生良好的增强肌力的作用。一般采用循环抗阻训练。

4. 作业治疗　可以减轻植入起搏器患者的症状，改善肢体肌力、肌耐力，改善患者心理功能，改善日常生活活动能力及恢复劳动能力。通过功能性作业、日常生活活动能力训练、适合患者能力的职业训练及适当环境改建等来提高患者生活质量。个人的爱好和习惯也要根据患病后身体的功能状况作相应的调整，如种花、欣赏音乐、跳舞、运动、绘画、散步、旅游等。

5. 心理治疗　具有改善或消除植入起搏器患者忧郁、焦虑心理的作用。适当的心理支持和疏导是植入起搏器后患者心理康复的重要内容。要鼓励患者正确认识疾病，树立战胜疾病的信心，积极配合治疗，使患者从心理支持系统中得到帮助，消除心理障碍。

6. 药物治疗　合并高血压者，当运动等非药物治疗不能有效地控制血压时，应予药物治疗。高血压药物治疗包括利尿剂（包括噻嗪类利尿剂、袢利尿剂、保钾利尿剂三类）、β受体阻断药、钙通道阻滞药、血管紧张素转换酶抑制剂（ACEI）、血管紧张素Ⅱ受体阻断药（ARB）、醛固酮受体阻断药及α受体阻断药等。

7. 实训操作　首先，由老师将以上操作流程示教。然后，学生两人一组，一人做治疗师和（或）医生，一人做病人，模仿老师操作。老师进行纠错与再示范，直至学生操作正确。

【注意事项】

1. 训练要持之以恒，如果停止训练，训练效果可以在2周内完全消失。

2. 植入心脏起搏器的患者合并冠心病或心力衰竭时活动强度应偏小。

3. 不要轻易撤停治疗药物。运动训练往往是辅助治疗方法。

4. 对同时进行药物治疗的患者，运动训练时应该考虑药物对心脏的影响。

5. 以下的医疗行为可影响起搏器的功能。

（1）做高频或低频物理治疗。

（2）在起搏器部位使用透热治疗。

（3）接受磁共振检查。

（4）放疗射线直接照射起搏器。

（5）在起搏器上除颤放电，应离开起搏器10cm以上。

（6）在起搏器周围做电针灸治疗和电神经刺激。

（7）使用电手术刀或电烙，应远离起搏器15cm以上，并建议使用双极方式，行心电监测。

【实训病案】

李某某，女，68岁，退休。头晕、黑蒙半年余，伴晕厥1次。患者半年前开始出现头晕、黑蒙，伴心慌、气短、乏力，多次测血压正常，之前无发热、关节肿痛；一月前出现晕厥1次，当时无恶心、呕吐、肢体麻木、胸痛，无夜间阵发性呼吸困难，夜尿0~1次，无血尿、水肿。在当地医院行心脏起搏器植入术。术后恢复良好。否认高血压、肾炎等病史，否认糖尿病史。出生于原籍，未到外地居住，长期吸烟史，每日半包（20支/包），无饮酒史，口味不重。查体：脉搏60次/分，左上肢血压120/80mmHg，右上肢血压126/82mmHg，神志清晰，发育正常，双眼睑无水肿；双侧甲状腺无肿大；双肺呼吸音清晰；心率60次/分，心律齐，各瓣膜听诊区未闻及病理性杂音；腹部平软，肝脾肋下未触及，双下肢无水肿。心电图示心室起搏心率（起搏心率为60次/分），未见ST段及T波改变。

问题一：应该询问该患者有哪些病史

1. 有无吸烟饮酒史
2. 既往有无晕厥史
3. 有无甲状腺功能减退病史
4. 有无长期使用β受体阻断药史
5. 有无心动过缓史
6. 有无冠心病家族史
7. 有无高血压家族史
8. 询问ADL能力有无受到影响

参考答案：1 2 3 4 5 6 7 8

问题二：此时该患者最适于做下列哪组检查

1. 胸片，电解质，24小时尿钾、钠
2. 肝、肾功能检查
3. 心电图，肾功能、电解质，尿常规，胸片，眼底检查
4. 眼底检查，肾上腺CT扫描
5. 心电图，甲状腺功能，胸片，Holter检查，心肺运动试验

参考答案：5

问题三：经上述检查确诊为心脏起搏器植入术后，此时最适合的处理是

1. 使用β受体阻断药
2. 治疗原发病，心脏康复治疗
3. 低盐饮食、限制体力活动
4. 低盐饮食同时治疗原发病
5. 不必药物治疗，建议锻炼

参考答案：2

问题四：心脏起搏器植入术后康复治疗的禁忌证包括

1.起搏器囊袋感染者
2. 起搏器电极脱位者
3. 急性全身性疾病，中度以上的发热
4. 充血性心力衰竭未得到控制者
5. 出现心绞痛、呼吸困难
6. 直立性低血压，直立位血压下降≥20mmHg，或运动时血压下降者

参考答案：1 2 3 4 5 6

问题五：心脏起搏器植入术后康复治疗目标是什么

1. 戒烟
2. 降低血压
3. 恢复ADL能力
4. 提高体力活动能力
5. 改善生活质量

参考答案：1 4 5

问题六：对于本例患者以下哪组康复治疗方案最适合

1. 维持原有药物治疗方案，戒烟指导，有氧运动
2. 有氧运动，康复工程，特殊康复护理
3. 康复工程，抗阻力运动
4. 心理治疗，特殊康复护理
5. 维持原有药物治疗方案
6. 特殊康复护理，使用β受体阻断药

参考答案：1

【实训报告】

<table>
<tr><td colspan="4">实训名称</td></tr>
<tr><td>实训时间</td><td></td><td>评分</td><td></td></tr>
<tr><td colspan="4">操作流程要点：

注意事项：

适应证：

禁忌证：

实训感受：

报告人：______
指导教师：______</td></tr>
</table>

第七节　冠状动脉介入治疗术后

冠心病发病率逐年上升，接受PCI术后的患者群逐渐增多。在实施二级预防和心脏康复方案时，必须理解介入操作的可行性、风险，为接受这些治疗的患者提供适当的术前、术后的医学管理。PCI术后患者冠状动脉粥样硬化病变是否已经稳定了呢？是不是就不会再发生心肌梗死了呢？大量的临床研究结果已经很好地回答了以上问题。国内外的研究

证明，PCI术后的患者是适合心脏康复的对象；PCI术后患者经心脏康复医疗（教育、运动等）较对照组可显著增加运动能力，降低血脂水平，显著改善心功能，减少心肌耗氧量，显著减少再狭窄，减少并发症。康复运动有效的机制可能是运动可显著减少血内皮素水平，提高血一氧化氮、降钙素基因相关肽水平，提高纤溶酶的活性，降低血小板的活性，抑制平滑肌细胞增生，从而扩张冠状动脉，增加运动贮量，减少冠脉血栓形成，减轻或逆转动脉粥样硬化病变。

【实训目的】

1. 了解PCI术后的临床表现。

2. 掌握PCI术后的康复评定、康复治疗方法。

3. 了解PCI术后健康教育的重要性及教育方式。

【实训器材】听诊器、心电图机、运动平板。

【实训内容与步骤】

（一）康复评定

康复评定主要包括生理功能评定、心理功能评定、日常生活活动能力评定及社会功能评定。

1. PCI术后生理功能评定　包括心功能评定、运动功能评定、运动试验三部分。

（1）心功能评定：具体评定参照本套教材《内外科疾病康复学》。

自感劳累分级法（表1-5）是衡量相对劳累程度的良好指标，在评价持续运动中用力水平时比较可靠，可用来评定耐力训练的运动强度。

表1-5　自感劳累分级法（RPE）（由Borg设计的20级分类表）

分级	6	7	8	9	10	11	12	13	14	15	16	17	18	19	20
RPE		非常轻		很轻		有点累		稍累		累		很累		非常累	

（2）运动功能评定：具体评定参照本套教材《内外科疾病康复学》。

（3）运动试验：参见本套教材《康复功能评定学》。值得注意的是，植入冠脉支架的患者有发生再狭窄的可能性，应在术后六个月时进行心电图运动试验，以无创检查及时发现再狭窄的迹象。

2. 心理功能评定　参见本套教材《康复功能评定学》。

3. 日常生活活动能力评定　ADL侧重于自我照顾、日常活动、家庭劳动及购物等。ADL评定采用改良巴氏指数评定表。具体评定方法参照本套教材《康复功能评定学》。

4. 社会功能评定　主要进行生活质量评定、劳动力评定和职业评定。对植入冠脉支架的患者生存质量的评定包括了生理、心理、社会生活3个方面，采用问卷形式进行。包括生存质量问卷、健康评价量表等。具体评定方法参见本套教材《康复功能评定学》。

（二）康复治疗

1. 植入冠脉支架的患者仍要积极综合治疗原发病，并针对原发病进行康复治疗。康复治疗目标为增加运动耐力，改善心功能、ADL能力，提高劳动力，促进再就业，提高生活质量。

2. 适应证与禁忌证

（1）适应证：植入冠脉支架的患者。

（2）禁忌证：如果出现以下情况应停止康复治疗：①出现心绞痛、呼吸困难；②充血性心力衰竭未得到控制者；③严重心律失常；④急性全身性疾病，中度以上的发热；⑤安静休息时收缩压>220mmHg，或舒张压>110mmHg；⑥直立性低血压，直立位血压下降≥20mmHg，或运动时血压下降者。

3. 运动疗法　为防止肌肉退化，应鼓励并指导其尽早进行不引起症状的日常体力活动。从卧位、半卧位、坐位、站立到行走，循序渐进地恢复日常体力活动。

（1）有氧训练

1）运动训练方式：采用中等强度、较长时间的、大肌群的动力性运动。常用方式为步行、踏车等。

2）运动训练强度：运动强度以60%~75%HR_{max}为靶心率，更加安全，可提高坚持率，达到满意效果。也可采用Karvonen氏法：靶心率=（症状限制运动试验峰值心率–基础心率）×（0.4~0.7）+基础心率；采用自感劳累分级法11~15级（有点累至累）。运动持续时间为30分钟，逐渐增加时间，最多可达60分钟。运动频率3~5次/周。活动强度越大，越要注重热身活动和整理运动。

3）运动训练时间：运动训练效应的产生至少需要1周。

4）运动训练：适当的运动训练可以在一定程度上预防再狭窄，对心功能的恢复有益。但运动强度过大时作用则相反，所以不提倡高强度运动。

（2）循环抗阻运动：中小强度的抗阻运动可产生良好的增强肌力的作用。一般采用循环抗阻训练。

4. 作业治疗　以减轻植入冠脉支架患者的症状，改善肢体肌力、肌耐力，改善患者心理功能，改善日常生活自理能力及恢复劳动能力为目标。通过功能性作业、日常生活活动能力训练、适合患者能力的职业训练及适当环境改建等来提高患者生活质量。个人的爱好和习惯也要根据患病后身体的功能状况作相应的调整，如种花、欣赏音乐、跳舞、运动、绘画、散步、旅游等。选择用力强度少、应激程度低、安全可行的活动，不增加心血管的负担。

5. 心理治疗　具有改善或消除冠脉支架术后患者忧郁、焦虑心理的作用。适当的心理支持和疏导是植入冠脉支架后患者心理康复的重要内容。要鼓励患者正确认识疾病，树立战胜疾病的信心，积极配合治疗，使患者从心理支持系统中得到帮助、消除心理障碍。

6. 药物治疗　合并高血压者，当运动等非药物治疗不能有效地控制血压时，应予药物治疗。高血压药物治疗包括利尿剂（包括噻嗪类利尿剂、袢利尿剂、保钾利尿剂三类）、β受体阻断药、钙通道阻滞药、血管紧张素转换酶抑制剂（ACEI）、血管紧张素Ⅱ受体阻断药（ARB）、醛固酮受体阻断药及α受体阻断药等。

7. 实训操作　首先，由老师将以上操作流程示教。然后，学生两人一组，一人做治疗师和（或）医生，一人做病人，模仿老师操作。老师进行纠错与再示范，直至学生操作正确。

【注意事项】

1. 训练要持之以恒，如果停止训练，训练效果可以在2周内完全消失。

2. 植入冠脉支架的患者合并心力衰竭时活动强度应偏小。

3. 不要轻易撤停治疗药物。运动训练往往是辅助治疗方法。

4. 对同时进行药物治疗的患者，运动训练时应该考虑药物对心脏的影响。

【实训病案】

孙某某，男，68岁，退休。胸闷、胸痛5个月，加重1周。患者5个月前开始走路时出现胸闷、胸痛伴心慌，约持续10分钟，休息后缓解。多次测血压正常，之前无发热、关节肿痛；近一周以上症状加重，但无恶心、呕吐、肢体麻木；无夜间阵发性呼吸困难，夜尿0~1次，无血尿、水肿。在当地医院行冠状动脉造影术示：前降支中段90%狭窄，长约20mm。同期行PCI术，植入支架1枚，术后恢复良好。否认高血压、糖尿病等病史。出生于原籍，未到外地居住，长期吸烟史，每日1包（20支/包），无饮酒史，口味不重。查体：脉搏70次/分，左上肢血压120/80mmHg，右上肢血压126/82mmHg，神志清晰，发育正常，双眼睑无水肿；双侧甲状腺无肿大；双肺呼吸音清晰；心率70次/分，心律齐，各瓣膜听诊区未闻及病理性杂音；腹部平软，肝脾肋下未触及，双下肢无水肿。心电图示窦性心律（心率为70次/分），未见ST段及T波改变。

问题一：应该询问该患者有哪些病史

1. 有无吸烟饮酒史

2. 既往有无心肌梗死病史

3. 有无甲状腺功能减退病史

4. 有无长期使用β受体阻断药史

5. 有无冠心病家族史

6. 有无高血压家族史

7. 询问ADL能力有无受到影响

8. 何时行PCI术

参考答案：1　2　4　5　6　7　8

问题二：此时该患者最适于做下列哪组检查

1. 胸片，电解质，24小时尿钾、钠

2. 肝、肾功能检查

3. 心电图，肾功能、电解质，尿常规，胸片，眼底检查

4. 眼底检查，24小时动态血压监测

5. 心电图，胸片，Holter检查

6. 心电图，胸片，Holter检查，心肺运动试验

参考答案：6

问题三：该患者确诊为冠状动脉粥样硬化性心脏病、PCI术后，此时最适合的处理是

1. 使用β受体阻断药

2. 低盐饮食，同时治疗原发病

3. 抗血小板等药物治疗，心脏康复治疗

4. 低脂饮食，限制体力活动

5. 不必药物治疗，建议锻炼

参考答案: 3

问题四: PCI术后康复治疗的禁忌证包括

1. 出现心绞痛、呼吸困难
2. 严重心律失常
3. 急性全身性疾病，中度以上的发热
4. 充血性心力衰竭未得到控制
5. 安静休息时收缩压>220mmHg，或舒张压>110mmHg
6. 直立性低血压，直立位血压下降≥20mmHg，或运动时血压下降

参考答案: 1　2　3　4　5　6

问题五: 植入冠脉支架术后康复治疗目标是什么

1. 增加运动耐力
2. 改善心功能
3. 改善ADL能力
4. 提高体力活动能力
5. 改善生活质量

参考答案: 1　2　3　4　5

问题六: 对于本例患者，以下哪组康复治疗方案最适合

1. 康复工程，抗阻力运动
2. 有氧运动，康复工程，特殊康复护理
3. 维持原有药物治疗方案，戒烟指导，有氧运动
4. 特殊心理治疗、康复护理
5. 维持原有药物治疗方案、休息
6. 特殊康复护理，使用β受体阻断药

参考答案: 3

【实训报告】

实训名称			
实训时间		评分	
操作流程要点: 注意事项: 适应证: 禁忌证: 实训感受: 报告人:________ 指导教师:________			

第八节　冠状动脉搭桥术后

冠心病是由于血脂增高致使冠状动脉壁脂质沉积形成粥样硬化斑块，逐步发展为以血管狭窄乃至闭塞为特征的疾病。粥样斑块脱落可以造成突然血管闭塞和心肌梗死。冠心病的病理生理核心是心肌血流的供求失去平衡，导致心肌缺氧和代谢障碍。

在过去的25年中，各种冠状动脉血管成形术，诸如冠状动脉搭桥术（coronary artery bypass grafting，CABG）或经皮腔内冠脉血管成形术（percutaneous transluminal coronary angioplasty，PTCA），植入或不植入血管内支架，在世界范围得到了广泛应用。这些治疗操作比以前更多地应用于老年和高危患者。所以，在实施二级预防和心脏康复方案时，必须理解这些外科操作的可行性、风险，为接受这些治疗的患者提供适当的术前、术后的医学管理。

CABG是指当一条或多条冠状动脉阻塞严重或血供严重不足时，进行冠状动脉旁路移植术，也就是在冠状动脉狭窄的近端和远端之间建立一条通道，使血液绕过狭窄部位而到达远端。手术前应该进行全面的检查以便确认阻塞的确切部位。当进行手术时，需要切断心脏对身体的血液供应，所以需要应用体外循环系统代替心脏，以保护大脑等重要器官的正常工作。目前，有小切口非体外循环冠状动脉搭桥术，创伤小，术后恢复快。

【实训目的】

1. 了解CABG术后的临床表现。
2. 掌握CABG术后的康复评定、康复治疗方法。
3. 了解CABG术后健康教育的重要性及教育方式。

【实训器材】听诊器、心电图机、运动平板。

【实训内容与步骤】

（一）康复评定

康复评定主要包括生理功能评定、心理功能评定、日常生活活动能力评定及社会功能评定。

1. CABG术后生理功能评定　包括心功能评定、运动功能评定、运动试验和肺功能评定四部分。

（1）心功能评定：具体评定参照本套教材《内外科疾病康复学》。

自感劳累分级法（表1-5）是衡量相对劳累程度的良好指标，在评价持续运动中用力水平时比较可靠，可用来评定耐力训练的运动强度。

（2）运动功能评定：具体评定参照本套教材《内外科疾病康复学》。

（3）运动试验：参见本套教材《康复功能评定学》。值得注意的是，CABG术后患者，应在术后六个月时进行心电图运动试验，以无创检查及时发现桥血管病变。

（4）肺功能评定：详见本套教材《康复功能评定学》。

2. 认知功能评定　详见本套教材《康复功能评定学》。

3. 心理功能评定　参见本套教材《康复功能评定学》。

4. 日常生活活动能力评定　ADL能力侧重于自我照顾、日常活动、家庭劳动等。ADL评定采用改良巴氏指数评定表。具体评定方法参照本套教材《康复功能评定学》。

5. 社会功能评定　主要进行生活质量评定、劳动力评定和职业评定。对CABG术后患者生存质量的评定包括了生理、心理、社会生活3个方面，采用问卷形式进行。包括生存质量问卷、健康评价量表等。具体评定方法参见本套教材《康复功能评定学》。

（二）康复治疗

1. CABG术后患者仍要积极综合治疗原发病，并针对原发病进行康复治疗。康复治疗目标为增加运动耐力，改善心功能、ADL能力，提高劳动力，促进再就业，提高生活质量。

2. 适应证与禁忌证

（1）适应证：CABG术后无严重并发症的患者。

（2）禁忌证：如果出现以下情况应停止康复治疗：①出现心绞痛、呼吸困难；②充血性心力衰竭未得到控制者；③严重心律失常；④急性全身性疾病，中度以上的发热；⑤安静休息时收缩压>220mmHg，或舒张压>110mmHg；⑥直立性低血压，直立位血压下降≥20mmHg，或运动时血压下降者。

3. 运动疗法　为防止肌肉退化，应鼓励并指导其尽早进行不引起症状的日常体力活动。从卧位、半卧位、坐位、站立到行走，循序渐进地恢复日常体力活动。

（1）有氧训练

1）运动训练方式：采用低、中等强度、较长时间的、大肌群的动力性运动。常用方式为步行、踏车等。

2）运动训练强度：运动强度以50%~70%HR_{max}为靶心率，更加安全，可提高坚持率，达到满意效果。也可采用Karvonen氏法：靶心率 =（症状限制运动试验峰值心率–基础心率）×（0.4~0.7）+ 基础心率；采用自感劳累分级法11~13级（有点累至稍累）。运动持续时间为30分钟，逐渐增加时间，最多可达60分钟。运动频率3~5次/周。活动强度越大，越要注重热身活动和整理运动。

3）运动训练时间：运动训练效应的产生至少需要1周。

4）运动训练：适当的运动训练对心功能的恢复有益。但运动强度过大时作用则相反，所以不提倡高强度运动。

（2）循环抗阻运动：中小强度的抗阻运动可产生良好的增强肌力的作用。一般采用循环抗阻训练。

4. 作业治疗　以减轻CABG术后患者的症状，改善肢体肌力、肌耐力，改善患者心理功能，改善日常生活活动能力及恢复劳动能力为目标。通过功能性作业、日常生活活动能力训练、适合患者能力的职业训练及适当环境改建等来提高患者生活质量。个人的爱好和习惯也要根据患病后身体的功能状况作相应的调整，如种花、欣赏音乐、跳舞、运动、绘画、散步、旅游等。选择用力强度小、应激程度低、安全可行的活动，不增加心血管的负担。

5. 心理治疗　具有改善或消除CABG术后患者忧郁、焦虑心理的作用。适当的心理支持和疏导是CABG术后患者心理康复的重要内容。要鼓励患者正确认识疾病，树立战胜疾病的信心，积极配合治疗，使患者从心理支持系统中得到帮助，消除心理障碍。

6. 药物治疗　合并高血压者，当运动等非药物治疗不能有效地控制血压时，应予药物治疗。高血压药物治疗包括利尿剂(包括噻嗪类利尿剂、袢利尿剂、保钾利尿剂三类)、β受体阻断药、钙通道阻滞药、血管紧张素转换酶抑制剂(ACEI)、血管紧张素Ⅱ受体阻断药(ARB)、醛固酮受体阻断药及α受体阻断药等。

7. 实训操作　首先,由老师将以上操作流程示教。然后,学生两人一组,一人做治疗师和(或)医生,一人做病人,模仿老师操作。老师进行纠错与再示范,直至学生操作正确。

【注意事项】

1. 训练要持之以恒,如果停止训练,训练效果可以在2周内完全消失。
2. CABG术后患者合并心力衰竭时活动强度应偏小。
3. 不要轻易撤停治疗药物。运动训练往往是辅助治疗方法。
4. 对同时进行药物治疗的患者,运动训练时应该考虑药物对心脏的影响。

【实训病案】

梁某某,男,58岁,退休。胸闷、胸痛1年,加重1月。患者1年前开始走路时出现胸闷、胸痛伴心慌,约持续10分钟,休息后缓解。多次测血压正常,之前无发热、关节肿痛;近一个月以上症状加重,但无恶心、呕吐、肢体麻木;无夜间阵发性呼吸困难,无血尿、水肿。在当地医院行冠状动脉造影术示:左主干远端90%狭窄;左前降支开口90%狭窄,近端90%狭窄长约20mm,回旋支近段99%狭窄,长约15mm的钙化病变。行CABG术,术后恢复良好。有高血压病史;否认糖尿病等病史。出生于原籍,未到外地居住,长期吸烟史,每日1包(20支/包),无饮酒史,口味不重。查体:脉搏65次/分,左上肢血压125/80mmHg,右上肢血压120/82mmHg,神志清晰,发育正常,双眼睑无水肿;双侧甲状腺无肿大;双肺呼吸音清晰;心率65次/分,心律齐,各瓣膜听诊区未闻及病理性杂音;腹部平软,肝脾肋下未触及,双下肢无水肿。心电图示窦性心律(心率为65次/分),未见ST段及T波改变。

问题一:应该询问该患者哪些病史

1. 有无吸烟饮酒史
2. 既往有无心肌梗死病史
3. 有无使用β受体阻断药史
4. 有无冠心病家族史
5. 有无高血压家族史
6. 询问ADL能力有无受到影响
7. 何时行CABG术

参考答案:1　2　4　5　6　7

问题二:此时该患者最适于做下列哪组检查

1. 心电图,胸片,Holter检查,心肺运动试验
2. 肝、肾功能检查
3. 心电图,肾功能、电解质,尿常规,胸片
4. 眼底检查,24小时动态血压监测
5. 胸片,电解质

参考答案:1

问题三: 该患者确诊为冠状动脉粥样硬化性心脏病、CABG术后,高血压2级,极高危,此时最适合的处理是

1. 使用β受体阻断药
2. 低盐饮食,同时治疗原发病,心脏康复治疗
3. 抗血小板等药物治疗
4. 低脂饮食、限制体力活动
5. 不必药物治疗,建议锻炼

参考答案: 2

问题四: CABG术后康复治疗的禁忌证包括

1. 出现心绞痛、呼吸困难
2. 严重心律失常
3. 急性全身性疾病,中度以上的发热
4. 充血性心力衰竭未得到控制者
5. 安静休息时收缩压>220mmHg,或舒张压>110mmHg
6. 直立性低血压,直立位血压下降≥20mmHg,或运动时血压下降者

参考答案: 1 2 3 4 5 6

问题五: CABG术后康复治疗目标是什么

1. 增加运动耐力
2. 改善心功能
3. 提高体力活动能力
4. 改善ADL能力
5. 改善生活质量

参考答案: 1 2 3 4 5

问题六: 对于本例患者以下哪组康复治疗方案最适合

1. 康复工程,抗阻力运动
2. 有氧运动,康复工程,特殊康复护理
3. 特殊心理治疗、康复护理
4. 维持原有药物治疗方案,戒烟指导,有氧运动
5. 维持原有药物治疗方案,休息
6. 特殊康复护理,使用β受体阻断药

参考答案: 4

（李寿霖）

【实训报告】

<table>
<tr><td colspan="4">实训名称</td></tr>
<tr><td>实训时间</td><td></td><td>评分</td><td></td></tr>
<tr><td colspan="4">操作流程要点:

注意事项:

适应证:

禁忌证:

实训感受:

报告人:______
指导教师:______</td></tr>
</table>

第二章　呼吸系统常见疾病康复实训

呼吸系统疾病是临床最常见的疾病之一，尤其是其中的慢性阻塞性肺疾病、肺心病、支气管哮喘及肺纤维化等疾病，由于长期患病、反复发作和进行性加重，不仅给患者的呼吸功能、心理功能、日常生活活动、学习和工作带来严重影响，而且给家庭、单位和社会带来沉重的负担。所以，本章主要介绍上述疾病及肺移植术后、坠积性肺炎和呼吸衰竭等严重影响患者功能的疾病的康复。

第一节　慢性阻塞性肺疾病

慢性阻塞性肺疾病（chronic obstructive pulmonary disease，COPD）是指一组呼吸道病症，包括具有气流阻塞特征的慢性支气管炎及合并的肺气肿。气流受限不完全可逆，呈进行性发展。呼气气流受限，是COPD 病理生理改变的标志，是疾病诊断的关键。COPD 晚期出现的肺动脉高压是COPD 重要的心血管并发症，并进而产生慢性肺源性心脏病及右心衰竭，提示预后不良。

【实训目的】

1. 掌握COPD的康复评定、康复治疗方法。
2. 熟悉COPD的临床表现和主要功能障碍。
3. 了解COPD的发生、发展规律和危害性。

【实训器材】肺功能检查仪、活动平板、功率自行车、心电监测仪、血压计、短波与超短波治疗仪、分米波治疗仪、紫外线治疗仪、直流电离子导入治疗仪、超声雾化吸入器。

【实训内容与步骤】

（一）康复评定

康复评定主要包括生理功能评定、心理功能评定、日常生活活动能力评定及社会功能评定。

1. 生理功能评定

（1）呼吸功能评定

1）肺功能检查：肺功能检查是判断气流受限增高且重复性好的客观指标，对COPD的诊断、严重度评价、疾病进展、预后及治疗反应等均有重要意义。

气流受限是用时间肺活量1秒率降低进行判定的。即以第1秒用力呼气量（FEV_1）与用力肺活量（FVC）之比（FEV_1/FVC）降低来确定的。FEV_1占预计值的百分比是中、重度气流受限的良好指标，它变异性小，易于操作，应作为COPD 肺功能检查的基本项目。吸入支气管舒张剂后FEV_1<80%预计值且FEV_1/FVC<70%者，可确定为不完全可逆的气流受限。呼气峰流速（PEF）及最大呼气流量/容积曲线（MEFV）也可作为气流受限的参考指标，但COPD时PEF与FEV_1的相关性不够强，PEF有可能低估气流阻塞的程度。气流受限可导致肺过度充气，使肺总量（TLC）、功能残气量（FRC）和残气容积（RV）增高，肺活量（VC）减低。TLC增加不及RV增加的程度大，故RV/TLC增高。肺泡隔破坏及肺毛细血管床丧失可使弥散功能受损，一氧化碳弥散量（DLCO）降低，DLCO与肺泡通气量（VA）之比（DLCO/VA）比单纯DLCO更敏感。

支气管舒张试验作为辅助检查有一定价值。该检查有利于鉴别COPD与支气管哮喘。

2）呼吸困难评定：康复医学中的呼吸功能测定方法包括主观呼吸功能障碍感受分级和客观检查，从简单的呼吸量测定至比较高级的呼吸生理试验均有。具体评定方法参照本套教材《内外科疾病康复学》。

3）呼吸功能改善程度评定

Z-5：明显改善。

Z-3：中等改善。

Z-1：轻度改善。

4）呼吸功能恶化程度评定

0：不变

1：加重

3：中等加重

5：明显加重

5）夜间呼吸评定：可采用睡眠研究的方法对其睡眠深度、气流、胸壁运动频率和深度等进行评定。

6）支气管分泌物清除能力的评定：坐位或卧位，要求患者咳嗽或辅助（腹部加压等）咳嗽，测定其最大呼气压，如≥0.88kPa（90mmH_2O）表示具有咳嗽排痰能力。

（2）运动功能评定：通过运动试验，可评估COPD患者的心肺功能和运动能力，掌握患者运动能力的大小，了解其在运动时是否需要氧疗，为COPD患者制订安全、适量、个体化的运动治疗方案。试验中逐渐增加运动强度，直至患者的耐受极限，试验过程中应严密监测患者的生命体征。

1）活动平板或功率自行车运动试验：通过活动平板或功率自行车运动试验，进行运动试验获得最大吸氧量、最大心率、最大METs值、运动时间等相关量化指标评定患者运动能力。也通过活动平板或功率自行车运动试验中，患者主观劳累程度分级等半定量指标来评定患者运动能力。具体方法可参照本套教材《内外科疾病康复学》。

2）6分钟行走距离测定：对不能进行活动平板运动试验的患者，可以进行6分钟行走距离（中途可休息）测定，即让患者以尽快的速度尽最大能力步行6分钟，然后记录其在规定时间内所能行走的最长距离。同时可监测心电图、血氧饱和度，以判断患者的运动能力及运动中发生低氧血症的可能性。具体评定与分级方法参照本套教材《内外科疾病康复学》。

3）呼吸肌力测定（tests of respiratory muscle strength）：呼吸肌力测定是呼吸肌功能评定3项指标中最重要的一项，包括最大吸气压（MIP或PIMAX）、最大呼气压（MEP或PEMAX）以及跨膈压的测量。

2. 心理功能评定　参见本套教材《康复功能评定学》中有关心理功能评定部分。

3. 日常生活活动能力评定　参照本套教材《内外科疾病康复学》。

4. 社会功能评定　主要进行生活质量评定和职业评定，方法参见本套教材《康复功能评定学》。

（二）康复治疗

COPD的康复治疗原则包括个体化原则、整体化原则、严密观察原则和循序渐进、持之以恒的原则。制订康复方案最重要的原则是必须根据患者的具体情况和个体化原则，应充分考虑患者肺疾病类型、严重程度、其他伴随疾病、社会背景、家庭情况、职业情况和教育水平等因素，同时还要注意患者是否有参加康复的积极要求、必要的经济条件以及家庭其他成员的支持。COPD患者康复治疗最重要的目标是改善患者的呼吸功能，尽可能建立生理性呼吸模式，恢复有效的呼吸；清除气道内分泌物，减少引起支气管炎症或刺激的因素，保持呼吸道通畅、卫生；进行积极的呼吸训练和运动训练，充分发掘呼吸功能的潜力，提高COPD患者运动和活动耐力。其次是消除呼吸困难对心理功能的影响；通过各种措施，预防和治疗并发症；提高免疫力，预防感冒，减少复发。同时尽可能恢复COPD患者的日常生活活动及自理能力；改善其社会交往和社会活动的参与能力；促进回归社会，提高生活质量。康复治疗方法主要包括物理治疗、作业治疗、心理治疗、营养支持及健康教育等。适应证是病情稳定的COPD患者。禁忌证：合并严重肺动脉高压；不稳定型心绞痛及近期心梗；充血性心力衰竭；明显肝功能异常；癌症转移；脊柱及胸背部创伤等。

1. 物理治疗

（1）物理因子治疗：具有改善循环、消除炎症和化痰的作用。一般在COPD发作期合并感染时使用。

1）超短波疗法：超短波治疗仪输出功率一般在200~300W，两个中号电极，并置于两侧肺部，无热量，12~15分钟，每日1次，15次为一疗程。痰液黏稠不易咯出时，不宜使用此疗法。

2）短波疗法：两个电容电极，胸背部对置，脉冲2∶2，无热量~微热量，10~15分钟，每日1次，5~10次为一疗程。

3）分米波疗法：患者坐位或仰卧位，凹槽形辐射器，横置于前胸，上界齐喉结，离体表5~10cm，80~120W，10~15分钟，每日1次，5~10次为一疗程。

4）紫外线疗法：右前胸（前正中线右侧），自颈下界至右侧肋缘之间。左前胸，方法同右侧，注意正中线紧密相接。右背，后正中线右侧，自颈下界与右侧第12胸椎水平线。左背，同右背。胸$_{3-4}$MED，背$_{4-5}$MED，10~15分钟，每日1次，5~10次为一疗程。

5）直流电离子导入疗法：电极面积按感染面积决定，一般用200~300cm^2，患处对置，局部加抗生素（青霉素由阴极导入，链霉素、庆大霉素、红霉素由阳极导入。抗生素在导入之前一定要做皮试，阴性才能做药物导入）。

6）超声雾化吸入：超声雾化吸入器，1MHz左右的高频超声震荡，超声雾化药物可以使用抗生素和化痰剂。抗生素如青霉素、链霉素、庆大霉素、红霉素等。每次剂量按肌内注射量的1/8~1/4（抗生素在雾化之前一定要做皮试，阴性才能做药物雾化吸入）。化痰剂可用3%盐水或4%碳酸氢钠溶液加溴已新每次4~8mg，每次吸入10~15分钟，每日1~2次，7~10次为一疗程。

（2）气道廓清技术（airway clearance techniques）：具有训练有效咳嗽反射、促进分泌物排出、减少反复感染、缓解呼吸困难和支气管痉挛及维持呼吸道通畅的作用。方法：

1）标准程序：将患者安置于舒适和放松的位置，然后深吸气和咳嗽。坐位身体向前倾是最佳的咳嗽位置。患者轻微地弯屈颈部更容易咳嗽；教会患者控制性的膈式呼吸，建立深吸气；示范急剧的、深的、连续两声咳嗽；示范运用适当的肌肉产生咳嗽（腹肌收缩）。使患者将手放在腹部然后连续呵气3次，感觉腹肌收缩。使患者连续发"K"的音，绷紧声带，关闭声门，并且收紧腹肌；当患者联合做这些动作的时候，指导患者深吸气，但是放松，然后发出急剧的两声咳嗽；假如吸气和腹部肌肉很弱的话，如果有需要可以使用腹带或者舌咽反射训练。

2）辅助咳嗽技术（assisted cough techniques）：主要适用于腹部肌肉无力，不能引起有效咳嗽的患者。操作程序：让患者仰卧于硬板床上有靠背的轮椅上，面对治疗师，治疗师的手置于患者的肋骨下角处，嘱患者深吸气，并尽量屏住呼吸，当其准备咳嗽时，治疗师的手向上向里用力推帮助患者快速吸气，引起咳嗽。如痰液过多可配合吸痰器吸引。

3）哈咳技术（huffing techniques）：深吸气，快速度强力收缩腹肌并使劲将气呼出，呼气时配合发出"哈""哈"的声音。

（3）排痰技术：具有促进呼吸道分泌物排出、维持呼吸道通畅、减少反复感染的作用。方法：

1）体位引流（postural drainage）：体位引流的原则是病变的部位放在高处，引流支气管开口于低处。体位引流的适应证：痰量每天大于30ml，或痰量中等但其他方法不能排出痰液者。禁忌证：心肌梗死、心功能不全、肺水肿、肺栓塞、胸膜渗出，急性胸部外伤、出血性疾病。治疗的过程中，我们可以适当地调节体位，避免头部过多地朝下而引起危险，见表2-1。

体位引流的时间选择：不允许饭后立即进行体位引流；雾化吸入之后进行体位引流是非常合适的；休息之前进行体位引流是合适的。

治疗的频率：治疗的频率完全根据患者的病理情况和临床症状。如果患者有大量的稠痰，1天2~4次都是可以的，直到肺部保持清洁。

不需要继续做体位引流的标准：胸部X线显示相对的清晰；患者24~48小时内不再发热；听诊时呼吸音正常或者接近正常。

表2-1 体位引部位与体位

引流部位		患者体位
上叶	肺尖（段）支气管	直立坐位
	后面支气管	
	右面	左侧卧位，与床面水平呈45°夹角，背后和头部分别垫一个枕头
	左面	右侧卧位，与床面水平呈45°夹角，用三个枕头将肩部抬高约30cm
舌段	前面支气管	屈膝仰卧位
	上段支气管	仰卧位将身体向右侧稍稍倾斜，在左侧从肩到髋部垫一个枕头支持
中叶	下段支气管	胸部朝下与地面呈15°夹角
	外侧支气管	仰卧位将身体向左侧稍稍倾斜，在右侧从肩到髋部垫一个枕头支持
下叶	内侧支气管	胸部朝下与地面呈15°夹角
	尖（段）支气管	俯卧位在腹下垫一个枕头
	内侧基底支气管	右侧卧位，胸部朝下与地面呈20°夹角
	前面基底支气管	屈膝仰卧位，胸部朝下与地面呈20°夹角
	外侧基底支气管	向对侧侧卧，胸部朝下与地面呈20°夹角
	后面基底支气管	俯卧位在腹下垫一个枕头，胸部朝下与地面呈20°夹角

在体位引流时联合用不同的徒手操作技术能最有效地清洁气道,包括敲打、振颤、振动。

2)敲打(percussion):治疗师的杯状手交替地有节律地叩击患者的胸壁。治疗师应该保持肩、肘和腕部松弛和灵活的操作。敲打应该持续一段时间或者直到患者需要改变位置想要咳嗽。应该避免在女士的乳房或者是骨凸部位做敲打。

敲打禁忌证:已经发生了骨折,脊椎融合,或者是骨质疏松;在肿瘤的区域;患者患有肺栓塞;假如患者存在很明显的出血倾向;假如患者有不稳定性心绞痛;假如患者有很严重的胸壁疼痛。

3)振动(vibration):振动是将两只手直接放在患者胸壁的皮肤上,当患者在呼气的时候给予轻微的压力快速振动。

4)振颤(shaking):治疗师的手成对的大幅度的活动。治疗师拇指扣在一起,将其余手指打开直接放在患者的皮肤上面,手指缠住胸壁。治疗师同时给压力和振颤。

(4)呼吸训练(breathing training):具有促进膈肌呼吸、减少呼吸频率、提高呼吸效率、协调呼吸肌运动、减少呼吸肌及辅助呼吸肌耗氧量、改善气促症状的作用。方法:

1)体位的摆放:教会患者自我进行呼吸控制和体位的摆放将有利于改善患者这一症状。可以在患者坐、走、上下楼梯或者完成工作的时候进行。在出现轻微的呼吸困难的时候就要告诉患者立即停止目前正在执行的动作,并且使用呼吸控制和缩唇呼吸来防止呼吸困难的进一步加重。使患者处于轻松的位置,通常是将身体前倾。使患者使用呼吸控制技术来降低呼吸频率,并使用缩唇呼吸来避免呼气时候的过度用力。在使用缩唇呼吸之后,应该建立有效的腹式呼吸模式,避免使用辅助呼吸肌。然后使患者继续保持在这个姿势继续放松和控制呼吸,恢复良好的呼吸模式。

2)膈肌呼吸训练(diaphragmatic breathing)

标准化操作程序:①将患者安置于舒适和放松的位置,使患者可利用重力帮助膈肌的运动,比如Semi-Flower's position。②如果在治疗之初,发现患者最初的呼吸模式在吸气的时候运用了附属吸气肌,要教会患者如何放松这些肌肉(比如可以采用肩部的环转运动和耸肩动作来放松)。③治疗师将手放在患者的前肋角下缘的腹直肌上,要求患者用鼻缓慢地深吸气,保持肩部的放松和上胸的平静,允许腹抬高,然后告诉患者通过控制性的缓慢呼气排尽气体。④要求患者练习3~4次上述动作,然后休息。不允许患者过度通气。⑤假如患者在吸气时运用膈式呼吸非常困难,通过用鼻嗅的动作成功地完成吸气。这个动作也能易化膈肌。⑥学会怎么样进行自我管理这套程序,让患者将他或她的手放在前肋角下缘,感受腹部的运动。患者的手将在吸气时抬起,呼气时下降。通过放在腹部的手,患者也能感受到腹肌的收缩,这样也有利于患者控制性的呼气和咳嗽。⑦当患者理解和掌握了运用膈式呼吸来控制呼吸,保持肩部的放松,然后练习在不同位置(仰卧位、坐位、站位)以及在活动中(走和爬楼梯)的膈式呼吸。

3)缩唇呼吸练习(pursed-lip breathing):所谓缩唇呼吸,是指在呼气时缩紧嘴唇,如同吹笛时一样,使气体缓慢均匀地从两唇之间缓缓吹出。方法:将患者安置于舒适放松的位置。向患者解释在呼吸的时候应该放松,不要引起腹部肌肉的收缩。将治疗师的手放在患者的腹部上面,感觉患者的腹部肌肉是否收缩。要求患者深而慢地吸气,然后缩唇将气体缓慢地呼出。用鼻吸气,用口呼气。吸与呼之间比为1∶2。

4)深慢呼吸训练:具体方法是吸气和呼气的时间比例是1∶2。每次训练前,先设置呼吸节律，可用节拍器帮助。随着训练次数增加，所设置的节律逐渐减慢，适当延长呼气过程，使呼气更加完善，减少肺泡内的残气量。

（5）运动训练：具有改善呼吸肌和辅助呼吸肌功能、改善心肺功能和整体体能、减轻呼吸困难症状和改善精神状态的作用。

运动训练应有一份完整、合理、有效和安全的COPD患者的运动训练处方，应该包括运动训练周期（times/duration）、频率（frequency）、强度（intensity）和种类（type）四个方面。

周期和频率：最小的肺部康复训练周期还没有被广泛地接受。有研究指出，出院患者一周两三次持续4周的运动训练比相同频率持续7周的训练优点少。同时普遍认为患者每周进行至少3次运动训练，并在物理治疗师有规律的指导下将获得最佳的运动训练效果。但是基于COPD患者的运动耐受能力和实际情况，一周两次有指导的训练和一次以上在家没有指导的运动训练方案是可接受的，但是一周一次的指导性训练表明是明显不够的。

强度：虽然低强度运动训练能够改善症状、HRQA和日常生活活动能力的某些方面，但是高强度的训练才会获得更多的有效的运动训练好处。虽然高强度的运动训练对改善患者的身体情况有优势，但是低强度的运动训练对长期坚持和广泛人群的健康利益更重要。在肺功能康复的人群中，高强度训练方案还没有普遍被接受。运动训练计划应该是可调节的。临床上，症状分数可以被用于判断训练负荷。常采用Borg评分中的4~6分作为运动训练强度。

COPD运动训练种类包括下肢训练、上肢锻炼、腹肌训练、呼吸抗阻练习、耐力和力量训练和间断训练等六种。

1）下肢训练：肺功能康复锻炼过程传统上集中在下肢训练，常用活动平台treadmill，或者步行、骑车、登山等方法。在肺功能康复中以骑自行车和行走锻炼方式训练耐力，是最常见的训练方法。最佳的运动处方概括为高强度（>60% 最大功率）相对长期的锻炼。

2）上肢锻炼：上肢锻炼能够锻炼辅助呼吸肌群，如胸大肌、胸小肌和背阔肌等等。可以采用手摇车和提重物训练。其他上肢锻炼方法包括上肢循环测力器（arm cycle ergometer）、免负荷训练（free weights）和弹力带训练（elastic bands）。许多日常生活活动涉及上肢，所以上肢锻炼也应该合并在运动训练计划中。

3）腹肌训练

方法1：卧位腹式呼吸抗阻训练。患者卧位，将1kg重的沙袋放在脐与耻骨间的下腹部，每2日增加1次重量，渐加至5~10kg，每次5~20分钟，每日训练2次。

方法2：吹蜡烛训练。患者坐位，将距离口腔10cm处、与口同高点燃的蜡烛的火苗吹向偏斜，逐渐增加吹蜡烛的距离，直到80~90cm。

方法3：吹瓶训练。用两个有刻度的玻璃瓶，瓶的容积2000ml，各装入1000ml水。将两个瓶用胶管或玻璃管连接，在其中的一个瓶插入吹气用的玻璃管或胶管，另一个瓶再插入一个排气管。训练时用吸气管吹气，使另一个瓶的液面提高30mm左右。休息片刻可反复进行。通过液面提高的程度作为呼气阻力的标志。每天可逐渐增加训练时的呼气阻力，直到达到满意的程度为止。

4）呼吸抗阻练习（respiratory resistance training，RRT）：RRT能够提高呼吸肌的强度和耐力，预防和解除呼吸困难。呼吸抗阻练习通常有两种方式，一种是吸气抗阻训练，另外一种是使用重量的膈肌训练。

吸气抗阻训练：国外有人应用吸气肌训练器（inspiratory muscle trainers，IMT）专门训练吸气肌功能。其原理是让患者经由不同口径的管道吸气，对吸气肌施加不同程度的负荷，而对呼气过程则不加限制，这样便可以达到对吸气肌肌力和耐力的增强作用。开始练习时3~5分钟/次，每天3~5次，以后练习时间可增加至20~30分钟/次，以增加吸气肌耐力。

膈肌抗阻训练：膈肌抗阻训练标准操作程序：使用很小的重量，比如小的沙袋，或者盐包来增强膈肌的强度和耐力；将患者安置在头部稍微抬高的位置，如果可能，最好将患者安置于仰卧位；将一个大约1.4~2.3kg的沙袋或者盐包置于患者剑突下缘的上腹部；要求患者深吸气但是保持上胸部平静；逐渐增加患者对抗阻力的时间；如果患者能在不使用辅助呼吸肌肉参与的情况下对抗阻力15分钟不感到费力，就可以再增加阻力。

5）耐力和力量训练：对COPD患者的力量（或者阻力）训练也是值得做的。力量训练一般包括2~4组强度范围是从50%~85%的1RM的6~12个重复动作。耐力和力量训练的结合在COPD患者运动训练中可能是最好的策略。

6）间断训练：对于一些患者，要达到高强度或长时间的连续性训练可能比较困难，甚至需要近距离的监护。在这种情况下，可以选择间断训练。间断训练是把长时间的锻炼分割为休息期和低强度锻炼期几个短的部分。

7）训练不耐受：在COPD患者中导致运动受限的主要症状是呼吸困难和（或）疲劳。焦虑和消极的动机也与训练的不耐受有关。

2. 作业治疗　作业治疗以减轻患者临床症状，改善机体运动能力，减轻心肺负担，提高呼吸功能，减轻精神压力，改善日常生活自理能力及恢复工作能力为目标。

（1）提高运动能力的作业治疗：有针对性地选择能提高全身耐力和肌肉耐力的作业活动，改善心肺功能，恢复活动能力。

（2）提高日常生活活动能力的作业治疗

1）有效呼吸作业：主要是教会患者如何将正常呼吸模式即腹式呼吸与日常生活协调起来，如何正确运用呼吸，增强呼吸信心，避免生活中的呼吸困难。

练习要求：身体屈曲时呼气，伸展时吸气；用力时呼气而放松时吸气；上下楼梯或爬坡时，先吸气再迈步，以"吸-呼-呼"对应"停-走-走"；如果要将物品放在较高的地方，则先拿好物体同时吸气，然后边呼气边将物体放在所需位置。一些一次呼吸无法完成的活动，则可分多次进行，必须牢记吸气时肢体相对静止，边呼气边活动。例如，让患者模拟开门、关门动作，要求患者站在门边，先吸气并握住门把，然后边呼气将门拉上或推开，练习多次至自然为止。

2)自我放松作业：放松训练有助于阻断精神紧张和肌肉紧张所致呼吸短促的恶性循环，减少机体能量的消耗，改善缺氧状态，抬高呼吸效率。

常用的方法有：缓慢、深长地呼吸；坐位或行进中双上肢前后自然摆动，有利于上肢和躯干肌肉放松；园艺治疗中的养殖花草；在树林、草地上悠闲地散步；养鱼、养鸟活动及音乐疗法都可以达到调整情绪、放松肌肉的作用；传统医学静松功，坐位或立位放松法。

学会在各种活动中的放松，教会患者日常活动、教务活动、职业劳动、社交活动中的放松方法，注意选择合适、舒适的体位，让患者头、颈、肩、背和肢体位置适当、有依托，减少这些肌肉长时间紧张。在日常生活活动中可以一边听音乐一边进行活动，活动安排有计划，保证充裕的时间。在完成某项作业活动时，要充分放松那些不用的肌肉，以保存自己的体力和能力。

对于不容易掌握松弛的患者，可先教会其充分收缩待放松的肌肉，然后，让紧张的肌肉松弛，以达到放松的目的。头颈、躯干、肢体的缓慢摆动，轻缓的按摩、牵拉也有助于肌肉的放松。

（3）环境改造：治疗师应该提供有患者功能状况的信息，必要时通过家庭、周围环境的改造，使患者可以发挥更大的潜能，完成生活的独立。

（4）职业前作业治疗：可以模拟患者从前的工作岗位和工作环境，在治疗师的指导下进行工作操作。如果患者已经不适合以前的职业，治疗师可以根据患者的兴趣，选择一些患者可以胜任的工作加以练习熟悉，并向有关部门提出建议。

3. 心理治疗

（1）心理评价：评定的内容中应涉及内疚、生气、愤怒、放弃、害怕、压力、睡眠障碍、焦虑、无助、孤立、忧伤、遗憾、悲伤、不良的婚姻关系和照看配偶的健康问题。

（2）心理支持与治疗：物理治疗师应该给患者提供一些认知压力症状和解决压力的方法。通过肌肉放松、冥想、瑜伽及中医气功等技术来完成放松训练。放松训练应该整合到患者的生活中去，以控制呼吸困难和疼痛，包括镇定练习，预想即将到来的压力，预演需要解决的问题等。下面介绍一种放松功法：

放松功法一般分为三线放松、分段放松、局部放松、整体放松、倒行放松5种方法。5种方法中，三线放松是最基本的方法。

（1）三线放松：先将身体分成两侧、前面和后面三条线，然后自上而下依次分部放松。

第一条线：头部两侧—颈部两侧—肩部—两上臂—肘关节—前臂—腕关节—两手掌—十指尖；

第二条线：面部—颈部—胸腹部—两大腿前面—膝关节—两小腿—两足—十趾端；

第三条线：后脑部—后颈部—背部—腰部—两大腿后面—两膝窝—两小腿—两足跟—两足底。

练功时，依上述路线，先注意一个部位，然后默念"松"字，使该部位放松，接着注意下一个部位，再默念"松"字。先从第一条线开始，再接第二条线，最后接第三条线。每放松完毕一条线，可在该线的终端部位静守1~2分钟。三线放松完后，可在脐部静守3~4分钟，如此为一个循环，一般一次练两三个循环，本法更适合于初学者。

（2）分段放松：将全身分为若干段，自上而下进行放松。

从头部—两肩两手—胸部—腹部—两腿两足循序渐进分段放松。

从头部—颈部—两上肢、胸腹背腰—两大腿—两小腿分段放松。

练功时先注意一段，默念"松"字两三次，使该段放松，再注意下一段，默念"松"字。如此依次进行，周而复始。每次练功可放松两三个循环。本法宜于初练功对三线放松诸多部位记忆有困难者。

（3）局部放松：在三线放松的基础上，单独放松身体某一病变部位。或针对身体某一紧张点，默念"松"字20~30次。该法能缓解或消除局部气滞血瘀之疼痛或不适感。

（4）整体放松：将整个身体作为一个部位，进行默念放松。从头到足流水般地向下默想放松。就整个身体中心笼统地向外周远端默想放松。就三线放松的三条线，依顺序流水般地向下默念放松。此法适合于阴虚火旺，肝阳偏亢之上实下虚患者。

（5）倒行放松：将身体分为前后两条线，自下而上地进行放松。此法宜于气血两亏、中气下陷、头晕目眩之虚损明显的患者。

前面线: 足底—足背—小腿—两膝—大腿—腹部—胸部—颈部—面部—头顶;

后背线: 足跟—小腿后面—两腿弯—大腿后面—尾骶部—腰部—后背—后颈—后脑—头顶。

4. 营养支持 COPD患者的身体成分异常的治疗基于以下几方面: 发病率和病死率的高度流行和相关性; 肺功能康复中运动训练时高热量需求,可能加重失常; 增加运动训练的益处。虽然在COPD中导致体重丢失和肌肉萎缩的病因复杂而且现在并没有统一的解释,但是不同的生理和药理的干预已经用于治疗脂肪组织和非脂肪量(FFM)的消耗。大部分介入治疗的周期是2~3个月。

(1)热量的补充: 在以下几种情况应该给予热量的补充: BMI<21,最近6个月内不自觉的体重丢失10%或者1个月内丢失5%,或者FFM的损耗。营养补充应该包括对患者饮食习惯和能量浓度补充的管理。口服液体饮食补充能保持能量平衡和增加体重不足COPD患者的体重。但是这些早期的研究没有计算脂肪组织和FFM的比率,而且大多数出院患者单独的营养补充并没有明显地增加体重。这样的结果可能受以下几个因素影响: 自动的食物摄入,日常饮食中和活动模式中的营养补充没有得到最好的执行,营养补充中蛋白的大小和营养素的成分,以及全身性的炎症消耗。把这些因素考虑进去,通过整合的营养干涉策略应用到全面的康复过程中去,可能有更大的促进。

(2)生理性介入: 力量训练可以通过胰岛素生长因子Ⅰ(IGF-1)或者IGF-1信号的靶器官来刺激蛋白质合成以选择性的增加FFM。在正常身体成分COPD的患者,8周的整个身体的运动训练适当地增加了FFM从而导致体重增加,而脂肪趋向减少。

(3)药物的介入: 药物干预的好处在于可以减少体重,增加FFM。合成的类固醇已经被广泛研究,可以作为单独治疗,也可以结合其他肺功能康复。一般来说,治疗周期是2~6个月。低剂量合成类固醇的干预方式可以采用肌内注射或者口服,一般没有明显的副作用。低睾丸激素水平的男性患者,服用睾丸激素导致肌肉块的增加。生长激素是系统的IGF-1有效的刺激剂,可以提高在参与肺功能康复过程中的一小部分体重不足的COPD患者的瘦的身体成分。然而,这个治疗比较昂贵并且有一定的副作用,比如水盐潴留、糖代谢减弱。最近,有研究正在调查生长激素释放因子提高COPD患者的身体成分和功能性能力的安全性和效果。促孕剂醋酸甲地黄酮已经表明可以增加食欲、体重和刺激慢性虚弱条件下的通气量。但还需要更多的研究去发展对慢性肺疾病肌肉消耗时药物介入的最佳策略。

(4)对肥胖患者的特殊考虑: 特殊的治疗包括营养指导,限制热量的饮食计划,鼓励减肥和身体支持。虽然没有确定关于肺功能康复后获得大量体重减少的目标,但是肥胖患者的全面康复可减轻体重,提高功能状态和生活质量。

5. 实训操作 在老师将以上操作流程示教结束后,学生两人一组,一人做治疗师和(或)医生,一人做病人,模仿老师操作。老师进行纠错与再示范,直至学生操作正确。

【注意事项】

1. COPD的康复治疗必须结合临床治疗,临床病情变化时需及时调整康复锻炼方案。

2. 康复治疗必须与良好的生活习惯相结合,例如定时起床、睡眠、饮食等。

3. 患者要坚持必要的活动,包括家务劳动等。

4. 康复治疗前应进行详尽的心肺功能评定。

5. 严格掌握运动疗法的适应证与禁忌证,活动必须循序渐进,训练时与训练后均不应该出现明显的气短、气促或剧烈的咳嗽。

6. 为使康复治疗长期坚持并有效，必须得到患者家属的理解、支持，消除患者的思想顾虑。

【实训病案】

患者，男性，60岁，工人。反复咳嗽、咳痰15年，下肢浮肿1年，再发加剧3天。患者诉15年前出现咳嗽、咳痰、气促，痰较黏稠、色黄白相间、量多、易咳出，常于秋冬季节“感冒”后发作，给予“青霉素、头孢菌素、卡那霉素”等药，症状可缓解。1年前出现双下肢浮肿，气促明显加剧。3天前因“感冒”后上述症状再发伴发热，体温在38.5℃左右，自服“头孢拉定、VC银翘片”等药，症状无缓解。病后大小便正常，睡眠一般。既往有大量吸烟史。家族史无特殊。体检：神志清楚，对答切题，口唇轻度发绀，呼吸稍急促，颈软，双侧颈静脉充盈，双肺叩诊过清音，双肺呼吸音减弱，有散在干啰音，双下肺闻及细湿啰音，心率90次/分，律齐，无杂音，$P_2>A_2$，腹平软。双下肢凹陷性水肿。

问题一：应该询问该患者哪些病史

1. 有无药物及其他过敏史
2. 有无类似发作史
3. 有无支气管哮喘家族史
4. 有无心脏疾病病史
5. 饮食、睡眠、二便、体重变化情况
6. 询问ADL能力有无受到影响
7. 既往治疗情况如何，如何能使呼吸困难缓解
8. 有无上消化道溃疡病史

参考答案：1 2 3 4 5 6 7

问题二：该患者应该进行哪些专科查体

1. 肺部的视、触、叩、听检查
2. 心脏的视、触、叩、听检查
3. 双下肢感觉功能检查
4. 双下肢反射功能检查
5. 观察胸廓形态是否对称、有无畸形、呼吸运动是否均匀
6. 有无口唇发绀
7. 肝、脾的视、触、叩、听检查

参考答案：1 2 5 6 7

问题三：该患者还应该进行哪些实验室和其他检查

1. 胸部正侧位X线片
2. 血液检查
3. 痰液检查
4. 呼吸功能检查
5. 动脉血气分析
6. 腹部B超检查

参考答案：1 2 3 4 5 6

问题四：该患者的临床诊断应首先考虑为

1. 慢性肺脓肿
2. 支气管扩张并肺部感染
3. 慢性支气管炎并阻塞性肺气肿、肺源性心脏病
4. 支气管哮喘并肺部感染
5. 心源性哮喘

参考答案：3

问题五：对该患者的治疗应选用的药物为

1. 支气管舒张药物
2. 祛痰药
3. 利尿剂
4. 血管扩张剂
5. 抗菌药物
6. 正性肌力药

参考答案：1 2 3 4 5 6

问题六：作为医师你应要求自己或治疗师对该患者进行哪些康复评定

1. 生理功能评定
2. 心理功能评定
3. 日常生活活动能力评定
4. 社会功能评定

参考答案：1 2 3 4

问题七：目前患者的主要生理功能评定有哪些内容

1. 肺活量与用力肺活量
2. 肺功能检查
3. 呼吸困难评定
4. 呼吸功能恶化程度评定
5. 夜间呼吸评定
6. 支气管分泌物清除能力的评定
7. 运动功能评定
8. 心理功能评定

参考答案：1 2 3 4 5 6 7

问题八：如果该患者现在确诊为慢性支气管炎并阻塞性肺气肿、肺源性心脏病，此时最适合的处理是

1. 物理因子治疗
2. 药物治疗
3. 脱离变应原
4. 心理治疗
5. 氧疗
6. 呼吸肌的功能锻炼

7. 作业治疗

参考答案：1　2　4　5　6　7

问题九：目前康复治疗方案是什么

1. 物理因子治疗，包括超短波疗法、短波疗法、分米波疗法、紫外线疗法、直流电离子导入疗法、超声雾化吸入

2. 气道廓清技术

3. 排痰技术

4. 呼吸训练

5. 运动训练

6. 作业治疗

7. 康复工程

8. 心理治疗，主要进行心理疏导和支持治疗

9. 康复护理

参考答案：1　2　3　4　5　6　8　9

问题十：该患者可采取的运动训练种类包括

1. 下肢训练

2. 上肢锻炼

3. 腹肌训练

4. 呼吸抗阻练习

5. 低中强度耐力和力量训练

6. 高强度耐力和力量训练

7. 间断训练

参考答案：1　2　3　4　5　7

（何成奇）

【实训报告】

<table>
<tr><th colspan="4">实训名称</th></tr>
<tr><td>实训时间</td><td></td><td>评分</td><td></td></tr>
<tr><td colspan="4">操作流程要点：

注意事项：

适应证：

禁忌证：

实训感受：

报告人：________
指导教师：________</td></tr>
</table>

第二节 肺源性心脏病

慢性肺源性心脏病(chronic pulmonary heart disease)是因肺组织、肺动脉血管或胸廓的慢性病变而导致肺组织结构和功能异常,产生肺血管阻力增加,肺动脉压力增高,使右心扩张、肥大,伴或不伴右心衰竭的心脏病。我国肺心病的患病率约为0.4%,大于15岁人群中发病率约为0.7%。肺心病的患病率存在地区的差异,东北、西北、华北患病率高于南方地区,农村患病率高于城市,并随年龄增高而增加。吸烟者比不吸烟者患病率明显增多,男女无明显差异。

【实训目的】

1. 掌握肺心病的康复评定、康复治疗方法。

2. 熟悉肺心病的临床表现。

3. 了解肺心病的转归、健康教育的重要性及教育方式。

【实训器材】肺功能测量仪,运动平板。

【实训内容与步骤】

(一)康复评定

康复评定主要包括生理功能评定、心理功能评定、日常生活活动能力评定及社会功能评定。

1. 生理功能评定　包括肺功能评定、呼吸功能障碍程度评定、运动功能评定。

(1)肺功能的评定:肺功能的评定包括通气功能和换气功能的评定。

肺通气功能测定:包括静态肺容量测定、动态肺容量测定。教师操作并示范肺功能仪的使用。

(2)呼吸功能障碍程度评定:主观呼吸功能障碍程度评定根据气促程度进行分级。

1)自觉气短、气急分级

Ⅰ级:无气短、气急;

Ⅱ级:稍感气短、气急;

Ⅲ级:轻度气短、气急;

Ⅳ级:明显气短、气急;

Ⅴ级:气短、气急严重,不能耐受。

2)呼吸功能改善或恶化时以下列标准评分

-4:非常明显改善;

-3:明显改善;

-2:中等改善;

-1:轻度改善;

0:不变;

+1:轻度加重;

+2:中等加重;

+3:明显加重;

+4:非常明显加重。

（3）运动功能评定：通过运动试验，可评估心肺功能和运动能力。

1）活动平板或功率自行车运动试验：通过活动平板或功率自行车运动试验，进行运动试验获得最大吸氧量、最大心率、最大METs值及运动时间等相关量化指标评定患者运动能力（详见《内外科疾病康复学》）。也通过活动平板或功率自行车运动试验中患者主观劳累程度分级（Borg计分）等半定量指标来评定患者运动能力。

2）6分钟或12分钟行走距离测定：测定患者在规定时间内在平地行走的距离（详见《内外科疾病康复学》）。规定时间内行走距离越短，心肺功能越差。

2. 心理功能评定　参见《康复功能评定学》。

3. 日常生活活动能力评定　呼吸功能障碍患者日常生活活动能力的评定常采用六级分法。

0级：虽存在不同程度的肺气肿，但是活动如常人，对日常生活无影响、无气短；

1级：一般劳动时出现气短；

2级：平地步行无气短，速度较快或上楼、上坡时，同行的同龄健康人不觉气短而自己感觉气短；

3级：慢走不到百步即有气短；

4级：讲话或穿衣等轻微活动时亦有气短；

5级：安静时出现气短，无法平卧。

4. 参与能力评定　主要进行生活质量评定和职业评定。方法参见《康复功能评定学》。

（二）康复治疗

肺心病的康复治疗主要在缓解期。康复原则是以综合治疗为主，最大限度改善患者的功能。康复目标是尽可能恢复有效的腹式呼吸，并改善呼吸功能；清除支气管腔内分泌物，减少引起支气管炎症或刺激的因素，保持呼吸道卫生；采取多种措施，减少和治疗并发症；提高心功能和全身体力，尽可能地恢复活动能力。

适应证：所有病情稳定的肺心病患者。

禁忌证：呼吸衰竭、心衰、不稳定型心绞痛、明显肝功能异常、脊柱及胸背部创伤等。

1. 物理治疗　主要包括物理因子治疗、气道廓清技术（有效的咳嗽训练与体位引流）、呼吸训练及运动训练。详细操作请参见《内外科疾病康复学》。

2. 作业治疗　作业治疗以减轻患者临床症状、改善机体运动能力、减轻心肺负担、提高呼吸功能、减轻精神压力、改善日常生活自理能力及恢复工作能力为目标。通过日常活动能力训练、适合患者能力的职业训练、有效的能量保护技术及适当环境改建等，使患者减少住院天数，最终摆脱病痛的折磨，提高生活质量，早日重返家庭和社会，并延长患者寿命，降低死亡率。肺心病患者的作业治疗包括提高运动能力的作业治疗、提高日常生活活动能力的作业治疗、环境改造、职业前作业治疗，请参见《内外科疾病康复学》。

3. 实训操作　在老师将以上操作流程示教结束后，学生两人一组，一人做治疗师和（或）医生，一人做病人，模仿老师操作。老师进行纠错与再示范，直至学生操作正确。

【注意事项】

1. 训练要持之以恒，如果停止训练，训练效果可以在4周内消失。

2. 治疗过程中严密监测患者的情况，治疗方案应个体化。

（谢　薇）

【实训报告】

<table>
<tr><td colspan="4">实训名称</td></tr>
<tr><td>实训时间</td><td></td><td>评分</td><td></td></tr>
<tr><td colspan="4">操作流程要点:

注意事项:

适应证:

禁忌证:

实训感受:

报告人:______
指导教师:______</td></tr>
</table>

第三节 支气管哮喘

支气管哮喘(bronchial sthma,简称哮喘)是由多种细胞,包括气道的炎症细胞、结构细胞(如嗜酸粒细胞、肥大细胞、T淋巴细胞、中性粒细胞、平滑肌细胞、气道上皮细胞等)和细胞组分参与的气道慢性炎症性疾病。这种慢性炎症导致气道高反应性,通常出现广泛多变的可逆性气流受限,并引起反复发作性的喘息、气急、胸闷或咳嗽等症状,常在夜间和(或)清晨发作、加剧,多数患者可自行缓解或经治疗缓解。

【实训目的】

1. 掌握支气管哮喘的临床表现、康复评定、康复治疗方法。
2. 熟悉支气管哮喘患者运动处方的制订。
3. 了解支气管哮喘健康教育的重要性及教育方式。

【实训器材】感应电疗仪、直流电疗仪、超短波或短波治疗仪、He-Ne或半导体激光治疗仪、超声物化吸入治疗仪、超声波治疗仪、紫外线。

【实训内容与步骤】

(一)康复评定

康复评定主要包括生理功能评定、心理功能评定、日常生活活动能力评定及社会功能评定。

1. 生理功能评定　包括肺功能评定、运动功能评定与呼吸肌力测定三部分。

(1)肺功能评定:肺功能评定包括呼吸困难分级、肺容积与肺通气功能测定与运动气体代谢测定三部分。具体评定方法参照本套教材《康复功能评定学》。

(2)运动功能评定:包括恒定运动负荷法、运动负荷递增法与耐力运动试验三部分。具体评定方法参照本套教材《内外科疾病康复学》。

（3）呼吸肌力测定：具体评定方法参照本套教材《内外科疾病康复学》。

2. 心理功能评定　哮喘可影响儿童的心理发育，包括自尊心；也可影响成人的工作、生活、学习，产生心理问题。具体评定方法参见《康复功能评定学》。

3. 日常生活活动能力评定　支气管哮喘患者日常生活活动能力评定可采用改良巴氏指数评定表。具体评定参照本套教材《康复功能评定学》。

4. 生活质量评定　主要进行生活质量评定、劳动力评定和职业评定。方法参见本套教材《康复功能评定学》。

（二）康复治疗

支气管哮喘康复治疗的原则：综合治疗为基础，药物治疗为主，积极实施康复治疗。康复治疗目标：以改善心肺功能，提高其对运动和活动的耐力，增加ADL能力，提高劳动力，提高生活质量为目标。

1. 急性发作期的物理治疗

（1）电疗法

1）穴位感应电疗法：患者取舒适体位，使用感应电疗仪，手柄电极，取穴大椎、肺俞、膈俞，配穴天突、太渊、丰隆或足三里，中等强度刺激，以引起向下传导为宜，治疗时间2~10分/穴，但一次总治疗时间不宜超过15~20分钟。

2）直流电离子导入疗法

①穴位离子导入：用直流感应电疗仪，将直径2~3cm的圆形电极置于太渊、曲池穴导入1‰的肾上腺素（对于高血压病人，宜改用2%氨茶碱），另一150cm^{2}电极置于肩胛间，电量2~6mA，时间15~20分钟，15~20次为一疗程。

②气管部位离子导入：用直流感应电疗仪，患者取卧位，两个300cm^{2}的电极。一极置于颈部导入10%氯化钙；另极置于胸前部，电量15~20mA，时间10~20分钟，15~20次为一疗程。

③节段反射治疗：用直流感应电疗仪，取两个150cm^{2}的电极，置于双上臂外侧，导入Br^-，连接阴极；另极300cm^{2}置于肩胛间，导入10%Novocaine，接阳极，电量15~20mA，时间10~20分钟，15~20次为一疗程。

3）超短波、短波疗法：超短波或短波的板状电极，对置于胸背部，微热量，15~20分/次，1次/日，15~20次为一疗程。

（2）光疗法：主要采用激光疗法，He-Ne或半导体激光穴位照射。取穴：大椎、天突、尺泽、丰隆等，每穴2~3分钟，1次/日，12~15次为一疗程。

2. 缓解期的物理治疗

（1）超声波疗法

1）超声雾化吸入疗法：用超声物化吸入治疗仪，吸入支气管扩张剂药液，每次吸入15~30分钟，每日1~2次。痰液黏稠，不易咳出者，可加用糜蛋白酶。

2）颈动脉窦疗法：用超声波治疗仪，频率800~1000kHz，声头面积约10cm^2，作用于颈动脉窦表面投影区，采用羊毛脂为基质的Novocaine药膏做接触剂，连续输出，声强0.2~0.5W/cm^2，每侧3分钟，每日治疗一次，10~12次为一疗程。

3）穴位治疗：采用适于穴位治疗的超声波治疗仪，声头面积约5cm^2，涂抹石蜡油接触剂，取穴大椎、肺俞、中府、天突、膻中、合谷，分两组交替治疗，固定法，声强0.5~0.75W/cm^2，治疗时间5分钟/穴，每日1次，10~15次为一疗程。

（2）超短波疗法

1）肾上腺部位治疗：双肾区并置，无热量，15~20分钟，每天一次，10~15次为一疗程。

2）气管部位治疗：前后对置，无热量或微热量，15~20 分钟，每天一次，10~15次为一疗程。

（3）紫外线疗法

1）全身紫外线照射：先测量生物剂量，患者取卧位，裸露全身后，分2野或4野，按缓慢或基本图表进行照射，隔日一次，每年进行2个疗程。

2）胸廓紫外线照射：将胸廓部分为前胸、后背、左右侧区，每次照射1区，从2~3MED开始，每次递增1/2MED，各区轮流照射，每区照射5~6次。

3）穴位紫外线照射：用白布制的洞巾，或将白纸剪成Φ1.5~2cm小孔，按中医辨证论治理论取穴，如：大椎、肺俞、膈俞、膻中、膏肓、天突、定喘等。剂量从1.5~2MED开始，照射1次，每次增加1MED，以引起穴区适度红斑反应为宜。

4）足底部紫外线照射：患者取俯卧位，裸露足底，用紫外线治疗灯直接照射，剂量从20~50MED，每日照射1次，1~3次即效。

3. 运动疗法

（1）呼吸练习：腹式呼吸训练与缩唇呼气训练相结合以控制呼吸频率，增加潮气量，减少功能残气量，提高肺泡通气，降低呼吸功耗，协调呼吸，缓解呼气性呼吸困难。呼吸电刺激训练的使用可以取得更好的呼吸训练效果。体位引流、翻身拍背、排痰、气道廓清技术等，均有助于患者呼吸功能的改善。

（2）全身性锻炼：运动方法包括户外步行、慢跑、游泳、踏车、爬山、上下楼梯、做呼吸操、太极拳、气功等。

运动强度：一般采用中等强度即50%~80%最大运动能力（最大摄氧量）或60%~90%最大心率，每次运动持续15~60分钟，每周训练3次以上。

运动方式：四肢肌群（上、下肢大肌群）、周期性（即肢体往返式运动，如走、跑等）的动力性运动。

4. 控制体重　可以采用有氧训练、饮食控制等方法。

5. 控制环境诱发因素。

6. 作业治疗　根据病情主要选择ADL作业（如家务劳动训练）、职业技能训练等。每日1次，每次每设计项目20~40 分钟，每周5次，连续4周。

7. 心理治疗　通常可采用支持性心理治疗及认知疗法，通过对患者的鼓励、安慰与疏导，使患者正视其所患的疾病，渡过心理危机。

8. 脱离变应原　部分患者能找到引起哮喘发作的变应原或其他非特异刺激因素，应立即使患者脱离变应原的接触。这是治疗哮喘最有效的方法。

9. 内科药物治疗　包括支气管舒张药，如β_2肾上腺素受体激动药、茶碱类、抗胆碱药；抗炎药如糖皮质激素、色苷酸钠；白三烯调节剂及酮替酚等。

10. 实训操作　在老师将以上操作流程示教结束后，学生两人一组，一人做治疗师和（或）医生，一人做病人，模仿老师操作。老师进行纠错与再示范，直至学生操作正确。

【注意事项】

1. 加强哮喘的健康教育，使患者了解哮喘的诱因，尽量减少与过敏原的接触。

2. 哮喘的有氧运动训练主要在缓解期，必要时与药物治疗同时使用。

3. 运动可诱发哮喘，尤其是高强度运动，但有氧运动是哮喘患者生活中的一个组成部分，关键在于运动方法的选择和运动过程的控制。以运动时不出现明显的气喘，运动后没有显著的疲劳感，运动后第二天早晨患者感觉舒适为宜。

【实训病案】

患者，女性，20岁，公司职员。反复发作呼吸困难、胸闷、咳嗽3年，每年秋季发作，可自行缓解，此次已发作半天，症状仍继续加重而来就诊。病后大小便正常，睡眠一般。既往体健，青霉素过敏史。个人史及家族史无特殊。体检：神志清楚，对答切题，呼吸稍急促，颈软，双侧颈静脉无充盈怒张，双肺满布哮鸣音，未闻及湿啰音，心率90次/分，律齐，无杂音，腹平软，肝脾未触及。双下肢无水肿。

问题一：应该询问该患者哪些病史

1. 有无药物及其他过敏史
2. 有无类似发作史
3. 有无支气管哮喘家族史
4. 有无心脏疾病病史
5. 饮食、睡眠、二便、体重变化情况
6. 询问ADL能力有无受到影响
7. 既往治疗情况如何，如何能使呼吸困难缓解
8. 有无上消化道溃疡病史
9. 接触变应原及冷空气、物理刺激、化学性刺激，病毒性上呼吸道感染、运动可否诱发

参考答案：1　2　3　4　5　7　9

问题二：该患者应该进行哪些专科查体

1. 肺部的视、触、叩、听检查
2. 心脏的视、触、叩、听检查
3. 双下肢感觉功能检查
4. 双下肢反射功能检查
5. 观察胸廓形态是否对称、有无畸形、呼吸运动是否均匀
6. 有无口唇发绀

参考答案：1　2　5　6

问题三：该患者还应该进行哪些实验室和其他检查

1. 胸部正侧位X线片
2. 血液检查
3. 痰液检查
4. 呼吸功能检查
5. 动脉血气分析
6. 特异性变应原检查
7. 腹部B超检查

参考答案：1　2　3　4　5　6

问题四：该患者的临床诊断应首先考虑为

1. 慢性支气管炎

2. 阻塞性肺气肿

3. 慢性支气管炎并肺气肿

4. 支气管哮喘

5. 心源性哮喘

参考答案: 4

问题五: 对该患者的治疗应选用的药物为

1. β_2受体激动药

2. β_2受体阻断药

3. α受体激动药

4. α受体阻断药

5. 抗菌药物

参考答案: 1

问题六: 作为医师你应要求你自己或治疗师对该患者进行哪些康复评定

1. 生理功能评定,包括肺活量与用力肺活量检查、肺功能检查、运动功能评定、呼吸肌力测定

2. 心理功能评定

3. 日常生活活动能力评定,主要评定ADL能力

4. 社会功能评定

参考答案: 1 2 3 4

问题七: 目前患者的主要生理功能和心理功能受限有哪些

1. 肺活量与用力肺活量,主要包括用力肺活量减少、残气量增加、功能残气量和肺总量增加、残气占肺总量百分比增高

2. 肺功能检查,主要包括第一秒用力呼气容量($FEV_{1.0}$)、$FEV_{1.0}$/用力肺活量(FVC)%、最大呼气中期流速(MMER)、25%与50%肺活量时的最大呼气流量($MEF_{25\%}$与$MEF_{50\%}$)以及呼气流量峰值(PEF)减少

3. 心功能受损

4. 心理功能障碍,主要表现为焦虑、担心不能根治; 哮喘还可影响儿童的心理发育,包括自尊心

参考答案: 1 2 4

问题八: 如果该患者现在确诊为支气管哮喘发作期,此时最适合的处理是

1. 物理治疗

2. 药物治疗

3. 脱离变应原

4. 心理治疗

5. 包括上述所有疗法在内的综合康复治疗

参考答案: 5

问题九: 目前康复治疗方案是什么

1. 物理治疗

(1)电疗法

1)穴位感应电疗法: 感应电疗仪,取穴大椎、肺俞、膈俞,配穴天突、太渊、丰隆或足三

里，中等强度刺激，治疗时间每穴2~10分钟。

2）直流电离子导入疗法

①穴位离子导入：直流电疗仪，于太渊、曲池穴导入1‰的肾上腺素，另极150cm^{2}置于肩胛间，电量2~6mA，时间15~20分钟，15~20次为一疗程。

②气管部位离子导入：直流电疗仪，两个300cm^{2}的电极。一极置于颈部导入10%氯化钙；另极置于胸前部，电量15~20mA，时间10~20分钟，15~20次为一疗程。

③节段反射治疗：直流电疗仪，两个150cm^{2}电极。一级置于双上臂外侧，导入Br^-，连接阴极；另极300cm^{2}置于肩胛间，导入10%Novocaine，接阳极，电量15~20mA，时间10~20分钟，15~20次为一疗程。

3）超短波、短波疗法：超短波或短波的板状电极，对置于胸背部，微热量，15~20分/次，1次/日，15~20次为一疗程。

（2）光疗法：主要采用激光疗法，He-Ne或半导体激光穴位照射。取穴：大椎、天突、尺泽、丰隆等，每穴2~3分钟，1次/日，12~15次为一疗程。

2. 作业治疗，包括穿衣、行走、如厕及上下楼训练。

3. 康复工程。

4. 心理治疗，主要进行心理疏导和支持治疗。

5. 药物治疗，可给予糖皮质激素、支气管舒展药及茶碱类等。

6. 康复护理。

参考答案：1　3　4　5　6

（陈　健）

【实训报告】

实训名称			
实训时间		评分	
操作流程要点： 注意事项： 适应证： 禁忌证： 实训感受： 报告人:________ 指导教师:________			

第四节　呼吸衰竭

呼吸衰竭（以下简称呼衰）是各种原因引起的肺通气和（或）换气功能严重障碍，以致在静息状态下亦不能维持足够的气体交换，导致低氧血症伴（或不伴）高碳酸血症，进而引起一系列病理生理改变和相应临床表现综合征。呼衰的临床表现为呼吸困难、发绀以及由于缺氧出现的一系列精神神经症状等。按病程可分为急性呼吸衰竭（acute respiratory failure，ARF）和慢性呼吸衰竭（chronic respiratory failure，CRF）。ARF的治疗多在医院的重症监护病房内进行，CRF多由慢性支气管-肺疾病引起，病程发展相对缓慢、机体内环境有足够的时间进行代偿，多不需要急救治疗，其治疗重点是对患者进行康复期训练和指导。由于引起CRF最常见的疾病是慢性阻塞性肺疾病（COPD）、重症肺结核、间质性肺病等，其中又以COPD最多见，这里重点讨论由COPD引起的CRF的康复治疗。

【实训目的】

1. 掌握CRF临床表现及常见并发症、康复评定、康复治疗方法。

2. 掌握CRF的物理因子及运动疗法处方的制订。

3. 熟悉呼吸衰竭患者常用的氧疗方法及氧疗处方指征。

4. 了解无创正压机械通气（non-invasive positive pressure ventilation，NIPPV）的适应证及禁忌证。了解呼吸衰竭健康教育的重要性和方式。

【实训器材】血气分析仪、听诊器、全自动或半自动电子血压计、超短波治疗仪、超声雾化治疗仪、中频脉冲治疗仪、生物反馈治疗仪、无创正压呼吸机（NIPPV）、供氧装置。

【实训内容与步骤】

（一）康复评定

康复评定主要包括生理功能评定、心理功能评定、日常生活活动能力评定及社会功能评定。

1. 呼吸衰竭生理功能评定　包括呼吸困难评分、运动功能评定及呼吸肌功能评定三部分。

（1）呼吸困难评分：现常用南京医科大学根据Borg's量表计分法改进的呼吸困难评分。具体分级方法见《内外科疾病康复学》。

（2）运动功能评定

①运动试验：临床常用的方法有活动平板和自行车功率计。具体方法可参照《内外科疾病康复学》。②定量行走评定：常用的为6分钟或12分钟步行距离测定法。具体分级方法见《内外科疾病康复学》。注意：CRF患者运动功能的评定方法及方案的选择应根据患者的病情及肺功能情况，现场应具备抢救设施，并且必须在医护人员的监护下进行。

（3）呼吸肌功能评定：呼吸肌功能测定在呼衰诊断及治疗中有重要的作用，常作为评价康复治疗对呼吸功能影响的客观指标。

①呼吸肌力量：测定的指标为最大吸气压及最大呼气压。测定方法是指让受试者在残气位和肺总量位时，通过口器与其相连管道作最大用力吸气和呼气时所测得的最大并维持至少1秒的口腔压，它是对全部吸气肌和呼气肌的强度测定。

②呼吸肌耐力：测定的指标为最大自主通气和最大维持通气量。前者的测定方法是让受试者作最大最深呼吸12秒或15秒所计算出的每分最大通气量。正常人最大自主通气动作可以维持15~30秒。最大维持通气量是达到60%最大通气量时维持15分钟的通气量。

③呼吸肌疲劳：临床常用膈神经电刺激法或膈肌肌电图来评估患者的膈肌疲劳状况。

2. 心理功能评定　CRF患者大多伴有烦躁、恐惧、焦虑、紧张等心理问题，一般可选用相应的量表进行测试评定，如Hamilton焦虑量表（HAMA）、Hamilton抑郁量表（HAMD）、简明精神病评定量表（BPRS）、症状自评量表（SCL-9）等，具体方法参见本套教材《康复功能评定学》。

3. 日常生活活动能力评定　CRF患者日常活动能力评定可参照美国胸科协会呼吸困难评分法，根据各种日常生活活动时的气短情况，将日常生活活动能力分为6级。具体评定参照本套教材《康复功能评定学》。

4. 社会功能评定　社会功能评定以社会功能缺陷量表（SDSS）来评定，它包括职业劳动能力和社交能力、家庭生活职能能力、个人生活自理能力等，具体方法参见本套教材《康复功能评定学》。

（二）康复治疗

1. CRF康复治疗的原则　①避免吸烟以及可能加重本病的诱因，控制各种并发症；②积极预防和治疗呼吸道感染，及时有效地排痰，建立通畅气道；③通过吸氧、运动训练等改善缺氧及肺换气功能，提高患者的日常生活活动能力；④锻炼呼吸肌力量，增强肺通气功能，必要时借助无创通气技术以改善通气；⑤帮助患者解除抑郁、焦虑、恐惧等心理问题，增强战胜疾病的信心。康复治疗的适应证为病情稳定的CRF患者，但需根据患者肺功能的情况来制订，主要方法包括物理治疗、作业治疗、心理治疗等。

2. 物理治疗　包括物理因子、运动训练、排痰训练及机械通气治疗。

（1）物理因子治疗

1）超短波治疗：采用大功率超短波治疗仪，电极胸背部对置，无热~微热量，每次10分钟，1~2次/日，12~15次一疗程。

2）超声雾化治疗：常用4%碳酸氢钠20ml，盐酸氨溴索30mg，糜蛋白酶5mg，加生理盐水20ml，每次20~30分钟，每日1~2次，12~15天一疗程。雾化吸入时，可配合作膈肌深呼吸，可使药物更好地吸收。吸入数分钟后鼓励患者咳嗽，帮助于排痰。配合体位引流，效果更好。

3）膈肌电刺激：使用通电装置，非刺激电极放在胸壁，刺激电极放在胸锁乳突肌外侧锁骨上2~3cm处（膈神经部位），先用短时间低强度刺激，当找到可产生强力吸气的位置后，即可用脉冲波进行刺激治疗。此法适用于呼吸训练后膈肌运动仍不满意的患者。开始时每日6~15次，逐渐增加到每日100次左右。

（2）运动训练：CRF的运动训练包括呼吸训练、呼吸肌训练、有氧训练、力量训练等，具体方法可参见本章第一节慢性阻塞性肺疾病康复。CRF患者的有氧运动处方应采取个体化原则，注意循序渐进，持之以恒，主要进行大肌肉群的运动耐力训练，最好也包括上肢肌肉的运动训练，运动强度多取60%~80%最大运动负荷。对力量训练应采取低阻抗多重复的原则。运动前确保呼吸道通畅，运动时注意监护，必要时可吸氧，注意运动时的反应，密切监测心率、血压、心电图及自我感觉等，发现不良情况及时采取措施，并随时修改运动方案，调整运动量。

（3）排痰训练：其主要技术包括有效咳嗽训练、体位引流、手法排痰等，具体方法可参照本章第一节慢性阻塞性肺疾病康复。

（4）无创正压机械通气（NIPPV）：近年来，无创正压通气技术治疗CRF已成为呼吸衰竭治疗的主要方法之一。NIPPV适应证：①中重度呼吸困难伴有辅助呼吸肌运动和反常腹部呼吸运动；②中重度酸中毒（pH：7.30~7.35）以及高碳酸血症（$PaCO_2$：6.0~8.0kPa）；③呼吸频率>25次/分。禁忌证:①呼吸抑制或停止。②心血管系统功能不稳定(低血压、心律失常、心肌梗死)。③嗜睡、神志不清及不合作者。④易误吸者(吞咽反射异常、严重上消化道出血)。⑤痰液黏稠或有大量气道分泌物者。⑥近期曾行面部或胃食管手术者。⑦头面部外伤、固有的鼻咽部异常。⑧极度肥胖。⑨严重的胃肠胀气。

3. 作业治疗　CRF的作业治疗内容包括常规的日常生活活动能力训练,织毛衣、计算机操作、园艺等功能性训练,以及琴、棋、书、画等娱乐消遣性训练。训练时注意运用能量节省技术,如安排活动恰当、物品摆放有序、操作动作简化、利用工具省力及呼吸和动作协调。

4. 氧疗　CRF患者临床常用氧疗方法主要有长期氧疗(LTOT)和夜间氧疗,LTOT的主要目标是解决低氧血症(特别是夜间睡眠时的低氧血症),使患者的SaO_2维持在90%,$PaC0_2$上升不超过10mmHg(1mmHg = 0.133kPa)。目前推荐的对CRF患者开具LTOT处方的指征是:经积极药物(抗菌药物、气管扩张剂、利尿剂等)治疗,患者病情稳定至少一个月后,静息吸入空气时$Pa0_2$≤55mmHg(7.3kPa)或SaO_2≤88%,或$Pa0_2$在55~60mmHg(7.3~8kPa)之间,但伴有肺心病、肺动脉高压、明显的认知功能障碍、继发高血红蛋白血症、睡眠或运动时长时间低氧血症(PaO_2<7.3kPa)者。

CRF患者稳定期后,LTOT可在家庭内进行,为家庭氧疗(HOT)。可采用氧压缩容器(氧气瓶)、液态氧和家庭用小型制氧机。常用的给氧方法有双腔鼻管、鼻导管、鼻塞或面罩吸氧。原则上应低流量持续给氧。一般1~3L/min,以免加深二氧化碳潴留导致呼吸抑制。同时还要根据病情变化,每3个月或定期随诊或家访1次,观察症状、体征,化验血红蛋白、红细胞计数、血细胞比容,测肺功能、血气,观察病情改善情况。

5. 健康教育

(1)了解CRF的病因、急性发作的危险因素,药物的作用、副作用、剂量及正确使用。

(2)避免吸烟和其他可能加重疾病的诱因,各种年龄及各期的CRF患者,都应该戒烟。并保持住所空气流通,避免有害烟雾刺激。另外,还应避免使用麻醉和镇静剂,以免抑制呼吸。

(3)积极防治呼吸道感染,增强抵抗力,预防感冒。为预防呼吸道感染,应鼓励患者进行各种运动训练,可采用防感冒按摩、冷水洗脸。一旦发生呼吸道感染,应立即运用抗菌药物,及早控制。

(4)详细介绍各种常用药物的使用方法、供氧装置的选择及氧气的安全使用原则、无创正压呼吸机的运用指导、小型家庭理疗器械的使用及保养知识。

(5)应注意对CRF患者及其家庭成员进行心理疏导,帮助他们正确面对疾病,树立战胜疾病的信心,积极配合治疗。

【实训病案】

患者,男,78岁,因反复咳嗽、咳痰、气喘30年,加重半月入院。患者缘于30年前受凉后出现咳嗽、咳痰、活动后气喘,咳痰为少量白色稀薄痰,无发热、寒战,无盗汗、消瘦、胸痛,气喘以活动后加重,休息后可缓解。之后,患者病情反复发作,多在秋冬季节发病,每次发病持续约一两个月,均经抗感染、化痰、止咳等治疗症状可缓解。半月前因气候转冷,上诉症状再次发作,且症状较前明显加重。咳嗽呈阵发性,痰量加多,为白色黏痰,易咳出。气喘显著,即使安静也感明显呼吸困难,并伴有口唇发绀。无意识障碍及双下肢浮肿。在当地医院给予抗感染、平喘治疗,未见明显好转,为进一步诊断治疗来我院就诊。自发病来,食欲差,精神状态差,大小便正常,睡眠一般。既往患慢性阻塞性肺气肿30年,无药物过敏史。吸烟50年,平均15支/日,已戒烟1年。家族史无特殊。查体: T 36.5℃, P 72次/分, R 22次/分, BP 120/80mmHg。皮肤无黄染,淋巴结无肿大,瞳孔正大等圆。桶状胸,双侧呼吸动度对称一致,语颤对称一致,双肺叩诊呈过清音,双肺呼吸音低,双下肺可闻及少量湿啰音,未闻及胸膜摩擦音。辅助检查: 血气分析: PH 7.370, PO_2 63.2mmHg, PCO_2 53.5mmHg, HCO_3^- 27.5mmol/L, SO_2 91.4%。胸部正位片: 肺容积扩大,肺间隙增宽,肺透亮度增加,横膈下移。胸部CT: 慢支、肺气肿,双肺间质增生感染。

问题一: 应该询问该患者哪些病史

1. 有无慢性阻塞性肺气肿病史
2. 有无吸烟史,吸烟史多少年,有无戒烟
3. 有无憋喘、呼吸困难
4. 有无口唇、口腔黏膜、甲床发绀
5. 有无头痛、烦躁、意识障碍
6. 有无腹痛、腹胀、腹泻及消化道出血

参考答案: 1　2　3　4　5　6

问题二: 该患者最有可能诊断为下列哪种疾病

1. 慢性阻塞性肺气肿
2. 肺栓塞
3. 慢性呼吸衰竭
4. 肺结核
5. 肺间质纤维化
6. 慢性肺源性心脏病

参考答案: 1　2

问题三: 此时该患者最适于做下列哪组检查

1. 肾功能检查,肾动脉造影
2. X线检查、呼吸功能检查、动脉血气分析、血常规、痰培养
3. 心电图,肾功能、电解质,头颅CT或MRI
4. 尿糖、血糖、糖化血红蛋白、糖耐量试验
5. 心电图,尿常规,胸片,头颅CT或MRI

参考答案: 2

问题四: 对慢性呼吸衰竭(CRF)患者进行生理功能评定时,应包括下列哪些内容

1. 呼吸困难评分
2. 运动功能评定
3. 日常生活活动能力评定
4. 呼吸肌功能评定
5. 心理状况评定

参考答案: 1　2　4

问题五: 如果该患者现在确诊为CRF,此时最适合的处理是

1. 病因治疗

2. 机械通气
3. 排痰训练
4. 运动疗法
5. 物理治疗
6. 作业治疗
7. 心理治疗
8. 氧疗

参考答案: 1 2 3 4 5 6 7 8

问题六: 慢性呼吸衰竭(CRF)的物理治疗主要有哪些

1. 运动训练
2. 心理治疗
3. 机械通气
4. 物理因子治疗
5. 排痰训练

参考答案: 1 3 4 5

问题七: CRF患者运动训练内容有哪些

1. 呼吸训练
2. 心理治疗
3. 呼吸肌训练
4. 氧疗
5. 力量训练
6. 有氧训练

参考答案: 1 3 5 6

问题八: CRF患者NIPPV适应证有哪些

1. 中重度呼吸困难伴有辅助呼吸肌运动和反常腹部呼吸运动
2. 心血管系统功能不稳定(低血压、心律失常、心肌梗死)
3. 呼吸频率>25次/分
4. 中重度酸中毒(pH 7.30~7.35)
5. 高碳酸血症($PaCO_2$ 6.0~8.0kPa)
6. 嗜睡、神志不清及不合作者

参考答案: 1 3 4 5

问题九: CRF患者功能障碍有哪些

1. 生理功能障碍
2. 心理功能障碍
3. 日常生活活动受限
4. 参与能力受限

参考答案: 1 2 3 4

问题十: CRF患者健康教育内容有哪些

1. 了解CRF的病因、急性发作的危险因素

2. 避免吸烟和其他可能加重疾病的因素
3. 积极防治呼吸道感染,预防感冒
4. 了解常用药物的作用、副作用、剂量及正确使用方法
5. 掌握氧气的安全使用原则,供氧装置的选择
6. 心理治疗

参考答案:1 2 3 4 5 6

（牟 翔）

【实训报告】

<table>
<tr><td colspan="4">实训名称</td></tr>
<tr><td>实训时间</td><td></td><td>评分</td><td></td></tr>
<tr><td colspan="4">操作流程要点:

注意事项:

适应证:

禁忌证:

实训感受:

报告人:______
指导教师:______</td></tr>
</table>

第五节 肺 移 植

肺移植(lung transplantation)是指把患有严重肺疾病患者的肺切除一侧或双侧,移植上因其他原因死亡者的健康肺,是现在治疗终末期病变(指双侧肺都有严重的、目前内外科方法均无法治愈的病变)最后唯一有效的方法。国外1983年肺移植成功后至今已做了约一万例,每年约进行1500例。20年来,肺移植已在实验成功的基础上发展成为治疗终末期肺病可选择的唯一方法。由于肺移植患者术后功能的改善、生活质量的提高,每年需要等待肺移植的患者不断增长。

【实训目的】

1. 掌握肺移植术前原发病终末期的临床表现。
2. 掌握肺移植术后常见并发症的临床表现、康复评定、康复治疗方法。
3. 熟悉肺移植常见适应证。
4. 了解肺移植的发展史、肺移植团队的组成及我国肺移植的术后存活率。
5. 了解肺移植健康教育的重要性及教育方式。

【实训器材】水银柱式血压计、听诊器、秒表、脉氧仪、30m卷尺、Borg量表、量角器、沙袋、

超短波治疗仪、超声雾化治疗仪。

【实训内容与步骤】

(一)康复评定

康复评定主要包括生理功能评定、日常生活活动能力评定及生存质量评定。

1. 肺移植生理功能评定　包括呼吸困难评定、营养状态评定、运动功能评定、心理功能评定及肺功能评定五部分。

(1)呼吸困难评定:具体评定参照本套教材《内外科疾病康复学》。

(2)营养状态评定:一般进行身高、体重、肥胖指数[BMI=体重(kg)/身高(m)^2]的测定。

(3)运动功能评定:肌力及关节活动度采用MMT和ROM方法。运动耐力一般采用简易的6分钟步行距离试验(6MWT)方法,参见本套教材《内外科疾病康复学》。

(4)心理功能评定:参见本套教材《康复功能评定学》。

(5)肺功能评定:由于手术后可以部分改善患者的肺功能,因此,应在手术前、后进行肺功能评定。参见本套教材《内外科疾病康复学》。

2. 日常生活活动能力评定　ADL侧重于自我照顾、日常活动、家庭劳动及购物等。ADL评定采用改良巴氏指数评定表。具体评定参照教材《康复功能评定学》。

3. 生存质量评定　主要进行生活质量评定、就业能力评定。方法参见本套教材《康复功能评定学》。

(二)康复治疗

1. 肺移植康复治疗目标　肺移植病人因长期身患严重疾病,肺功能衰竭,日常生活活动能力及体力均明显下降,并且伴有心理障碍。为了使患者能平稳度过围术期,促进术后恢复,除了积极的内科维持治疗外,手术前后均需要系统的康复治疗。在术前主要是以提高患者心理素质、减少对移植的恐惧,纠正营养不良,进行呼吸功能训练,以提高患者对手术的耐受性及掌握对术后出现一些情况的应对方法为目标。术后以减少并发症的发生、降低并发症的严重程度、延长生存时间、尽可能地重返家庭和社会、最大限度地提高肺移植患者出院后的生活质量为目标。

2. 适应证与禁忌证

(1)适应证:肺移植适用于治疗双侧肺部均有严重病变,内外科都无法处理的终末期患者。单侧肺部病变再严重也不是适应证,因为即使把一侧肺全切除,剩下的另一侧肺功能也足以维持生命,选择肺移植适应证要考虑的具体标准是:

1)病人确已用尽目前各种内外科方法,仍不能治愈或明显缓解症状,从病变严重程度估计,患者存活时间不到2年。

2)确定某种病的严重程度主要根据临床症状、X线胸片所见及血气分析,不过决定移植的最主要条件是肺功能,如肺功能为持久不可恢复的低下。

3)年龄限制:双肺移植不超过55岁,单肺移植不超过65岁,有的为分别不超50及60岁。肺移植是很大的手术,年纪过大无法忍受。

4)无全身呼吸系统以外的严重疾病。

5)肺移植是复杂的手术,手术危险性大,术后问题多,从目前情况看,需长期应用免疫抑制剂,病人及其家属在精神及经济上应能承担,且能配合治疗。

凡是目前各种方法都治疗不好的终末期肺部病变患者,又符合以上几个条件的,都可以考虑行肺移植手术。

(2)禁忌证

1)左心功能不全,射血分数<45%,有冠心病。

2)不可逆的肝肾病变,特别是肾衰竭。

3)乙肝抗原(+),丙肝抗体(+)。

4)HIV(+)。

5)除基底细胞癌、皮肤癌可手术治疗且效果又较好的以外,2年内有恶性病者禁忌。

6)明显的肺外全身性疾病又无法治疗的。

7)活动性肺外感染,又不能治愈的。

8)病人及其家属无法配合治疗的。

目前由于技术的进步,经验的积累,过去认为禁忌证的,有的已成相对禁忌证,需参考其他条件考虑。

3. 胸部物理治疗 手术前后进行胸部物理治疗可以预防肺不张,促进分泌物的排出,改善不规则的呼吸模式,减少呼吸做功。在患者充分理解的基础上,使其容易配合,术前就开始以下内容的训练指导。

(1)呼吸训练:可以增加每分换气量,减少呼吸次数和增加动脉血氧饱和度。主要有膈肌(腹式)-缩唇呼吸和胸式呼吸。具体方法见本套教材《内外科疾病康复学》。

(2)扩胸伸展训练:目的是为了促进分泌物排泄和咳痰。方法:主要有强制呼气借助法、震动法和叩击法。具体方法见本套教材《内外科疾病康复学》。

(3)咳嗽训练:具有扩大胸廓和改善肩关节活动范围的作用。方法:双手交叉放在腹前,边深吸气边将上肢前屈至头上,边深呼气边将两手放下。

(4)呼吸肌训练:大多数研究认为呼吸肌训练可以提高呼吸肌的肌力和耐力,最常用的是在控制好呼吸模式和呼吸次数状态下的腹垫法。方法:在上腹部放上0.5~3kg的沙袋,进行膈肌抗阻训练。

(5)提高运动耐力训练:在日常生活当中进行起居动作训练或步行训练,或进行功率自行车、跑步机等负荷训练。

(6)呼吸机通气下的呼吸训练:在呼吸机通气下,一边观察胸廓的活动和柔软性,一边进行放松训练、胸廓体操、呼吸借助手法以及体位排痰。进一步努力调整和改善呼吸模式,进行脱机。这时进行四肢和躯干的肌力强化训练,当患者可以长时间坐位时应努力早期离床。

(7)体位引流(postural drainage):进行体位引流时患者如果有颅压增高,禁止头低位,如果合并有低血压则禁止头部抬高位。同时要注意误咽、低氧血症、不整脉等合并症。

4. 有氧训练

(1)运动训练方式:根据患者病情术前主要选择下肢运动训练、上肢运动训练、呼吸体操、放松训练和增强腹肌的肌力、耐力训练。术后患者应增加术侧肩关节活动训练。下肢运动训练主要为步行训练和登梯练习。上肢运动训练的方法有三,一是抗重力练习,二是按本体运动促进技术的改良方法练习,三是抗阻练习。呼吸体操以坐位下,上肢及躯干的屈伸活动为主。术后患者术侧肩关节活动训练方法:术后早期宜鼓励患者做术侧肩关节ROM活动,如果活动不够充分则应该进行助力ROM活动。

（2）运动训练强度：由于肺功能差，运动的时间及强度要逐渐增加，对严重缺氧的患者，可指导在持续吸氧的状态进行适当的锻炼。运动时要严密观察病情变化。

（3）运动训练时间：每日1~2次，每次20~30分钟，每周3~5次，连续8~12周。

（4）运动训练适应证：需要注意的是任何活动不应该使疼痛加重。

5. 作业治疗　训练肺移植患者在日常生活活动、工作以及休闲活动中使用缓慢的腹式呼吸和缩唇呼吸技术，简化工作程序及方法，调整活动强度及采用能量节约技术等方法。根据病情，主要选择功能性作业活动、ADL作业、职业治疗及环境改造，每日1次，每次每设计项目20分钟，每周5次，连续4~8周。

6. 超短波疗法　患者取坐位或卧位，用小功率超短波治疗仪，对置于前胸后背部，微热量，每次15分钟，每日1次，15~20次为一疗程。

7. 超声雾化吸入疗法　患者取坐位，应用雾化吸入器，让患者做慢而深的吸气，吸气末停顿片刻，以利药物在呼吸道深部停留，呼气宜用鼻腔，尽量缓慢呼出。每次15~20分钟，每日1~4次，7~10次为一疗程。

8. 药物治疗　肺移植的免疫抑制治疗大体上是用环孢素、硫唑嘌呤和糖皮质激素三联标准方案。预防用药及感染疾病的处理，一般常规用药有头孢噻肟钠、甲硝唑、氟康唑、阿昔洛韦、磺胺甲唑。

9. 实训操作　在老师将以上操作流程示教结束后，学生两人一组，一人做治疗师和（或）医生，一人做病人，模仿老师操作。老师进行纠错与再示范，直至学生操作正确。

【注意事项】

1. 为了使患者能平稳度过围术期，术前系统的康复治疗非常重要，目的是争取患者以最佳的身体状况接受移植手术。

2. 术后只要病人麻醉清醒，就应该康复介入，并且这种康复活动应持续终生。

3. 心理治疗也是肺移植患者不可缺少的治疗。医务人员的面部表情、语音、语调以及亲切温柔的抚摸、坚定的鼓励对于这些患者来说都是至关重要的。

4. 肺移植手术作为一种具有相当风险的尖端外科手术技术，也是医学领域中典型的跨学科研究项目，在我国起步较晚，其康复治疗经验在国际上也很不足，有待进一步完善。

【实训病案】

赵某某，男，51岁，农民。因“胸闷、气短、呼吸困难7年，加重并丧失劳动能力3年”入院。患者于7年前开始出现胸闷、气短症状，活动后加重，当时尚能务农，于当地医院就诊，诊断“双肺肺气肿”，给予口服“抗炎”药物治疗，具体用药不详，症状略有缓解。近3年来上述症状加重，完全丧失劳动能力，又到当地医院就诊，行胸片及CT检查，诊断为“双侧肺气肿，巨大肺大疱”。未予特殊治疗。吸烟30支/天×20年，无饮酒史，口味不重。病后精神状态尚可，体重明显减轻，平时易患感冒，少量白痰，饮食大小便正常，睡眠尚可。查体：神志清晰，体质偏瘦（身高170cm，体重51kg），呈桶状胸，叩诊呈过清音，双肺呼吸音减弱，双肺下部可闻及少许湿性啰音。心界正常，心率70次/分，心律齐，心音遥远，未闻及病理性杂音。肝脾未触及。双下肢无浮肿。辅助检查：胸片：桶状胸，双肺气肿合并肺大疱。胸部CT：肺气肿合并双肺肺大疱，双下肺炎症。肺功能：用力肺活量（FVC）2.83L、MVV 30.61L、第一秒用力呼气容积（FEV_1）0.8L、第一秒用力呼气容积占用力肺活量百分比（FEV_1/FVC）51.9%，肺功能诊断为MVV降低，阻塞性通气障碍，小气道通气障碍。胸片：双肺尖可见无纹理区。双肺中下野纹理粗厚，可见纤维索条影，心影呈主动脉型，双肺肋膈角钝。心电图：窦性心律，异常Q波，顺钟向转位。超声心动图：三尖瓣反流（轻度），肺动脉高压（轻至中度），平均肺动脉压（SPAP）约50mmHg，主动脉瓣硬化。动脉血气分析：pH 7.36、PCO_2 47.7mmHg、PO_2 82.1mmHg、HCO_3^- 26.6mM、BEb 0.5，SaO_2 95.8%。

问题一：应该询问该患者哪些病史

1. 有无吸烟饮酒史
2. 既往有无慢性支气管炎病史
3. 有无恶性肿瘤病史
4. 有无明显的冠心病或左心功能不全病史
5. 有无开胸手术病史
6. 询问有无慢性阻塞性肺疾病家族史
7. 有无职业粉尘接触史

参考答案：1　2　3　4　5　7

问题二：该患者应诊断为

1. 慢性支气管炎
2. 慢性阻塞性肺疾病
3. 支气管哮喘
4. 肺结核
5. 支气管扩张

参考答案：2

问题三：经上述检查确诊为双侧肺气肿，双侧肺大疱，泡性肺气肿，胸外科拟行肺移植手术，在等待供体肺期间，最适合的处理是

1. 使用抗菌药物控制肺部感染
2. 除了积极的内科维持治疗外，还需要系统的术前康复治疗
3. 加强营养，鼓励患者高蛋白饮食
4. 加强体能训练，呼吸训练
5. 对病人进行心理治疗和教育

参考答案：2

问题四：对该患者最适合的运动能力的评价是

1. 心肺运动负荷试验
2. 6分钟步行试验
3. 往返步行试验
4. 12分钟步行试验
5. 二阶梯试验

参考答案：2

问题五：进行6分钟步行试验时，正确的是

1. 6分钟步行试验应该在室内进行
2. 长度至少达到30m，每3m要有标记
3. 试验前后要进行呼吸困难Borg评分、血压、脉搏、呼吸频率、血氧饱和度的测定并记录

4. 进行辅助性氧疗的病人在步行期间可以使用便携式氧疗设备
5. 推荐使用跑台进行步行试验
6. 6分钟步行试验仅应用于肺疾病的康复

参考答案: 1 2 3 4

问题六: 肺移植手术的禁忌证包括

1. 左心功能不全,射血分数<45%,有冠心病
2. 不可逆的肝肾病变,特别是肾衰竭者
3. 乙肝抗原(+),丙肝抗体(+)
4. 明显的肺外全身性疾病又无法治疗者
5. 活动性肺外感染,又不能治愈者
6. 病人及其家属无法配合治疗者

参考答案: 1 2 3 4 5 6

问题七: 肺移植手术前常用的康复治疗有哪些

1. 呼吸训练
2. 体能训练
3. 心理治疗
4. 呼吸机训练
5. 放松训练
6. 咳嗽训练

参考答案: 1 2 3 4 5 6

问题八: 肺移植手术术前康复治疗目标是什么

1. 提高患者心理素质,减少对移植的恐惧
2. 纠正营养不良
3. 进行呼吸功能训练
4. 提高患者对手术的耐受性
5. 掌握应对术后出现一些情况的方法

参考答案: 1 2 3 4 5

问题九: 肺移植手术术后康复治疗目标是什么

1. 减少并发症的发生
2. 降低并发症的严重程度
3. 延长生存时间
4. 尽可能地重返家庭和社会
5. 最大限度地提高生活质量

参考答案: 1 2 3 4 5

问题十: 目前康复治疗方案是什么

1. 超短波治疗
2. 胸部物理治疗
3. 康复工程
4. 心理治疗

5. 药物治疗
6. 康复护理
参考答案：1 2 4 5 6

（吴学敏）

【实训报告】

<table>
<tr><td colspan="4">实训名称</td></tr>
<tr><td>实训时间</td><td></td><td>评分</td><td></td></tr>
<tr><td colspan="4">操作流程要点:

注意事项:

适应证:

禁忌证:

实训感受:

报告人:________
指导教师:________</td></tr>
</table>

第三章　风湿免疫性疾病康复实训

第一节　风　湿　热

风湿热是一种变态反应性疾病，其发病与A组β溶血链球菌感染有关。约75%风湿热患者早期出现关节症状，多累及大关节，最常见的关节是膝关节和踝关节，其次是肩关节、腕关节及肘关节等。本病可在任何年龄发病，多见于5~14岁儿童。该病会反复发作，但痊愈时，浆液性渗出物会完全吸收，一般不会留下后遗症。

【实训目的】

1. 掌握风湿热的康复评定和康复治疗。

2. 了解风湿热的临床表现。

【实训器材】关节活动度测量计、超短波治疗仪、中频脉冲电治疗仪、蜡疗治疗仪、作业治疗训练用具及自助器。

【实训内容与步骤】

（一）康复评定

1. 生理功能评定　包括疼痛评定、关节活动度评定与心功能评定。

（1）疼痛评定：在活跃期，关节疼痛的评定可以采用VAS评分法（视觉分级评定法）来进行。0分为无痛，10分为最大程度的疼痛，患者自行评分。疼痛评定注意治疗前后的对比。评定时注意避免误导患者。

（2）关节活动度的测量：患者可因为关节疼痛引起关节活动度受限。具体的关节活动度的测量参见教材《康复功能评定学》。

（3）心功能评定：详见教材《内外科疾病康复学》。

2. 心理功能评定　详见教材《康复功能评定学》。

3. 日常生活活动能力评定　在活跃期，可以采用Barthel指数等方法进行评定。详见教材《康复功能评定学》。

4. 生存质量评定　对患者生存质量的评定包括了生理、心理、社会生活3个方面，可采用问卷形式进行。

（二）康复治疗

风湿热治疗目标是镇痛、维持受累关节的正常功能。治疗原则是解除疼痛、控制炎症、保持良好的全身状态。活跃期康复治疗的重点是关节休息，以减轻疼痛、控制炎症、避免关节负重；非活跃期以预防为主，避免链球菌的反复感染。

1. 物理治疗

（1）冷疗：冷疗方式有冷泉、冷水浴、冰、冰袋、氯乙烷、液氮冷冻喷雾等。冷疗在急性期使用较多。

（2）电疗：包括低中频脉冲电治疗、高频脉冲电治疗。具体操作参见本套教材《内外科疾病康复学》。

（3）运动治疗：运动疗法包括关节被动活动、主动助力活动、关节主动活动、等长肌肉收缩等。

关节被动活动：在急性期，为防止关节挛缩，应对关节进行被动活动，动作要轻柔，活动频率每日2~3次即可。

关节主动运动：对病变关节进行主动活动时，应在关节能承受的疼痛范围内进行。运动量因人而异。如果训练后疼痛和疲劳持续1~2小时，意味着运动量过大，应慎重。患者过于虚弱或关节活动度受限时，可采用关节主动助力运动。

肌力的训练：制动的关节周围肌肉应作等长肌肉收缩，防止肌萎缩。

2. 作业治疗　可进行日常活动能力训练训练。请参见本套教材《内外科疾病康复学》。

3. 实训操作　在老师将以上操作流程示教结束后，学生两人一组，一人做治疗师和（或）医生，一人做病人，模仿老师操作。老师进行纠错与再示范，直至学生操作正确。

【实训报告】

<table>
<tr><td colspan="4">实训名称</td></tr>
<tr><td>实训时间</td><td></td><td>评分</td><td></td></tr>
<tr><td colspan="4">操作流程要点：

注意事项：

适应证：

禁忌证：

实训感受：

报告人：______
指导教师：______</td></tr>
</table>

第二节　类风湿关节炎

类风湿关节炎是一种累及周围小关节为主的多系统炎症性的自身免疫性疾病。其特征性的症状为对称性、周围性多个关节的慢性炎症。类风湿关节炎多见于成人，在任何年龄均可发病，高发年龄为35~50岁，占80%，成年女性的发病率大约为男性的3倍。在我国，患病率为0.32%~0.36%，欧美白人患病率为1%左右。类风湿关节炎的病理基础改变是滑膜炎。在急性期，滑膜表现为渗出性和细胞浸润性；在慢性期，滑膜表现为增生肥厚，形成许多绒毛样突起，突向关节腔内或侵入到软骨和软骨下的骨质。类风湿关节炎是致残率高的疾病。

【实训目的】

1. 掌握类风湿关节炎的临床表现、康复评定、康复治疗方法。

2. 熟悉类风湿关节炎的临床分期。

3. 了解类风湿关节炎的转归。

4. 了解类风湿关节炎健康教育的重要性及教育方式。

【实训器材】类风湿关节炎患者双手X光线片、关节活动度测量计、握力计、SOFI评定表、超短波治疗仪、中频脉冲电治疗仪、蜡疗治疗仪、作业治疗训练用具及自助器。

【实训内容与步骤】

（一）康复评定

康复评定主要包括生理功能评定、心理功能评定、日常生活活动能力评定及社会功能评定。

1. 生理功能评定　包括临床活动性的评定、对疾病的分期与功能分类、疼痛评定、关节活动度的测定、肌力评定及步态评定。

（1）临床活动性的评定：类风湿关节炎是否在活动期，参照以下指标：晨僵持续1小时以上；6个关节以上有压痛或活动时有疼痛；3个以上关节有肿胀；发热1周以上，体温高于37.5℃；握力，男<25kPa，女<19kPa；血沉>27mm/h；类风湿因子测定1∶40以上（免疫乳胶法）。以上指标中，前5项中有3项及后2项中1项为阳性可确定为活动期。

（2）疾病分期与功能分类：共分为四期。以患者的X光片为分期的主要判定。掌握不同时期的类风湿关节炎的手X光片的表现。

（3）疼痛评定：关节疼痛的评定可以采用VAS评分法（视觉分级评定法）来进行。

（4）关节活动度的测量：关节活动度的测量是类风湿关节炎功能评定的重要方面。类风湿关节炎患者在疾病早期可因为关节疼痛、关节周围软组织痉挛或挛缩引起关节活动度受限，后期可因为关节的纤维性或骨性强直引起。关节活动度反映了关节挛缩、粘连、畸形的程度。具体的关节活动度的测量参见相关书籍。掌握各关节的关节活动度测量。

（5）肌力评定：肌力测定反映受累关节周围肌肉的状态。类风湿关节炎患者的肌力评定一般采用徒手肌力测定法。对手的肌力测定一般采用握力计法。测定时要注意规范化。治疗前后的肌力测定最好由同一治疗师来进行。在关节有明显疼痛、肿胀或关节活动度明显受限、关节明显畸形时不进行肌力测定。掌握握力计的使用。

（6）步态评定：下肢关节受累的患者会出现异常步态，包括疼痛步态、肌无力步态、关节挛缩步态等。疼痛步态主要表现为患肢的支撑相缩短，健肢摆动速度加快，步长缩小。肌无力步态：如股四头肌无力时，患肢在支撑相不能充分伸膝，需以手扶膝帮助，同时身体前倾。关节活动受限步态：髋关节活动受限步态表现为步幅减小，步态拘谨；关节挛缩步态：如踝关节挛缩，患肢出现马蹄足，行走时患肢在摆动相过度屈髋屈膝以替代屈踝不能或出现类似偏瘫患者的画圈步态；膝关节挛缩多为屈曲挛缩，患者步态表现为短肢步态。

2. 心理功能评定　参见本套教材《康复功能评定学》。

3. 日常生活活动能力评定　ADL侧重于自我照顾、日常活动、家庭劳动及购物等。ADL评定采用功能病损信号评定法（SOFI）评定表。掌握SOFI的使用（表3-1）。

表3-1 SOFI评定表

部位	方法	评分
手	1. 能握住直径6cm(女性)或8cm(男性)的管子,手指与手掌均能紧贴管壁	0分
	手指能紧贴管壁,手掌不能	1分
	仅能用1~4个手指抓住	2分
	2. 手指能握紧铅笔	0分
	手指能握紧直径2.5cm的管子	1分
	手指不能紧握物体	2分
	3. 拇、食指能对指并呈圆形	0分
	拇、食指能对指并呈半圆形	1分
	拇、食指不能对指	2分
	4. 拇指可对掌并达到小指掌指关节处	0分
	拇指可对掌并达到食指掌指关节处	1分
	拇指不能对掌达到食指掌指关节处	2分
上肢	1. 肩外展90° 时屈肘,手能触及颈部棘突	0分
	肩外展<90° 时屈肘,手能触及颈部棘突	1分
	不能完成以上动作	2分
	2. 肘屈曲90°,前臂处于正中位并旋后时整个手背能平放在桌面	0分
	肘屈曲90° ,前臂处于正中位并旋后时第4~5掌指关节能平放在桌面	1分
	不能完成上述动作	2分
	3. 肘关节伸直可达180°	0分
	肘关节不能完全伸直,≤5°	1分
	肘关节不能完全伸直>15°	2分
下肢	1. 坐位时足跟能放在对侧膝上	0分
	坐位时足跟能放在对侧小腿中部	1分
	不能完成上述动作	2分
	2. 膝关节伸直达180°	0分
	膝关节不能完全伸直≤10°	1分
	膝关节不能完全伸直>10°	2分
	3. 单侧赤足站立在一下方垫有直径40cm圆柱体的木板上,能使木板倾斜并使木板侧缘触地	0分
	能使木板倾斜,但不能使木板侧缘触地,距离<20cm	1分
	不能完成上述动作	2分
	4. 能完成起踵动作且无疼痛	0分
	能完成起踵动作但有疼痛	1分
	不能完成上述动作	2分

4. 社会功能评定　主要进行生活质量评定、劳动力评定和职业评定。具体评定方法参见本套教材《康复功能评定学》。

(二)康复治疗

类风湿关节炎是一种致残率高的慢性疾病。其治疗目标是镇痛、维持受累关节的正常功能、维持患部周围肌肉的正常肌力、保护关节免受可能受进一步器质性破坏或畸形的外加损伤。治疗原则是解除疼痛、控制炎症、保持良好的全身状态、预防或改善功能障碍。在疾病的不同时期，康复的重点是不一样的。急性期康复治疗的重点是关节休息，减轻疼痛，控制炎症，避免关节负重；亚急性期维持关节活动度；慢性期以预防和矫正畸形为主。

1. 物理治疗

（1）温热疗法：可分为全身应用和局部应用。全身温热疗法主要方法有温泉浴、热水温浴、哈巴德水槽浴、全身热泥浴、全身或半身热泥湿布等。局部热疗主要方法有蜡疗、中药熏药等。

教师示范蜡疗仪的使用：蜡饼法——将加热后完全熔化的蜡液倒入铺有塑料布的瓷盘中，使蜡液厚2~3cm，自然冷却至初步凝结成块；患者取舒适体位，充分暴露治疗部位；将蜡饼取出，敷于治疗部位，外包棉垫保温；每次治疗时间20~30分钟。

（2）冷疗：冷疗方式有冷泉、冷水浴、冰、冰袋、氯乙烷、液氮冷冻喷雾等。冷疗在急性期使用较多。

（3）电疗：包括直流电离子导入、低中频脉冲电治疗、高频脉冲电治疗。

直流电离子导入适用于浅表的小关节，可用2%~2.5%的水杨酸（阴极）、蜂毒（阳极）、0.1%的草乌（阳极）、0.02%的组胺（阳极）、吲哚美辛（阴极）等导入。

中低频脉冲电治疗包括经皮电刺激、干扰电治疗、正弦调制中频电治疗等。教师示范中频治疗仪的使用：根据患者情况选择适当的电极，将选好的电极及电极衬固定于治疗部位；选取治疗处方（一般选取镇痛处方）；调节输出电流强度，电流强度以患者耐受为宜，一般不超过60mA；治疗时间20分钟。

高频脉冲电治疗：教师示范超短波的使用，患者取卧位，选取2个大号电极，置于所需治疗关节处，对置，剂量Ⅰ级~Ⅱ级（急性期用Ⅰ级），时间10~12分钟，每日治疗1次，15~20次为一疗程。

（4）光疗：急性期可用紫外线照射。在穴位处应用激光照射治疗等。

（5）运动治疗：运动疗法包括关节被动活动、主动助力活动、关节主动活动、等长肌肉收缩、等张肌肉收缩、抗阻力活动、肌耐力训练、牵引训练等。

关节被动活动：在急性期，为防止关节活动度受限，关节挛缩，应对关节进行被动活动，动作要轻柔，并避免可能导致关节畸形被动加重的活动，活动频率每日2~3次即可。

关节主动运动：对病变关节进行主动活动时，应在关节能承受的疼痛范围内进行。运动初始会有轻微疼痛，但坚持运动会改善血液循环而消除局部瘀血，多数能收到良好的止痛效果。运动量因人而异。如果训练后疼痛和疲劳持续1~2小时，意味着运动量过大，应慎重。患者过于虚弱或关节活动度受限时，可采用关节主动助力运动。

肌力的训练：RA患者可因疼痛而不坚持活动，继而导致废用性肌萎缩和肌力下降，可做肌肉的等长收缩和抗阻力的主动运动等。

在急性期，制动的关节周围肌肉应作等长肌肉收缩，防止肌萎缩。等长收缩的强度、频率随病情好转可逐步增加，但前提是不加重关节的疼痛。

在慢性期，在关节炎症稳定后，为增加肌力，可进行等张肌力训练。包括应用高阻力低重复法（Delorme法）：负荷逐渐增加至最大负荷量；恒定负荷重复法（Delateur法）：采用恒定负荷量，重复训练，直至肌肉疲劳。

肌耐力训练：在慢性期关节炎症消退后进行。

牵引训练：关节在急性炎症期不适宜。在慢性期，关节周围肌肉、肌腱、关节囊有挛缩时，可应用关节牵引。行关节牵引时可导致关节酸痛，但不应产生肌肉痉挛。关节牵引训练之前可使用热疗，效果更佳。

2. 作业治疗　主要是进行维持日常生活活动的训练。包括进食、梳洗、更衣、写字、一些家务劳动等的训练。在训练中，强调：

（1）减少用力：家居使用的器皿应轻便，例如使用塑料餐具；应用购物车或小型推车搬运物品；避免长时间站立，在坐位进行较长时间的家务活动，如择菜等；避免蹲位大便，使用坐便器。

（2）避免一种姿势保持时间过长：一种姿势保持时间超过10分钟后，应变换姿势或做相应的牵伸活动。

（3）避免小关节用力，尽量使用较大的关节来替代小关节的活动：女性最好使用肩挎包而不是用手拎包；洗浴时用手将毛巾挤压而非拧干；使用开瓶器拧开瓶盖，避免手指扭动的动作；双手握住水杯喝水而非用一只手抓住水杯柄饮水；起身时，用手掌支撑体重。

在作业治疗中，对患者强调对日常生活活动困难的患者，可使用自助器改善。例如：应用长柄取物器、穿衣棒、穿鞋棒、粗柄食具等。

下肢作业应包括站立、行走、蹲下、上下阶梯等，上肢作业包括矫正和预防关节畸形的作业。在进行作业治疗时要避免任何可能加重关节畸形的作业。

3. 康复工程　在急性期，矫形器的使用目的是固定病变关节于功能位，慢性期，矫形器主要应用于畸形的预防和矫正。

上肢常用矫形器有依托性手夹板（制动腕、手指）；功能性腕夹板（防止腕关节屈曲）；腕关节尺偏夹板（防止腕关节尺侧偏）；鹅颈矫形器（防止近端指间关节过伸）等。

下肢常用矫形器有踝足矫形器；Swedish膝架（控制膝关节不稳定）；各种矫形鞋（治疗足内外翻、足弓塌陷等）；跖骨垫（避免跖趾关节的负重，减轻疼痛）等。

4. 实训操作　在老师将以上操作流程示教结束后，学生两人一组，一人做治疗师和（或）医生，一人做病人，模仿老师操作。老师进行纠错与再示范，直至学生操作正确。

【注意事项】

类风湿关节炎患者治疗方案的选择应根据患者病情进行选取。不同的时期选择的治疗方案不同。

【实训病案】

任某某，男，54岁，因“反复双手、双膝关节疼痛5^+年”入院。5^+年前，患者出现双手指各关节及双膝关节疼痛，伴双手手指关节及双膝关节肿胀。当地医院治疗后（具体不详）疼痛有缓解。此后，疼痛反复发作，疼痛时伴有关节的肿胀，自行服药后（具体不详）疼痛可缓解。入院前1个多月，患者再次出现双手、双膝关节的疼痛，伴关节肿胀，自行服药后疼痛无缓解。活动时关节疼痛加重，行走困难。为进一步诊治入院。既往史无特殊。查体：生命体征平稳，扶入病房，痛苦面容。内科查体无特殊。专科查体：右尺骨鹰嘴外下方扪及一0.5cm × 1.0cm × 1.0cm的硬结，质硬，无压痛，与周围皮肤无粘连。双手各指指间关节、掌指关节压痛，肿胀，双膝关节髌骨内下缘压痛，双膝外翻畸形，双膝关节屈伸活动受限，伴活动痛。

问题一：还应询问该患者哪些病史

1. 关节疼痛的性质

2. 关节疼痛的持续时间

3. 关节疼痛的缓解加重因素

4. 有无晨僵出现

5. 有无皮下结节

6. 关节处皮温有无改变,有无色泽改变

7. ADL能力有无受到影响

8. 有无家族史

参考答案: 1 2 3 4 5 6 7 8

问题二: 患者还应进行哪些专科检查

1. 四肢肌力的测定

2. 受累关节的关节活动度检查

参考答案: 1 2

问题三: 患者应进行哪些实验室检查

1. 血、尿、大便常规检查

2. 血沉

3. C反应蛋白

4. RF

5. 抗角蛋白抗体

6. CCP抗体

7. 双手X光片检查

参考答案: 1 2 3 4 5 6 7

问题四: 该患者最可能的临床诊断是什么

1. 类风湿关节炎

2. 风湿性关节炎

3. 弥漫性特发性骨肥厚综合征

4. 银屑病关节炎

5. 退行性骨关节炎

参考答案: 1

问题五: 目前该患者的生理功能受限表现在哪些方面

1. 疼痛

2. 关节活动度受限

3. 心肺功能下降

4. 感觉障碍

5. 日常生活活动能力受限

6. 心理功能障碍,引起焦虑、抑郁、绝望、无助等

7. 社交障碍

参考答案: 1 2 3 4

问题六: 该患者可能会出现哪些日常生活活动受限

1. 穿衣

2. 行走

3. 如厕
4. 上下楼受限
5. 家务活动受限
6. 个人梳洗
7. 进食
8. 大小便功能受限

参考答案：1　2　3　4　5　6　7

问题七：该患者可能会出现哪方面的社会能力受限

1. 职业能力受限
2. 家务受限
3. 社会交往受限、社区活动受限
4. ADL能力受限
5. 大小便功能障碍
6. 生活质量下降

参考答案：1　3　6

问题八：该患者应进行哪些康复评定

1. 生理功能评定，包括疼痛评定、运动功能评定、步态分析、临床活动性评价、关节活动度测量、肌力评定等
2. 心理功能评定，包括有无焦虑、抑郁等
3. 日常生活活动能力评定
4. 生存质量评定

参考答案：1　2　3　4

问题九：患者的治疗目标是什么

1. 镇痛
2. 保持受累关节的正常功能
3. 保持患部周围肌肉的正常肌力
4. 保护关节免受可能受进一步器质性破坏或畸形的外加损伤

参考答案：1　2　3　4

问题十：患者目前的治疗方案是什么

1. 一般治疗
2. 物理治疗
3. 矫形器使用
4. 作业治疗
5. 心理治疗
6. 内科药物治疗
7. 外科手术治疗

参考答案：1　2　3　4　5　6

问题十一：患者的物理治疗可以选择哪些项目

1. 超短波治疗（Ⅱ－Ⅲ级）

2. 低中频电疗法
3. 直流电药物离子导入疗法
4. 蜡疗
5. 紫外线疗法
6. 冷疗
7. 水疗
8. 磁疗

参考答案: 2 3 4 5 6 7

（谢 薇）

【实训报告】

实训名称			
实训时间		评分	
操作流程要点: 注意事项: 适应证: 禁忌证: 实训感受: 报告人:______ 指导教师:______			

第三节　强直性脊柱炎

强直性脊柱炎(ankylosing spodylitis, AS)是以骶髂关节和脊柱中轴关节慢性炎症为主,也可累及内脏及其他组织的慢性进展性风湿性疾病。该病病因迄今未明,一般认为与遗传、环境因素、感染等因素有关。我国AS患病率为0.3%左右,多见于青少年,男性较女性多见。

【实训目的】

1. 掌握强直性脊柱炎的功能障碍、康复评定、康复治疗方法。
2. 熟悉强直性脊柱炎的临床表现、诊断标准、功能结局、健康教育等。
3. 了解强直性脊柱炎的流行病学和病因、病理。
4. 了解强直性脊柱炎的心理治疗、矫形器的应用、药物治疗和手术治疗的方法。

【实训器材】通用量角器、方盘量角器、直尺、软尺,超短波治疗仪、超声波治疗仪、直流电疗仪、中频电疗仪等。

【实训内容与步骤】

(一)康复评定

康复评定主要包括生理功能评定、心理功能评定、日常生活活动能力评定及社会功能评定。

1. 生理功能评定　包括疼痛评定、运动功能评定。疼痛评定可采用视觉模拟评分法(VAS)、简式MPQ疼痛问卷量表(SF-MPQ)、夜间痛评定和脊柱痛评定等评定方法(参见本套教材《内外科疾病康复学》和《康复功能评定学》)。运动功能评定包括脊柱活动度评定、受累四肢关节活动度评定和胸廓活动度评定。

(1)脊柱活动度的评定

1)借助方盘量角器,测量颈段、胸腰段脊柱前屈、后伸及左右侧曲的度数。

2)Schober试验(腰椎活动度试验):患者直立,在背部正中线与髂嵴水平交叉点向上10cm、向下5cm各做一标记,然后令患者在保持双膝伸直时尽量弯腰前屈,测量两点间的距离,正常可增加4~8cm,不足4cm说明腰椎前屈受限。

3)枕-墙距:测量颈、胸椎后凸度程度。患者直立,足跟、臀部紧靠墙面,测定枕部与墙面距离,正常中立位枕部与墙的距离为0,而颈椎活动受限和(或)胸椎后凸畸形者该间隙增大。

4)指-地距离(脊柱前屈活动度评定):患者直立,膝关节伸直,向前用力弯腰以中指触地,测量中指尖与地面距离,正常为0~10cm,距离越大说明脊柱前屈功能障碍越严重。应注意髋关节病变将影响结果。

5)脊柱的后伸活动度:患者取俯卧位,两手撑地,保持骨盆接触地面,尽力上抬上身,测定胸骨上缘与地面的垂直距离。

(2)关节活动度(ROM)检查:强直性脊柱炎常可累及髋关节和膝关节,出现关节疼痛、僵硬、活动受限,可用通用量角器进行ROM检查。具体评定参照本套教材《康复功能评定学》。

(3)胸廓活动度:通过测量胸廓呼吸活动差来了解胸廓的活动。在相当于第4肋间水平(女性乳房下缘)测定患者深呼气和深吸气时胸围的差值,正常时此值不低于2.5cm。

2. 心理功能评定　可采用汉密尔顿量焦虑、抑郁量表进行评定。参见本套教材《康复功能评定学》。

3. 日常生活活动能力评定　AS日常生活活动能力的评定可采用巴氏强直性脊柱炎功能指数量表(Bath ankylosing spondylitis functional index, BASFI)。具体评定方法参照本套教材《康复功能评定学》(表3-2)。

表3-2　巴氏强直性脊柱炎功能指数量表

(Bath ankylosing spondylitis functional index, BASFI)

请根据您最近1周的情况,在下列活动能力的每一条横线上标出反映您能力水平的位置
1. 无帮助或借助辅助物(如穿袜器)穿上您的袜子或裤子(注意:辅助物为一系列帮助您完成活动和运动的装置)
容易__________________________不能
2. 在无辅助物的条件下可向前弯腰拾起地面上的钢笔
容易__________________________不能
3. 无帮助或借助辅助物(如上肢辅助用具)可够及较高橱柜的隔板
容易__________________________不能
4. 不用手或其他帮助可以从无扶手的椅上站起来
容易__________________________不能

续表

请根据您最近1周的情况，在下列活动能力的每一条横线上标出反映您能力水平的位置
5. 无帮助下从仰卧位起床 容易____________________不能
6. 无支持下站立10分钟且无不适 容易____________________不能
7. 不用手杖或助行器一步一个台阶登12~15个台阶 容易____________________不能
8. 不转动身体侧视肩部 容易____________________不能
9. 完成机体需要的活动（如运动疗法的训练、园艺或运动等） 容易____________________不能
10. 在家中或工作场所可全日活动 容易____________________不能

评定方法：每一问题采用水平10cm视觉模拟评分法（VAS），VAS没有区别标记，起点为轻易做到（0分），终点标为完全做不到（10分），10个问题评分的均值作为BASFI分，分值越高障碍越明显

4. 社会功能评定　主要进行生活质量评定、劳动力评定和职业评定。具体评定方法参见本套教材《康复功能评定学》。

（二）康复治疗

康复治疗目的：使患者对自身所患疾病形成正确的认识，从而采取积极的态度面对疾病；通过多种手段控制炎症，减轻疼痛，延缓病情进展，保持并改善关节功能；尽量减少畸形，保持并改善机体的功能状态，使病人最大程度地独立生活和工作，保证心理健康，提高生活质量和适应社会的能力。

康复治疗方法包括物理治疗、作业治疗、心理治疗、康复辅具等，主要掌握物理治疗和作业治疗的方法。

1. 物理治疗

（1）姿势疗法：日常生活中正确的卧、坐、立、行姿势，对于防治脊柱及躯干大关节的畸形起着非常重要的作用。

（2）物理因子治疗

1）短波和超短波疗法：多采用板状电极，患处对置或并置，微热或温热量，每次15分钟。如患处红、肿、热、痛明显，则采用无热量，每次10分钟，每天一次，根据病情决定治疗疗程，一般两周为一疗程。

2）微波治疗：采用非接触式辐射器，与体表距离为10cm，功率10~20W，每次10~15分钟，每天1次，5~10次为一个疗程。

3）低、中频电疗法：包括音频电疗法、调制中频电疗法、干扰电疗法和经皮神经电刺激疗法（TENS）等方法。采用板状铅板电极或粘贴电极于患处对置或并置，剂量为耐受量，每次治疗20~30分钟，每天1次，15~20次为一疗程。

4）直流电离子导入疗法：将需要导入的药物置于与其离子极性相同的电极衬垫上，于患处对置或并置，剂量为耐受量，每次治疗20~30分钟，每天1次，15~20次为一个疗程。

5）紫外线：照射脊柱、关节局部照射，3~5MED，每日或隔日一次，3~5次为一疗程。

6）红外线：多采用患处局部垂直照射，灯距50cm，温热量，每次20~30分钟。

7）蜡疗：常用蜡饼法，每次30~40分钟。脊柱部位治疗患者宜俯卧位，有利于防治脊柱后凸畸形。

8）脊柱旋磁、局部磁片治疗。

9）水疗法：常用的水疗法有全身气泡浴和涡流浴，脊柱病变广泛或病变累及多个关节的患者可选择全身水浴或矿泉浴。

（3）运动疗法

1）脊柱功能锻炼：脊柱姿势改善和防止畸形的锻炼以后伸运动为主，如举臂挺腰、屈腿挺腰、仰头挺胸、俯卧后伸、半身俯卧撑、"船形"运动和伏地挺胸撑起运动等。

2）四肢关节活动度训练：髋关节活动以屈曲为主，肩关节活动以肩上提和肩胛内收为主，膝关节活动可以通过下蹲运动与髋关节共同完成。

3）维持胸廓活动度的运动：包括旋肩呼吸运动、扩胸运动、呼吸运动等。

4）耐力训练：多采用中等强度的运动，一般取50%~70%年龄预计最大心率（220-年龄）为靶心率。

5）肌力训练：主要是进行腰背部强化练习，四肢肌力训练也不可忽视。

6）多模式运动疗法：主要包括有氧运动、伸展运动和肺部运动。

7）关节松动技术：根据各关节疼痛和活动受限程度不同，选择适当的手法和分级。

2. 作业治疗　对部分脊柱强直和髋关节功能障碍的患者，应训练其穿脱衣裤、行走、下蹲、弯腰、上厕所及上下楼梯等日常活动。当患者出现如厕困难时，可将蹲式便器改为坐式，甚至需将坐便器垫高。必要时使用辅助器具以帮助完成日常活动。

3. 康复辅具　主要是矫形器和辅助用具的使用。当患者出现行走困难时，使用助行器可帮助患者及早康复，避免肌肉萎缩。脊柱矫形器用于防止脊柱后凸畸形的作用可疑，长期佩戴会加重腰背肌肉萎缩及无力，加重骨质疏松，增加骨折的风险。

4. 心理治疗　常用的心理干预措施包括：疾病知识的教育；心理的支持和疏导；自我放松的技术；心理应激的处理以及心理咨询等。

5. 其他治疗

（1）内科治疗：主要为非甾体抗炎药、改变病情抗风湿药、糖皮质激素和肿瘤坏死因子拮抗剂。

（2）外科治疗：用于髋关节僵直和脊柱晚期畸形病人的矫形。

（3）中医治疗：包括推拿按摩、中药内服治疗、针灸治疗、小针刀治疗、中药熏蒸及外敷治疗。

【注意事项】

1. 姿势疗法和运动疗法要持之以恒，以避免畸形和关节僵硬、脊柱活动受限等。

2. 应根据患者具体情况选择合适锻炼方法，进行长期、适当而有规律的锻炼，运动量需循序渐进增加，避免运动过量。

3. 合理地使用矫形器可以帮助患者缓解疼痛、稳定和保护关节、预防和矫正畸形。

4. 及时恰当的心理治疗可以帮助患者正确认识AS的性质及特点，消除患者的心理障碍，树立起战胜疾病的信心。

【实训病案】

王某某，男，24岁，职员。反复腰骶部疼痛6年，加重伴腰部活动困难1月。现自觉腰骶部疼痛、僵硬及腰部活动受限，以晨起时明显，静息状态下加重，活动后减轻。既往史无特殊。专科查体：双侧骶髂关节压痛，腰椎前屈、后伸、侧屈和旋转活动受限，Schober试验(+)，“4”字试验(+)。四肢关节未见红肿、畸形和疼痛，活动无受限。

问题一：应该询问该患者哪些病史

1. 有无腰部外伤史
2. 既往有无腰痛及下肢放射痛病史
3. 有无肿瘤或结核病史
4. 有无皮肤及眼部疾病病史
5. 有无大小便异常
6. 有无长期姿势不良或久坐姿势
7. ADL能力有无受到影响
8. 有无家族史

参考答案：1 2 3 4 5 6 7 8

问题二：该患者应该进行哪些方面的体格检查

1. 骶髂关节压痛
2. 脊柱活动度检查
3. 胸廓活动度
4. Schober试验
5. “4”字试验

参考答案：1 2 3 4 5

问题三：为明确诊断，该患者还应该进行哪些必要的辅助检查

1. 血、尿、大便常规检查
2. HLA-B_{27}、RF、ESR、CRP
3. 脊柱X线片
4. 骨盆正侧位片
5. 肝肾功能
6. 骨代谢

参考答案：2 3 4

问题四：该患者最可能的临床诊断是什么

1. 腰肌劳损
2. 腰椎间盘突出症
3. 腰椎骨性关节炎
4. 特发性脊柱侧弯
5. 类风湿关节炎
6. 强直性脊柱炎
7. 弥漫性特发性骨肥厚综合征
8. 银屑病关节炎

参考答案：6

问题五：应对该患者进行哪些康复评定

1. 生理功能评定,包括疼痛评定、运动功能评定、步态分析等
2. 心理功能评定,包括有无焦虑、抑郁等
3. 日常生活活动能力评定
4. 生存质量评定

参考答案:1 2 3 4

问题六:患者可能会出现哪些生理功能障碍

1. 疼痛
2. 腰椎活动度受限,包括腰后伸、前屈、旋转及侧屈功能受限
3. 心肺功能下降
4. 感觉障碍,如麻木、感觉减退、感觉过敏等
5. 穿鞋袜困难
6. 心理功能障碍,引起焦虑、抑郁、绝望、无助感等

参考答案:1 2 3 4

问题七:从个体水平观察,该患者可能会出现哪些日常生活活动受限

1. 穿衣,主要是穿裤子和鞋袜受限
2. 行走
3. 如厕
4. 上下楼受限
5. 家务活动受限

参考答案:1 2 3 4 5

问题八:从社会功能出发,该患者哪些社会功能可能会受限

1. 职业能力受限
2. 家务受限
3. 社会交往受限、社区活动受限
4. 运动受限
5. ADL能力受限
6. 大小便功能障碍
7. 生活质量下降

参考答案:1 3 7

问题九:康复治疗目标是什么

1. 控制炎症,减轻疼痛
2. 减少畸形,改善机体的功能状态
3. 延缓病情进展,保持并改善关节功能
4. 改善脊柱活动范围
5. 改善ADL能力
6. 改善心理功能
7. 提高社会适应能力

参考答案:1 2 3 4 5 6 7

问题十:目前康复治疗方案是什么

1. 物理治疗,包括姿势疗法、物理因子治疗、运动疗法
2. 作业治疗
3. 康复工程
4. 心理治疗
5. 药物治疗

参考答案:1 2 3 4 5

问题十一:如对该患者进行运动疗法,包括下列哪些项目

1. 脊柱功能锻炼
2. 四肢关节活动度训练
3. 维持胸廓活动度的运动
4. 耐力训练
5. 肌力训练
6. 多模式运动疗法

参考答案:1 2 3 4 5 6

问题十二:如对该患者进行物理因子治疗,可选用下列哪些项目

1. 超短波治疗
2. 低中频电疗法
3. 直流电药物离子导入疗法
4. 蜡疗
5. 紫外线疗法
6. 磁疗
7. 水疗

参考答案:1 2 3 4 5 6 7

(刘 鹏)

【实训报告】

实训名称			
实训时间		评分	
操作流程要点:			
注意事项:			
适应证:			
禁忌证:			
实训感受: 报告人:______ 指导教师:______			

第四节 大骨节病

大骨节病(Kashin-Bek disease，KBD)是一种以软骨坏死为主要改变的地方性变形性骨关节病。本病常呈多发性、对称性侵犯软骨内成骨型骨骼，导致软骨内成骨障碍、管状骨变短而继发变形性骨关节病。发病以15岁以下儿童为主，临床以关节疼痛、增粗变形、肌肉萎缩、运动障碍为特点。KBD是对健康危害最严重的地方病之一，病区分布呈相对的地方性流行。KBD具体病因及发病机制不明，可能是由特殊环境、生物性致病因子以及遗传因素共同作用的结果。

【实训目的】

1. 掌握大骨节病的康复评定、康复治疗方法。

2. 熟悉大骨节病的临床表现

3. 了解大骨节病的发生、发展规律和危害性。

4. 了解大骨节病健康教育的重要性及教育方式。

【实训器材】超短波、调制中频电治疗仪、偏振红外光治疗仪、脉冲电磁场治疗仪、角度尺、皮尺、量角器。

【实训内容与步骤】

(一)康复评定

康复评定主要包括生理功能评定、心理功能评定、日常生活活动能力评定及社会功能评定。

1. 生理功能评定

(1)疼痛评定：采用简式MPQ疼痛问卷量表，每周1次。具体评定方法参照本套教材《内外科疾病康复学》。也可采用视觉模拟(目测)评分法(visual analogue scale，VAS)。

(2)运动功能评定：采用MMT和ROM方法。具体评定参照本套教材《康复功能评定学》。

(3)身体长度和围度的测量：具体评定参照本套教材《康复功能评定学》。

2. 心理功能评定　参见本套教材《康复功能评定学》。

3. 日常生活活动能力评定　ADL侧重于自我照顾、日常活动、家庭劳动及购物等。ADL评定采用改良巴氏指数评定表。具体评定参照本套教材《康复功能评定学》。

4. 参与能力评定　主要进行生活质量评定和职业评定。方法参见本套教材《康复功能评定学》。

(二)康复治疗

大骨节病的康复治疗以止痛，改善关节ROM、肌力、肌耐力，改善ADL能力，提高劳动力、促进再就业，提高生活质量及最大限度地促进患者回归社会为目标；以综合治疗为基础，积极实施康复治疗为原则，即在综合治疗的基础上，积极进行康复治疗。康复治疗方法主要包括物理治疗、作业治疗、心理治疗、矫形器的应用及健康教育等；康复治疗适应于KBD早期、Ⅰ度、Ⅱ度及Ⅲ度的患者。

1. 物理治疗　物理治疗以改善循环、消炎止痛、防治关节软骨破坏、改善关节活动度和预防关节畸形为目标。

(1)物理因子治疗

1)超短波疗法：具有改善循环、消炎止痛的作用。方法：并置于病灶关节两侧，微热量，

15分钟，每日1次，10次为一疗程。

2）调制中频电疗法：具有改善循环、消炎止痛、锻炼骨骼肌的作用。方法：将电极置于病灶关节痛点，强度以患者能耐受为度。每次20分钟，每日1次，15次为一疗程。

3）偏振红外光疗法：具有显著的改善循环和止痛的作用。方法：病灶部位照射。每部位、每次15~20分钟，每日1次，10次为一疗程。

4）脉冲电磁场（pulse electromagnetic fields，PEMFs）技术：具有显著的止痛、改善骨代谢和阻止骨量丢失、改善血液微循环和防治骨关节退变的作用。方法：全身或病灶部位治疗。每次40分钟，每日1次，10次为一疗程，一般治疗3个疗程。

（2）关节松动技术

方法：在病变部位实施手法操作。每部位、每次20分钟，每日1~2次，10次为一疗程。适用于KBD引起的疼痛和关节活动受限。

注意：操作中手法要平稳，有节奏，持续30~60秒。不同的松动速度产生的效应不同，小范围、快速度可抑制疼痛；大范围、慢速度可缓解紧缩。治疗疼痛时，用Ⅰ、Ⅱ级手法，手法操作应达到痛点，但不超过痛点；治疗僵硬时，手法应超过僵硬点。Ⅲ级用于治疗关节疼痛并伴有僵硬；Ⅳ级用于治疗关节因周围组织粘连、挛缩而引起的关节活动受限。

（3）运动疗法：具有减轻KBD患者疼痛症状，维持和改善受累关节活动度，改善受累肢体肌力及整体耐力的作用。方法：根据病情选择主动等张运动、等长运动（在关节活动受限处进行）、抗阻运动、被动运动和有氧耐力运动。如早期和Ⅰ度KBD患者，多选用主动等张和等长运动，以维持关节活动度和缓解疼痛。Ⅱ度和Ⅲ度KBD患者多选用被动运动、主动等长运动（一般选择在关节活动受限处进行）、渐进抗阻运动（一般选择受累肢体）和有氧耐力运动项目以改善关节活动范围、肌力、肌耐力和整体体能。每日1~3次，每次20分钟，每周3~7次，连续4周。

其他物理疗法如石蜡疗法、药物外敷外搽、冷疗、针灸疗法可酌情选用。

2. 作业治疗　根据病情，主要选择功能性作业活动、ADL作业、职业治疗及环境改造。ADL训练：每日1次，每次每设计项目20分钟，每周5次，连续4周。作业治疗可以减轻KDB患者疼痛症状，改善受累关节活动度，改善受累肢体肌力、肌耐力和心肺功能，改善患者心理功能，改善日常生活活动能力，恢复劳动能力。

3. 康复工程　对可能发生畸形的手指及其他肢体度身定制矫形器，选择拐杖和轮椅，至少穿戴或使用6个月甚至终身。对早期KDB患者使用矫形器可以固定止痛和防止手指末节屈曲畸形；对Ⅰ度和Ⅲ度KDB患者使用矫形器可以防止矫正曲畸和防治畸形加重；对下肢疼痛、行走困难的KDB患者使用拐杖或轮椅可改善其步行功能和社会交往能力。康复工程在KDB中的应用主要涉及矫形器和辅助具，具有固定止痛、防止和矫正畸形的作用。

4. 心理治疗　心理治疗具有改善或消除KDB患者忧郁、焦虑、绝望和自卑心理的作用。一般采用心理支持、疏导的治疗方法。适当的心理支持是KDB心理康复最重要的内容。不管是个体的或者组织的形式，要鼓励患者正确认识疾病，树立战胜疾病的信心，积极配合治疗，使KDB患者从支持系统中得到帮助、消除心理障碍，解决他们关心的问题。

物理治疗师应该给患者提供一些认知压力症状和解决压力的方法。通过肌肉放松、作业治疗及中医气功等技术来完成放松训练。选择一些放松精神和心灵的磁带给患者在家里舒缓焦虑的情绪。

5. 其他治疗　药物治疗可以选用非甾体类消炎止痛药、透明质酸钠；生物黏弹物填充疗法是目前国内外推荐的一种改善症状性骨关节病的新概念疗法，有条件者可考虑使用。对关节畸形严重、临床症状保守治疗无效者可考虑手术治疗，如关节镜下关节清理术、关节软骨修复、关节功能重建及截骨术等可能有效，术后关节功能可能会得到改善。

6. 实训操作　在老师将以上操作流程示教结束后，学生两人一组，一人做治疗师和（或）医生，一人做病人，模仿老师操作。老师进行纠错与再示范，直至学生操作正确。

【注意事项】

1. 大骨节病目前尚无根治方法，亦不能抑制病变发展。对症治疗可以减轻疼痛。

2. 有明显关节畸形者可用手术治疗。

3. 对关节、周围软组织等局部情况评定要细致，注意KBD临床分期及活动与非活动型的不同。

（何成奇）

【实训报告】

<table>
<tr><td colspan="4">实训名称</td></tr>
<tr><td>实训时间</td><td></td><td>评分</td><td></td></tr>
<tr><td colspan="4">操作流程要点：

注意事项：

适应证：

禁忌证：

实训感受：

报告人：________
指导教师：________</td></tr>
</table>

第四章　消化系统常见疾病康复实训

第一节　慢性胃炎

慢性胃炎(chronic gastritis)系指由多种原因引起的胃黏膜慢性炎症和(或)腺体萎缩性病变。病因主要有幽门螺杆菌感染,其次有长期服用损伤胃黏膜药物、十二指肠液反流、口鼻咽部慢性感染灶、酗酒,长期饮用浓茶、咖啡,胃部深度X线照射也可导致胃炎。

【实训目的】

1. 掌握慢性胃炎的临床表现和辅助检查、康复评定方法。

2. 熟悉慢性胃炎患者的物理治疗方法。

【实训器材】疼痛视觉模拟评分(VAS)量表、Zung抑郁自评(SDS)量表、Zung焦虑自评(SAS)量表、改良Bathel指数量表、生活质量评定、劳动力评定和职业评定量表、超短波治疗仪、调制中频电治疗仪、紫外线治疗仪、直流电及直流电离子透入治疗仪、红外线治疗仪。

【实训内容与步骤】

(一)康复评定

1. 生理功能评定　包括疼痛评定、胃液分泌功能检查、运动功能评定三部分。疼痛评定一般采用视觉模拟评分法(visual analogue scale, VAS),肌力下降可采用徒手肌力测试(MMT)方法。

2. 心理功能评定　包括Zung抑郁自评(SDS)量表、Zung焦虑自评(SAS)量表。

3. 日常生活活动能力评定　采用改良Bathel指数评定。

4. 社会功能评定　可选择生活质量评定、劳动力评定和职业评定。

(二)康复治疗

1. 物理因子治疗

(1)超短波疗法:电极置于上腹部和背部相应脊髓节段(T_{6-12}),距离3~4cm,剂量温热量,15~20分钟,每日1次,8~12次为一疗程。适用于胃酸分泌少,胃酸低。

(2)调制中频电疗法:两个电极胃区前后对置,强度以患者能耐受为度。每次20分钟,每日1次,15次为一疗程。适用于上腹痛的慢性胃炎病人。

(3)紫外线疗法:对胃区和T_{5-7}节段进行紫外线照射,剂量2~3MED开始,每次增加1/2~1MED,隔日照射1次,7~8次为一疗程。适于胃酸分泌功能低下的患者。

(4)直流电及直流电离子透入疗法:直流电离子透入疗法适用于胃酸高、胃分泌亢进、胃痛症状较重的患者；直流电疗法适用于胃酸缺少者。

普鲁卡因透入：先让患者口服0.1%~0.2%普鲁卡因溶液200~300ml，阳极置于胃区，另一极置于背部的相应节段（T_{6-9}），电流强度10~20mA，时间15~20分钟，每日1次，12~18次为一疗程。

阿托品透入：方法同普鲁卡因导入法，阿托品每次用量为3~5mg。

直流电疗法：电极大小、部位、电流强度、时间及疗程同上述电离子导入疗法，但胃区电极接阴极。

（5）间动电疗法：用2个电极，置于胃区及背部的相应节段，电流强度15~20mA，时间15~20分钟，每日1次，15~20次为一疗程。胃液分泌多用密波，分泌少用疏波；上腹痛选疏密波，萎缩性胃炎加间升波。

（6）其他：红外线、石蜡疗法等，适用于胃酸增高型慢性胃炎。

2. 运动疗法　根据病情选择有氧耐力运动项目，如步行、跑步、游泳、太极拳等，以改善肌力、肌耐力和整体体能。每日1次，每次20~30分钟，每周3~5次，连续4周或长期运动。

【注意事项】

1. 针对慢性胃炎患者胃酸分泌情况选择适合的物理因子治疗。

2. 运动训练以低、中强度的有氧运动为主，根据患者实际情况选择适合的运动项目。

3. 疼痛患者忌用非甾体抗炎药，可考虑给予物理因子治疗。

【实训病案】

患者，男性，23岁，因中上腹不适4年就诊。患者因学习紧张，经常熬夜，饮食不规律。4年前开始出现间断中上腹部隐痛不适，时伴反酸、嗳气及腹胀；与季节、进餐及排便无关，休息后可缓解，饮酒可加重。未行检查，自认为“胃炎”，自服“达喜”等治疗，疼痛可减轻。发病以来患者体重下降不明显，大小便正常，没有排过黑色大便。胃镜检查见黏膜黏液分泌增多，黏膜轻度糜烂；胃黏膜活检有幽门螺杆菌（Hp）。否认既往有肝炎、结核病史，否认有外伤史。吸烟5~10支/日，5年。

问题一：应该询问该患者哪些病史

1. 年龄、发病时间、部位

2. 既往有无胃炎、胃溃疡病史

3. 是否有反酸、嗳气及腹胀、腹痛等消化道症状

4. 胃药是否可减轻症状

5. 是否有黑便及体重下降史等报警症状

6. 询问ADL能力有无受到影响

参考答案：1　2　3　4　5

问题二：该患者最有可能诊断为下列哪种疾病

1. 急性胃炎

2. 慢性胃炎

3. 胃溃疡

4. 十二指肠溃疡

参考答案：2

问题三：此时该患者最适于做下列哪组检查

1. 血常规
2. 便常规及潜血
3. 胃镜检查及胃黏膜活检,包括幽门螺杆菌(Hp)检查
4. B超检查
5. 必要时行血PCA及IFA检查

参考答案: 3

问题四: 对慢性胃炎患者应进行哪些功能评定

1. 生理功能评定,包括疼痛评定、营养状态评定、肌力评定
2. 胃液分泌功能评定
3. 一口量
4. 心理功能评定,包括有无焦虑、抑郁等
5. 日常生活活动能力评定,主要评定ADL能力
6. 社会功能评定

参考答案: 1 2 4 5 6

问题五: 目前患者的主要生理功能和心理功能受限有哪些

1. 生理功能障碍,主要有消化吸收功能障碍、营养不良、上腹疼痛
2. 心理功能障碍,主要表现为焦虑、抑郁
3. 日常生活活动受限,如果出现恶性贫血可影响患者的正常进食和行走等日常生活活动能力
4. 社会参与受限,如果出现恶性贫血、肌力下降最终会影响患者的生活质量、劳动、就业和社会交往等能力

参考答案: 1 2 3 4

问题六: 如果该患者现在确诊为慢性胃炎,此时最适合的处理是

1. 一般治疗
2. 根治Hp
3. 胃黏膜保护剂
4. 抑酸剂
5. 中医中药
6. 物理因子治疗
7. 包括上述所有疗法在内的综合康复治疗

参考答案: 7

问题七: 该患者的功能结局可能包括哪些

1. 营养不良、贫血
2. ADL受限,社会功能下降
3. 忧郁、焦虑和抑郁等心理障碍
4. 溃疡穿孔

参考答案: 1 2 3

【实训报告】

<table>
<tr><td colspan="4">实训名称</td></tr>
<tr><td>实训时间</td><td></td><td>评分</td><td></td></tr>
<tr><td colspan="4">操作流程要点:

注意事项:

适应证:

禁忌证:

实训感受:

报告人:______
指导教师:______</td></tr>
</table>

第二节 胃及十二指肠溃疡

胃溃疡(gastric ulcer, GU)及十二指肠溃疡(duodenal ulcer, DU)统称为消化性溃疡(peptic ulcer, PU),主要是指发生在胃及十二指肠的慢性溃疡,亦可发生在与酸性胃液相接触的其他部位,包括食管、胃肠吻合术后的吻合口及其附近肠襻、梅克尔(Meckel)憩室,溃疡的病损超过黏膜肌层,与糜烂不同。消化性溃疡的发生是由于胃黏膜损害因素(幽门螺杆菌、胃酸及非甾体抗炎药等)大于防御因素(胃黏膜屏障、黏液、黏膜血流、细胞更新及前列腺素等)所致。

【实训目的】

1. 掌握胃溃疡和十二指肠溃疡的临床表现和辅助检查、康复评定方法。

2. 熟悉胃溃疡和十二指肠溃疡的物理治疗方法。

【实训器材】疼痛视觉模拟评分(VAS)量表、Zung抑郁自评(SDS)量表、Zung焦虑自评(SAS)量表、改良Bathel指数量表、生活质量评定、劳动力评定和职业评定量表、超短波治疗仪、中频电治疗仪、超声波治疗仪、直流电及直流电离子透入治疗仪、红外线治疗仪。

【实训内容与步骤】

(一)康复评定

1. 生理功能评定　包括疼痛评定、胃液分泌功能检查、运动功能评定三部分。疼痛评定一般采用视觉模拟评分法(visual analogue scale, VAS),肌力下降可采用徒手肌力测试(MMT)方法。

2. 心理功能评定　包括Zung抑郁自评(SDS)量表、Zung焦虑自评(SAS)量表。

3. 日常生活活动能力评定　采用改良Bathel指数评定。

4. 社会功能评定　可选择生活质量评定、劳动力评定和职业评定。

(二)康复治疗

1. 物理因子治疗

(1)中频电疗法

1)正弦调制中频电疗法：两个电极胃区前后对置，选用交调和变调波，调制频率100Hz，调制深度75%，每个波群治疗10分钟，每日1次，12次为一疗程。

2)干扰电疗法：4个电极交叉置于腹部和背部T_6、T_7区，频率50~100Hz和90~100Hz，每日1次，12次为一疗程。

(2)超声波疗法：治疗前先让患者饮用温开水400~500ml，患者取坐位或卧位，移动法，强度1.0~2.0W/cm^2，分别在胃区和脊柱(T_{5-10})两侧皮肤各治疗8~12分钟，每日1次，15~20次为一疗程。

(3)直流电离子导入疗法

1)鼻黏膜反射疗法：将浸湿的2.5%维生素B_1溶液的小棉条，轻轻塞入患者的鼻前庭，棉条末端置于口唇上方(皮肤上垫块小胶皮)，用一铅板电极与阳极连接；另一极置于枕部接阴极。电流强调度0.5~3mA，每次15~25分钟，每日1次，15~20次为一疗程。适用于溃疡病的早期或有出血的患者。

2)颈交感神经节反射疗法：用电极浸湿2%普鲁卡因溶液，置于喉结节两侧颈交感神经节处，与阳极相接；另一极置于肩胛间，与阴极相接，电流强度3~5mA，时间15~30分钟，每日1次，15~18次为一疗程。

(4)超短波疗法：用五官超短波治疗仪，电极置于喉结两侧颈交感神经节处，微热量，时间8~12分钟，每日1次，15次为一疗程。

(5)其他：温度生物反馈疗法、电睡眠疗法等也可消除大脑皮质的兴奋灶，反射性地调节胃肠活动功能。

2. 运动疗法　根据病情选择有氧运动项目，如步行、跑步、游泳、太极拳等，以改善肌力、肌耐力和整体体能。每日1次，每次20~30分钟，每周3~5次，连续4周或长期运动。

【实训病案】

患者，女，79岁，反复上腹部疼痛二月余。2个月来反复上腹部疼痛，疼痛呈周期性，夜间或空腹时易发作，致难以入睡，服用抗酸药不能缓解，食欲、精神可，大小便正常。查体：心、肺听诊无特殊，腹部平坦，无腹壁静脉曲张，上腹部有压痛，未触及包块，叩诊呈鼓音，听诊肠鸣音正常；墨菲征阴性，肝区无叩痛。

问题一：应该询问该患者哪些病史

1. 既往有无胃炎、胃溃疡、十二指肠溃疡病史

2. 既往有无服用非甾体抗炎药

3. 有无长期酗酒、饮用浓茶、咖啡病史

4. 有无肠梗阻病史

5. ADL能力有无受到影响

6. 是否影响社交活动

参考答案：1　2　3　5　6

问题二：该患者应最先进行哪些辅助检查
1. 血常规
2. 尿常规
3. 胃镜与组织学检查
4. B超查腹腔脏器
5. X线钡餐检查
6. 肠镜检查
参考答案：1 3 5
问题三：该患者最有可能的临床诊断为
1. 慢性胃炎
2. 胃溃疡
3. 十二指肠溃疡
4. 肝硬化
5. 慢性胰腺炎
参考答案：3
问题四：应对该患者进行哪些康复评定
1. 生理功能评定（包括疼痛评定、胃液分泌功能检查）
2. 心理功能评定（有无焦虑、抑郁等）
3. 日常生活活动能力评定（主要评定ADL能力）
4. 社会功能评定
参考答案：1 2 3 4
问题五：可采用的物理因子治疗有哪些
1. 超短波治疗
2. 蜡疗
3. 超声波治疗
4. 直流电离子导入疗法
5. 中频电治疗
参考答案：1 3 4 5
问题六：从社会功能出发，目前该患者可能有哪些社会能力受限
1. 家务受限
2. 社会交往受限、社区活动受限
3. 外出购物受限
4. ADL能力受限
5. 大便功能障碍
6. 生活质量下降
参考答案：2 3 4 6

【实训报告】

实训名称			
实训时间		评分	
操作流程要点: 注意事项: 适应证: 禁忌证: 实训感受: 报告人:________ 指导教师:________			

第三节 肝 硬 化

肝硬化(hepatic cirrhosis, HC)是临床常见的慢性进行性肝病,由一种或多种病因长期或反复作用形成的弥漫性肝损害。在我国大多数为肝炎后肝硬化,少部分为酒精性肝硬化和血吸虫性肝硬化。病理组织学上有广泛的肝细胞坏死、残存肝细胞结节性再生、结缔组织增生与纤维隔形成,导致肝小叶结构破坏和假小叶形成,肝脏逐渐变形、变硬而发展为肝硬化。早期由于肝脏代偿功能较强可无明显症状,后期则以肝功能损害和门脉高压为主要表现,并有多系统受累,晚期常出现上消化道出血、肝性脑病、继发感染、脾功能亢进、腹水、癌变等并发症。

【实训目的】

1. 掌握肝硬化的临床表现和辅助检查、康复评定方法。

2. 熟悉肝硬化的物理治疗方法。

【实训器材】疼痛视觉模拟评分(VAS)量表、Zung抑郁自评(SDS)量表、Zung焦虑自评(SAS)量表、改良Bathel指数量表、生活质量评定、劳动力评定和职业评定量表、超短波治疗仪。

【实训内容与步骤】

(一)康复评定

康复评定主要包括生理功能评定、心理功能评定、日常生活活动能力评定及社会功能评定。

1. 生理功能评定　包括肝功能评定、疼痛评定、胃液分泌功能检查、运动功能评定三部分。肝功能评定包括肝功能检测、腹部B超检查。疼痛评定一般采用视觉模拟评分法(visual analogue scale, VAS),肌力下降可采用徒手肌力测试(MMT)方法。

2. 心理功能评定　包括Zung抑郁自评(SDS)量表、Zung焦虑自评(SAS)量表。

3. 日常生活活动能力评定　采用改良Bathel指数评定。

4. 社会功能评定　可选择生活质量评定、劳动力评定和职业评定。

（二）康复治疗

物理治疗：物理治疗有改善肝脏的血液循环、促进胆汁分泌、消炎止痛的作用。

（1）超短波疗法：有助于改善肝脏的血流，促进胆汁分泌。每次15分钟，每天1次，15次为一疗程。

（2）运动疗法：具有改善肝硬化代偿期患者机体整体耐力的作用。根据病情选择有氧运动项目，以改善肌力和整体体能，如散步、太极拳、保健操等。具体运动量要根据患者的病情而定，肝硬化失代偿期患者应禁止运动，须绝对卧床休息。

【实训病案】

男性，56岁。三周前，自觉上腹部不适，偶有嗳气，反酸，口服西咪替丁有好转，大便色黑，1~2次/天，仍成形，未予注意。一天前，进食辣椒及烤馒头后，觉上腹不适，伴恶心，并有便意，排出柏油便约600ml，并呕鲜血约500ml，当即晕倒，家人急送医院，查血Hb 48g/L，收入院。发病以来乏力明显，睡眠、体重大致正常，无发热。20世纪70年代在农村插队，1979年发现HbsAg（+）。否认高血压、心脏病史，否认结核史，药物过敏史。查体：T 37℃，P 120次/分，BP 90/70mmHg，重病容，皮肤苍白，无出血点，面颊可见蜘蛛痣2个，浅表淋巴结不大，结膜苍白，巩膜可疑黄染，心界正常，心率120次/分，律齐，未闻杂音，肺无异常，腹饱满，未见腹壁静脉曲张，肌紧张，全腹无压痛，肝脏未及，脾肋下10cm，并过正中线2cm，质硬，肝浊音界第7肋间，移动性浊音阳性，肠鸣音3~5次/分。

问题一：应该询问该患者哪些病史

1. 既往有无慢性肝炎史
2. 既往有无酗酒史
3. 有无血吸虫性肝炎病史
4. 有无胃溃疡病史
5. ADL能力有无受到影响
6. 是否影响社交活动

参考答案：1　2　3　5　6

问题二：该患者应进行哪些辅助检查

1. 血常规
2. 尿常规
3. 粪常规
4. 腹部CT
5. B超查腹腔脏器
6. 食管胃底钡剂造影
7. 肝穿刺活检

参考答案：1　2　3　4　5　6　7

问题三：该患者最有可能的临床诊断为

1. 胃溃疡
2. 十二指肠溃疡
3. 胃癌

4. 溃疡性结肠炎
5. 肝硬化
参考答案: 5
问题四: 对该患者应做哪些康复评定
1. 生理功能评定,包括疼痛评定、肝功能评定、运动功能评定
2. 心理功能评定,有无焦虑、抑郁等
3. 日常生活活动能力评定
4. 社会功能评定
参考答案: 1 2 3 4
问题五: 该患者可采用的物理因子治疗有哪些
1. 超短波治疗
2. 蜡疗
3. 超声波治疗
4. 激光治疗
5. 低频脉冲电治疗
参考答案: 1
问题六: 从社会功能出发,目前该患者可能有哪方面社会能力受限
1. 社区活动受限
2. 社会交往受限
3. 外出购物受限
4. ADL能力受限
5. 大便功能障碍
6. 生活质量下降
参考答案: 1 2 3 4 6
【实训报告】

<table>
<tr><td colspan="4">实训名称</td></tr>
<tr><td>实训时间</td><td></td><td>评分</td><td></td></tr>
<tr><td colspan="4">操作流程要点:

注意事项:

适应证:

禁忌证:

实训感受:

报告人:________
指导教师:________</td></tr>
</table>

第四节　肠　粘　连

肠粘连是指由于各种原因引起的肠管与肠管之间、肠管与腹膜之间、肠管与腹腔内脏器之间发生的不正常黏附。肠粘连的患病率尚无确切统计数据，但腹部手术后引发肠粘连占总粘连患者数的90%以上。临床上对肠粘连无特效治疗方法，物理因子等康复治疗方法可取得一定疗效。

【实训目的】

1. 掌握肠粘连的临床表现和辅助检查、康复评定方法。

2. 熟悉肠粘连的物理治疗方法。

【实训器材】疼痛视觉模拟评分（VAS）量表、Zung抑郁自评（SDS）量表、Zung焦虑自评（SAS）量表、改良Bathel指数量表、生活质量评定、劳动力评定和职业评定量表、超短波治疗仪、音频电治疗仪、直流电及直流电离子透入治疗仪、磁疗仪、超声波治疗仪。

【实训内容与步骤】

（一）康复评定

康复评定主要包括疼痛评定、运动功能评定、心理功能评定、日常生活活动能力评定、社会功能评定。

（二）康复治疗

1. 物理因子治疗

（1）超短波疗法：电极置于腹痛部和背部相应脊髓节段，微热量，15~20分钟，每日1次，15~20次为一疗程。常与音频电疗法配合应用，效果较好。

（2）音频电疗法：电极并置于粘连处，电极面积视粘连部位大小而定，电流强度为耐受量，每次20~30分钟，每日1次，15~20次为一疗程。

（3）碘离子透入疗法：电极置于粘连处，衬垫上加5%~10%的碘化钾溶液，一极接阴极，另一极置于其相对的部位，接阳极。电流强度10~20mA，每次20分钟，每日1次，15~20次为一疗程。

（4）磁疗：常用磁场强度为0.2~0.3T，每次20~30分钟，每日1次，15~20次为一疗程。

（5）超声波疗法：采用接触移动法，电流强度0.5~1.2W/cm^2，每次8~12分钟，每日1次，15~20次为一疗程。

（6）石蜡疗法：患部蜡饼法或蜡垫法，每次30~60分钟，每日1次，15~20次为一疗程。

2. 运动治疗　腹部手术后尽早下床，配合腹部按摩、呼吸运动训练、腹肌锻炼、下肢活动可预防粘连的形成，并改善消化功能。

【实训病案】

患者，男，50岁。腹胀腹痛3个月入院。近3个月来反复腹痛腹胀、排气不畅、嗳气、打嗝，小便正常，大便干燥，排便困难，一周解一次。5年前曾行阑尾炎手术。查体：腹部稍膨隆，无明显压痛，无包块。

问题一：应该询问该患者哪些病史

1. 既往有无慢性肝炎史

2. 既往有无肠梗阻病史

3. 有无腹部手术史
4. 有无胃溃疡病史
5. ADL能力有无受到影响
6. 是否影响社交活动

参考答案: 2　3　5　6

问题二: 该患者应进行哪些辅助检查

1. 血常规
2. 尿常规
3. 粪常规
4. 腹部X片
5. 肠镜检查
6. 食管胃底钡剂造影
7. 肝穿刺活检

参考答案: 1　3　4

问题三: 该患者最有可能的临床诊断为

1. 胃溃疡
2. 十二指肠溃疡
3. 肠粘连
4. 溃疡性结肠炎
5. 胃癌

参考答案: 3

问题四: 对该患者应做哪些康复评定

1. 生理功能评定(包括疼痛评定、运动功能评定)
2. 心理功能评定(有无焦虑、抑郁等)
3. 日常生活活动能力评定
4. 社会功能评定

参考答案: 1　2　3　4

问题五: 该患者可采用的物理因子治疗有哪些

1. 超短波治疗
2. 碘离子透入疗法
3. 超声波治疗
4. 音频电疗法
5. 石蜡疗法
6. 音频电疗法

参考答案: 1　2　3　4　5　6

问题六: 从社会功能出发,目前该患者可能有哪些社会功能受限

1. 社区活动受限
2. 社会交往受限
3. 外出购物受限

4. ADL能力受限
5. 大便功能障碍
6. 生活质量下降

参考答案: 6

【实训报告】

实训名称			
实训时间		评分	
操作流程要点: 注意事项: 适应证: 禁忌证: 实训感受: 报告人:______ 指导教师:______			

第五节 便 秘

便秘(constipation)是临床常见的复杂症状,而不是一种疾病,主要是指排便次数减少、粪便量减少、粪便干结、排便费力等。上述症状同时存在2种以上时,可诊断为症状性便秘。通常以排便频率减少为主,一般每2~3天或更长时间排便一次(或每周<3次)即为便秘。

【实训目的】掌握便秘的物理治疗方法。

【实训器材】干扰电治疗仪、间动电治疗仪、音频电治疗仪。

【实训内容与步骤】

便秘的物理治疗方法: 包括物理因子治疗、运动疗法、按摩、生物反馈治疗。

(1)物理因子治疗

1)干扰电疗法: 4个电极分别置于降结肠及乙状结肠部位进行治疗。差频0~5Hz治疗10分钟; 0~100Hz治疗10分钟,每日治疗1次,15~25次为一疗程。

2)间动电疗法: 包括穴位间动电疗法和反射区间动电疗法。

穴位间动电疗法: 用4个圆形电极,一组取穴肾俞为阴极、大肠俞为阳极; 另一组取穴照海为阴极、支沟为阳极; 先用密波,后用起伏波。每组治疗8~10分钟,每日治疗1次,12~15次为一疗程。

反射区间动电疗法: ①脊髓反射区治疗: 用两个手柄圆形电极,从T_{5-12}脊柱两旁,逐节进行阶段反射治疗,密波,每点治疗2分钟。②腹腔太阳神经丛区治疗: 一板状电极置于T_{5-9}脊柱部为阳极，一圆形电极置于剑突下方为阴极，密波治疗5~10分钟。③结肠区治疗：用一板状电极置于腰部为阳极，另一移动电极为阴极，于腹部沿升结肠、横结肠、降结肠，分三区移动治疗，每区各用间升波或起伏波5分钟。以上三个步骤顺序进行，每日治疗1次，12~18次为一疗程。

3）音频电疗法：电极置于脐两侧，电流强度以局部有明显的跳动感为宜，20~30分钟，每日治疗1次，10次为一疗程。

4）其他：可选择旋磁穴位治疗、冷热坐浴或全身浸浴等。

（2）运动疗法：具有维持和改善胃肠蠕动功能、改善机体整体耐力的作用。根据病情选择主动有氧运动项目（游泳、步行、跑步、太极拳等）以改善肌力、肌耐力和整体体能。每次10~20分钟，每日1次，每周3~5次，连续4周或长期坚持运动。

（3）按摩：用全掌按摩腹部，沿结肠走向推揉；可同时按揉大肠俞、足三里、关元、气海等穴位，每穴按揉3~5分钟，每日按摩1次，15~20次为一疗程。

（4）生物反馈治疗：是一种纠正不协调排便行为的训练法，主要用于治疗肛门括约肌失调、盆底肌、肛门外括约肌排便时矛盾性收缩导致的便秘。

【实训病案】

患者，男性，65岁。反复便秘3个月。近3个月来排便费力、不畅，需使用开塞露，解出大便干结，有时有腹痛或腹部不适，近一周出现血便，体重略下降。

问题一：应该询问该患者哪些病史

1. 既往有无慢性肝炎史
2. 既往有无肠梗阻病史
3. 有无胃溃疡病史
4. 有无腹部手术史
5. ADL能力有无受到影响
6. 是否影响社交活动

参考答案：2　4　5　6

问题二：该患者应进行哪些辅助检查

1. 血常规
2. 尿常规
3. 粪常规
4. 肛门直肠指检
5. 肠镜检查
6. 肝穿刺活检
7. 胃肠X线钡餐

参考答案：3　4　5　7

问题三：该患者最有可能的临床诊断为

1. 胃溃疡
2. 十二指肠溃疡
3. 便秘
4. 溃疡性结肠炎

5. 胃癌

参考答案: 3

问题四: 对该患者应做哪些康复评定

1. 生理功能评定(包括疼痛评定、运动功能评定)
2. 心理功能评定(有无焦虑、抑郁等)
3. 日常生活活动能力评定
4. 社会功能评定

参考答案: 1 2 3 4

问题五: 该患者可采用的物理因子治疗有哪些

1. 超短波治疗
2. 干扰电疗法
3. 间动电疗法
4. 音频电疗法
5. 石蜡疗法
6. 超声波疗法

参考答案: 2 3 4

问题六: 从社会功能出发,目前该患者可能有哪些社会功能受限

1. 社区活动受限
2. 社会交往受限
3. 外出购物受限
4. ADL能力受限
5. 大便功能障碍
6. 生活质量下降

参考答案: 6

【实训报告】

实训名称			
实训时间		评分	
操作流程要点: 注意事项: 适应证: 禁忌证: 实训感受: 报告人:________ 指导教师:________			

第六节　功能性消化不良

功能性消化不良(fuctional dyspepsia, FD),也称为非溃疡性消化不良(non-ulcer dyspepsia, NUD),是指一组无器质性原因可究的,慢性持续性或反复发作性中上腹综合征。

【实训目的】

1. 掌握功能性消化不良的临床表现和辅助检查、康复评定方法。

2. 熟悉功能性消化不良的物理治疗方法。

【实训器材】疼痛视觉模拟评分(VAS)量表、Zung抑郁自评(SDS)量表、Zung焦虑自评(SAS)量表、改良Bathel指数量表、生活质量评定、劳动力评定和职业评定量表、超短波治疗仪、磁疗仪、紫外线治疗仪、直流电离子导入治疗仪、超声波治疗仪。

【实训内容与步骤】

(一)康复评定

康复评定主要包括疼痛评定、运动功能评定、心理功能评定、日常生活活动能力评定、社会功能评定。

(二)康复治疗

1. 物理因子治疗

(1)超短波疗法: 电极于腹部及背腰部(T_{11}–L_3)前后对置,微热量,每次15~20分钟,每日1次,10~20次为一疗程。

(2)磁热振疗法: 传感治疗带置于脐部,温度42~45℃,振动适度,每次20~30分钟,每日1次,15~20次为一疗程。

(3)紫外线疗法: 采用腹部多孔照射法,置于腹部及背部相应节段(T_{11}–L_3),距离50cm,首次剂量2~3MED,每次增加1/2~1MED,每日或隔日照射1次,8~12次为一疗程。

(4)直流电离子导入疗法: 两个电极于下腹部及腰骶部对置,用10%氯化钙从下腹部阳极导入,电流强度15~25mA,每次15~25分钟,每日1次,15~25次为一疗程。

(5)其他: 可选用超声波疗法、矿泉水或松脂浴疗法、全身静电疗法、红外线、蜡疗、泥疗等。

2. 运动疗法　根据病情选择主动等张运动、抗阻运动和有氧运动项目以改善肌力、肌耐力和整体体能。有氧运动包括步行、游泳、太极拳等。每日1次,每次20~30分钟,每周3~5次,连续4周或长期坚持运动。

【实训病案】

患者,女,42岁。近1个月来反复上腹部疼痛、腹胀,伴嗳气,进食后上腹部疼痛可加重,有时伴有厌食、恶心、排便不畅。发病以来患者时常感到焦虑不安,情绪低落。查体: 腹部无包块,无压痛、反跳痛。腹部B超示肝、胆、胰、脾未见明显异常。

问题一: 应该询问该患者哪些病史

1. 既往有无慢性肝炎史

2. 既往有无肠梗阻病史

3. 有无胃溃疡病史

4. 有无腹部手术史
5. ADL能力有无受到影响
6. 是否影响社交活动

参考答案：1　2　3　4　5　6

问题二：该患者应进行哪些辅助检查

1. 血常规
2. 尿常规
3. 粪常规
4. 肛门直肠指检
5. 胃镜检查
6. 肝功能检查
7. 腹部B超

参考答案：1　2　3　5　6　7

问题三：该患者最有可能的临床诊断为

1. 胃溃疡
2. 十二指肠溃疡
3. 便秘
4. 功能性消化不良
5. 溃疡性结肠炎

参考答案：4

问题四：对该患者应做哪些康复功能评定

1. 生理功能评定（包括疼痛评定、运动功能评定）
2. 心理功能评定（有无焦虑、抑郁等）
3. 日常生活活动能力评定
4. 社会功能评定

参考答案：1　2　3　4

问题五：该患者可采用的物理因子治疗有哪些

1. 超短波治疗
2. 磁热振疗法
3. 紫外线疗法
4. 直流电离子导入疗法
5. 石蜡疗法
6. 超声波疗法

参考答案：1　2　3　4　5　6

问题六：从社会功能出发，目前该患者可能有哪些社会功能受限

1. 社区活动受限
2. 社会交往受限
3. 外出购物受限
4. ADL能力受限

5. 大便功能障碍

6. 生活质量下降

参考答案: 6

【实训报告】

<table>
<tr><td colspan="4">实训名称</td></tr>
<tr><td>实训时间</td><td></td><td>评分</td><td></td></tr>
<tr><td colspan="4">操作流程要点:

注意事项:

适应证:

禁忌证:

实训感受:

报告人:________
指导教师:________</td></tr>
</table>

第七节　顽固性呃逆

膈肌痉挛又叫呃逆,是由于膈肌、膈神经、迷走神经或中枢神经等受到刺激后引起一侧或双侧膈肌的阵发性痉挛,伴有吸气期声门突然关闭,发出短促响亮的特别声音。如果持续痉挛超过48小时未停止者,称顽固性膈肌痉挛,也叫顽固性呃逆。顽固性呃逆多发生于有器质性疾患的患者,其发病机制不明,严重时可影响正常工作、休息,如果伴有心肺疾患,呼吸功能也会有很大影响。

【实训目的】掌握顽固性呃逆的物理治疗方法。

【实训器材】超短波治疗仪、磁疗仪、紫外线治疗仪。

【实训内容与步骤】

物理治疗方法

(1)物理因子治疗

1)超短波、热磁振、紫外线疗法: 同本章第六节功能性消化不良的物理因子治疗。

2)吸入二氧化碳: 吸入5%~10%二氧化碳10分钟左右可能制止呃逆。

(2)运动疗法

1)根据病情选择主动等张运动、抗阻运动和有氧运动项目以改善肌力、肌耐力和整体体能。每日1次,每次20分钟,每周3~5次,连续4周或长期坚持运动。

2)屏气、饮冷开水、重复深呼吸可有效制止呃逆。

3)揉压双眼球法: 患者闭目,术者将双手拇指置于患者双侧眼球上,按顺时针方向适度揉压眼球上部，直达呃逆停止，若心率<60次/分，应立即停止操作。青光眼及高度近视患者忌用，心脏病患者慎用。

4）导管法：通过鼻腔插入软导管，插入深度约8~12cm，缓慢来回移动导管以刺激咽部，常可有效终止呃逆。

【实训病案】

患者，男性，33岁。持续呃逆两天，伴有恶心、上腹胀痛不适。通过Valsalva动作、按压眼眶可暂时缓解，但数分钟后再次发作。

问题一：应该询问该患者哪些病史

1. 有无心包炎病史
2. 有无胸膜炎病史
3. 有无脑出血、脑梗死病史
4. 有无尿毒症病史
5. ADL能力有无受到影响
6. 是否影响社交活动

参考答案：1　2　3　4　5　6

问题二：该患者应进行哪些辅助检查

1. 血常规
2. 尿常规
3. 粪常规
4. 胸片
5. 超声心动图
6. 头颅CT、MRI

参考答案：1　3　4　5　6

问题三：该患者最有可能的临床诊断为

1. 慢性胃炎
2. 顽固性呃逆
3. 便秘
4. 功能性消化不良
5. 溃疡性结肠炎

参考答案：2

问题四：应对该患者进行哪些康复功能评定

1. 生理功能评定（包括原发疾病引起的生理功能障碍）
2. 心理功能评定（有无焦虑、抑郁等）
3. 运动功能障碍
4. 日常生活活动能力评定（主要评定ADL能力）
5. 社会功能评定

参考答案：1　2　4　5

问题五：可采用的物理因子治疗有哪些

1. 超短波疗法

2. 热磁振疗法
3. 超声波治疗
4. 紫外线疗法
5. 低频脉冲电治疗

参考答案: 1　2　4

问题六: 从社会功能出发,目前该患者可能有哪些社会功能受限

1. 家务受限
2. 社会交往受限、社区活动受限
3. 外出购物受限
4. ADL能力受限
5. 大便功能障碍
6. 生活质量下降

参考答案: 6

【实训报告】

实训名称			
实训时间		评分	
操作流程要点: 注意事项: 适应证: 禁忌证: 实训感受: 报告人:________ 指导教师:________			

第八节　肝　移　植

肝移植术是治疗终末期肝病的重要技术,通过肝移植,可以使晚期肝病患者获得生机。原则上,当各种急性或慢性肝病用其他内外科方法无法治愈,预计在短期内(6~12个月)无法避免死亡者,均可考虑进行移植术。采用外科手术的方法,切除已经失去功能的病肝,然后将一健康肝脏植入人体内的过程就是肝移植,俗称"换肝"。我国的肝移植起步于1977年,从近10年飞速发展,已跻身于国际先进行列。截至2011年10月,全国累计施行肝移植手术约20 900例,术后疗效已接近国际先进水平。

【实训目的】

1. 掌握肝移植的康复评定方法。

2. 掌握肝移植患者的物理治疗方法。

【实训器材】血压计、心电图仪、疼痛视觉模拟评分（VAS）量表、Zung抑郁自评（SDS）量表、Zung焦虑自评（SAS）量表、改良Bathel指数量表、生活质量评定、劳动力评定和职业评定量表。

【实训内容与步骤】

（一）康复评定

1. 生理功能评定　包括病原学检测、生命体征监测（心电图、血压、呼吸等）、肝活检病理检查、营养状态评定（身高、体重、身体质量指数）、疼痛、运动功能评定等。

2. 心理功能评定　包括Zung抑郁自评（SDS）量表、Zung焦虑自评（SAS）量表。

3. 日常生活活动能力评定　采用改良Bathel指数评定。

4. 社会功能评定　可选择生活质量评定、劳动力评定和职业评定。

（二）康复治疗

1. 呼吸运动与排痰训练　以增加受者肺活量和呼吸肌力量，促进有效咳嗽和排痰，减少术后肺部感染。

（1）咳嗽训练：目的是为了促进咳痰和分泌物排泄，防治感染。方法有强制呼气借助法、震动法和叩击法。适合于术后早期卧床患者。

（2）呼吸训练：分为呼吸机通气下、脱机后呼吸训练。

呼吸机通气下呼吸训练：在呼吸机通气下，一边观察胸廓的活动和柔软性，一边进行放松训练、胸廓体操、呼吸借助手法以及体位排痰。逐渐调整和改善呼吸模式，进行脱机后适应性训练，同时进行四肢和躯干的肌力强化训练，当患者可以长时间坐位时，应努力早期离床。

脱机后呼吸训练：呼吸训练的呼吸方式可分为静态呼吸运动、配合躯体活动呼吸运动。临床上常采用吸气性呼吸训练器进行呼吸训练，患者取站位，采用胸腹式呼吸最大限度由口吸气鼻子呼气；按照训练器指示器的提示流速范围缓慢吸气，按照正常人身高、体重设置肺活量目标值；早晚各1次，每次10~20分钟。根据患者体力情况逐渐增加练习次数和时间。还可进行其他呼吸训练，如腹式呼吸、深慢呼吸、吹哨式呼吸等。

2. 运动疗法

（1）维持关节活动范围训练：术后保持患者肢体良好的体位，给予翻身、坐位等体位转换，进行四肢关节被动活动，具体方法参照教材《物理治疗学》（陈景藻主编，人民军医出版社2001年出版）。

（2）低负荷运动训练：训练患者在床上洗漱、进食、床边大小便。坐在床上或床边进行膈肌呼吸练习、肢体被动运动、简单主动运动。训练长时间坐在椅中，做较多的上下肢节律性主动运动或简单的柔软体操。还可进行在病房或病区走廊走动、上厕所、去浴室等活动。术后患者争取早期下床活动，运动时要严密观察病情变化。

（3）有氧训练：若患者耐受低负荷运动训练良好，可逐渐进行有氧训练。根据患者术前病情，选择下肢运动训练、上肢运动训练、呼吸体操、放松训练和增强腹肌的肌力、耐力训练，如步行训练、登梯练习、踏车、抗重力练习和抗阻练习。开始可以取间歇休息法，并在1天中分次活动。运动指征为：活动时心率以不超过120次/分或增加<30次/分为限，或控制在最大心率预计值的60%以下。训练中可以吸氧，注意任何活动时不应该使疼痛加重。

【注意事项】

1. 肝移植患者术后生命体征尚未稳定时，评定内容以实验室检查、生命体征监测为主，康复治疗也应暂缓。

2. 运动治疗强调循序渐进，开始先进行被动关节活动度维持，再进行低负荷运动训练，逐渐过渡到有氧运动，根据患者实际情况选择适合的运动项目。

【实训病案】

患者，男，45岁。1个月前因体检发现肝脏占位就诊肝移植科。患者1个月前常规体检发现肝脏巨大占位，目前无明显不适，偶有反酸、嗳气，无右上腹疼痛，无畏寒发热、恶心呕吐、腹胀腹泻、皮肤巩膜黄染、呕血黑便。查PET-CT检查提示：肝脏左叶及右前叶占位，大小16.0cm × 9.6 cm × 7.1 cm，考虑巨块型肝癌；肝门、右肾静脉后方、腹膜后多发淋巴结转移；肝脏右叶多发小囊肿，遂收入院拟行肝移植手术。

问题一：肝移植术后患者可能存在哪些功能障碍

1. 生理功能障碍（疼痛、运动功能障碍、不正确的呼吸方式、营养障碍等）

2. 心理功能障碍（焦虑、抑郁、恐惧甚至绝望）

3. 感觉功能障碍

4. 日常生活活动受限

5. 社会功能受限

参考答案：1 2 4 5

问题二：肝移植术后的康复评定包括哪些

1. 隔离期检测

2. 排斥反应监测

3. 营养状态评定

4. 疼痛、运动功能、心理功能评定

5. 日常生活活动能力评定

6. 社会功能评定

7. 肝活检

参考答案：1 2 3 4 5 6

问题三：肝移植术后运动治疗的禁忌证有哪些

1. 心力衰竭未得到控制者

2. 出现心绞痛、呼吸困难

3. 严重心律失常

4. 急性全身性疾病，中度以上的发热

5. 安静休息时收缩压>220mmHg，或舒张压>110mmHg

6. 直立性低血压，直立位血压下降≥20mmHg，或运动时血压下降者

7. 术后出现胸腔积液、严重呼吸功能不全（PaO_2<8kPa）

8. 术后近期出现体、肺静脉栓塞、下肢血栓性静脉炎、下肢水肿者

9. 切口愈合不良、感染或出血，电解质紊乱、肾功能不全者

参考答案:1 2 3 4 5 6 7 8 9

问题四:肝移植患者术后康复的内容有哪些

1. 物理治疗(呼吸运动与排痰训练、运动疗法)
2. 作业疗法
3. 康复工程
4. 心理治疗
5. 其他治疗,如药物等

参考答案:1 2 3 4 5

问题五:肝移植术后的常见并发症有哪些

1. 排斥反应
2. 多脏器功能衰竭
3. 出血
4. 脑病
5. 原发性供肝无功能
6. 血管阻塞
7. 心力衰竭

参考答案:1 2 3 4 5 6 7

【实训报告】

实训名称			
实训时间		评分	
操作流程要点: 注意事项: 适应证: 禁忌证: 实训感受: 报告人:________ 指导教师:________			

第九节 慢性胰腺炎

慢性胰腺炎(chronic pancreatitis, CP)是由于胆道疾病或酒精中毒等因素导致的胰腺实质进行性损害和纤维化,常伴钙化、假性囊肿及胰岛细胞减少或萎缩。主要表现为腹痛、消瘦、营养不良、腹泻或脂肪痢,后期可出现腹部包块、黄疸和糖尿病等。

【实训目的】

1. 掌握慢性胰腺炎的临床表现和辅助检查、康复评定方法。

2. 熟悉慢性胰腺炎的物理治疗方法。

【实训器材】疼痛视觉模拟评分(VAS)量表、Zung抑郁自评(SDS)量表、Zung焦虑自评(SAS)量表、改良Bathel指数量表、生活质量评定、劳动力评定和职业评定量表、超短波治疗仪、微波治疗仪、干扰电治疗仪、超声波治疗仪。

【实训内容与步骤】

(一)康复评定

康复评定主要包括疼痛评定、运动功能评定、心理功能评定、日常生活活动能力评定、社会功能评定。

(二)康复治疗

1. 物理因子治疗

(1)超短波疗法:两电极分别于左上腹部、背部(T_8–L_1)对置,微热量,10~20分钟,每日1次,15~20次为一疗程。

(2)微波疗法:圆形辐射器置于上腹部胰腺区,距离10~12cm,微热量,10~20分钟,每日1次,15~20次为一疗程。

(3)干扰电疗法:一组电极置于双侧脾俞穴,另一组电极置于上腹部(腹正中线)两侧,差频90~100Hz及50~100Hz,各治疗10分钟,电流强度20~40mA,每日治疗1次,10~20次为一疗程。

(4)超声波疗法:分别在上腹部胰腺区、背部($T_{6\text{-}9}$),强度1~2W/cm^2,移动法,各治疗5~6分钟,每日1次,15~25次为一疗程。

2. 运动疗法　根据病情和个人爱好选择步行、游泳、跑步等有氧运动项目,以改善肌力、肌耐力和整体体能。每日1次,每次20分钟,每周3~5次,连续4周或长期坚持运动。

【实训病案】

男性,51岁。上腹痛十余年,疼痛可放射到左、右季肋下或背部,疼痛发作频度和持续时间不一。近二年出现腹泻,伴恶心欲吐,厌食油腻,体重下降。近一月来腹痛加重,伴发热,皮肤轻度黄疸。查体:左上腹或脐部可扪及肿块,并伴压痛及腹肌紧张。入院查血糖正常,血清缩胆囊素浓度显著提高,结肠镜检查为正常黏膜像。

问题一:对该患者应该询问哪些病史

1. 既往有无胆道疾病史

2. 既往有无酗酒史

3. 有无胃溃疡病史

4. 有无腹部手术史

5. ADL能力有无受到影响

6. 是否影响社交活动

参考答案:1 2 5 6

问题二:该患者应进行哪些辅助检查

1. 血常规

2. 尿常规

3. 粪常规

4. 腹部平片

5. B超、CT检查胰腺

6. 经十二指肠镜逆行胰胆管造影

7. 胰腺内、外分泌功能检查

参考答案: 1 2 3 4 5 6 7

问题三: 该患者最有可能的临床诊断为

1. 慢性胰腺炎

2. 十二指肠溃疡

3. 肠易激综合征

4. 功能性消化不良

5. 胃溃疡

参考答案: 1

问题四: 对该患者应做哪些康复评定

1. 生理功能评定(包括疼痛评定)

2. 心理功能评定(有无焦虑、抑郁等)

3. 日常生活活动能力评定

4. 社会功能评定

参考答案: 1 2 3 4

问题五: 该患者可采用的物理因子治疗有哪些

1. 超短波治疗

2. 微波

3. 紫外线疗法

4. 干扰电治疗

5. 石蜡疗法

6. 超声波疗法

参考答案: 1 2 4 6

问题六: 从社会功能出发,目前该患者可能有哪些社会功能受限

1. 工作能力受限

2. 社会交往受限

3. 外出购物受限

4. ADL能力受限

5. 大便功能障碍

6. 生活质量下降

参考答案: 1 2 3 6

【实训报告】

实训名称			
实训时间		评分	
操作流程要点: 注意事项: 适应证: 禁忌证: 实训感受: 报告人:______ 指导教师:______			

第十节　吸收不良综合征

吸收不良综合征(malabsorption syndrome)是指各种原因所致小肠营养物质吸收不良而引起的综合征。一般老年人容易发生,与其胃、小肠和胰腺退行性变化有关,以腹胀、腹泻、贫血或骨痛为主要表现。

【实训目的】

1. 掌握吸收不良综合征的临床表现和辅助检查、康复评定方法。

2. 熟悉吸收不良综合征的物理治疗方法。

【实训器材】Zung抑郁自评(SDS)量表、Zung焦虑自评(SAS)量表、改良Bathel指数量表、生活质量评定、劳动力评定和职业评定量表、超短波治疗仪、低频电磁治疗仪、紫外线治疗仪。

【实训内容与步骤】

(一)康复评定

康复评定主要包括小肠吸收功能评定、运动功能评定、心理功能评定、日常生活活动能力评定、社会功能评定。

(二)康复治疗

1. 物理因子治疗

(1)超短波疗法:电极于腹部、背腰部(T_{11}–L_3)对置,微热量,每次15~20分钟,每日1次,10~20次为一疗程。

(2)低频电磁法:磁头置于脐部,磁场强度0.08~0.1T,磁头温度42~45℃,每次15~20分钟,每日1次,15~20次为一疗程。

(3)紫外线疗法:采用腹部多孔照射法,治疗灯以脐部为中心,距离50cm,首次剂量

2~3MED,每次增加1/2~1MED,每日或隔日照射1次,8~12次为一疗程。

2. 运动疗法　具有维持和改善小肠吸收功能、改善机体整体耐力的作用。根据病情能下床活动者,尽量做有氧运动,以改善肌力、肌耐力和整体体能。每日1次,每次5~20分钟,每周3~5次,连续4周。

【实训病案】

患者,男,45岁。腹胀、腹泻半年。半年来反复腹胀、腹泻,为脂肪泻,粪便呈油脂状,有恶臭; 伴贫血,常有骨痛。发病来体重明显下降。B超示有少量腹水。尿常规示尿蛋白阴性。

问题一: 对该患者应该询问哪些病史

1. 有无慢性肝炎史

2. 有无消化不良病史

3. 有无胃溃疡病史

4. 有无腹部手术史

5. ADL能力有无受到影响

6. 是否影响社交活动

参考答案: 1　2　3　4　5　6

问题二: 该患者应进行哪些辅助检查

1. 血常规

2. 尿常规

3. 粪常规

4. 肛门直肠指检

5. 肠镜检查

6. 小肠吸收试验

7. 小肠黏膜活检

参考答案: 1　2　3　6　7

问题三: 该患者最有可能的临床诊断为

1. 胃溃疡

2. 十二指肠溃疡

3. 便秘

4. 功能性消化不良

5. 吸收不良综合征

参考答案: 4

问题四: 对该患者应做哪些康复评定

1. 生理功能评定(包括小肠吸收功能评定、运动功能评定)

2. 心理功能评定(有无焦虑、抑郁等)

3. 日常生活活动能力评定

4. 社会功能评定

参考答案: 1　2　3　4

问题五: 该患者可采用的物理因子治疗有哪些

1. 超短波治疗

2. 低频电磁法
3. 紫外线疗法
4. 直流电离子导入疗法
5. 石蜡疗法
6. 超声波疗法

参考答案: 1 2 3

问题六: 从社会功能出发,目前该患者可能有哪些社会功能受限

1. 社区活动受限
2. 社会交往受限
3. 外出购物受限
4. ADL能力受限
5. 大便功能障碍
6. 生活质量下降

参考答案: 1 2 3 4 5 6

（李雪萍）

【实训报告】

实训名称			
实训时间		评分	
操作流程要点: 注意事项: 适应证: 禁忌证: 实训感受: 报告人:______ 指导教师:______			

第五章 泌尿生殖系统常见疾病康复实训

第一节 尿路感染

尿路感染（Urinary tract infection，UTI）是指病原微生物侵入泌尿系统引起的炎症反应，一般指普通病原体引起的非特异性感染。根据感染部位可分为上尿路感染（累及肾、肾盂及输尿管）和下尿路感染（累及膀胱及尿道）。最常见的致病菌是革兰阴性菌，其中以大肠埃希菌为主，其他依次有副大肠杆菌、变形杆菌等。革兰阴性菌主要以上行性感染途径引起尿路感染；而革兰阳性杆菌，如金黄色葡萄球菌、白色念珠菌属、新型隐球菌及假单胞菌属等，主要以血行性感染途径引起尿路感染。

【实训目的】

1. 熟悉尿路感染的类型、临床表现特点。

2. 掌握尿路感染康复评定及康复治疗方法。

3. 了解尿路感染的健康教育内容。

【实训器材】超短波治疗仪、超声波治疗仪、中频电治疗仪、生物反馈治疗仪。

【实训内容与步骤】

（一）康复评定

1. 生理功能评定

（1）疼痛：可采用视觉模拟评分法（VAS法）。

（2）肾功能评定：包括肾小球滤过功能和肾小管浓缩功能测定。肾小球滤过功能测定有内生肌酐清除率、血尿素氮、血肌酐测定。肾小管浓缩功能测定包括尿比重、尿渗透压及尿酚红排泄试验测定。

（3）排尿功能评定：尿流动力学测定。

2. 心理功能评定　参照本套教材《康复功能评定学》。

3. 日常生活活动能力评定　采用改良巴氏指数评定表。具体评定参照本套教材《康复功能评定学》。

4. 社会功能评定　主要进行生活质量评定。方法参照本套教材《康复功能评定学》。

（二）康复治疗

康复治疗原则以抗感染为主，纠正易感因素为辅，同时应用各种措施加强全身营养，提高机体免疫功能。康复目标为抗感染、减轻临床症状、防止肾功能损害及感染扩散、改善ADL、提高生活质量。康复治疗的方法包括物理治疗、心理治疗等，适用于急性期、慢性泌尿系感染引起的疼痛和功能障碍。

1. 物理治疗

（1）物理因子治疗：可使肾脏血管扩张、血流加速，改善肾脏的血液循环；解除血管痉挛、消炎止痛；加强利尿，促进代谢产物的排泄，促进坏死细胞的再生和肾功能的好转。

1）超短波疗法：电极对置于肾区或膀胱区前后，无热量或微热量，15~20分钟，每日一次，10~20次为一疗程。

2）中频电疗法：电极并置法或对置于肾区或膀胱区，电流强度以患者耐受为准，20分钟，每日一次，10~20次为一疗程。

3）超声波疗法：将声头与肾区或膀胱区体表直接接触，移动法，电流强度1.0~1.2W/cm^2，治疗时间为5~10分钟，每日一次，10次为一疗程。

4）红外线：病变区照射，温热量，15~20分钟，每日一次，10次为一疗程。

5）蜡疗：蜡饼敷于双肾区或膀胱区，30分钟，每日一次，10次为一疗程。

6）磁疗：磁头置于双肾区或膀胱区，磁场强度0.2~0.3T，20分钟，每日一次，10次为一疗程。

（2）其他：如针灸治疗、推拿等，可根据病情选择。

2. 心理治疗　常采用的方法有支持性心理治疗、认知疗法等。对于尿路感染患者，治疗者可通过与患者沟通，对患者指导、安慰及疏导来减轻患者焦虑、抑郁、沮丧的情绪，并可以帮助患者缓解心理压力，解决患者所面临的心理困难与心理障碍，正确地认识疾病，树立战胜疾病的信心，配合治疗。

3. 其他治疗

（1）全身支持治疗：卧床休息，多饮水，保持每日尿量在2000ml以上，注意饮食，多食用易消化、富含热量和维生素的食物。

（2）药物治疗：目前临床所用抗菌药物主要为β-内酰胺类、喹诺酮类、磺胺类、氨基苷类及去甲万古霉素等。

（3）手术治疗：如切开引流、患肾切除术等。

【实训报告】

<table>
<tr><td colspan="4">实训名称</td></tr>
<tr><td>实训时间</td><td></td><td>评分</td><td></td></tr>
<tr><td colspan="4">操作流程要点：

注意事项：

适应证：

禁忌证：

实训感受：

报告人：______
指导教师：______</td></tr>
</table>

第二节　生殖系统感染

生殖系统包括内生殖器和外生殖器。生殖系统各部都可受到病原体感染而产生炎症，形成泌尿外科、妇产科的常见疾病和特殊急症。生殖系统感染既可局限于一个部位，也可同时累及几个部位，有时甚至向全身扩散，也可能是全身或重症感染的一部分。

【实训目的】

1. 了解生殖系统感染的健康教育内容。

2. 熟悉生殖系统感染的类型、临床表现特点。

3. 掌握生殖系统感染康复评定及康复治疗方法。

【实训器材】超短波治疗仪、超声波治疗仪、紫外线治疗仪、激光治疗仪。

【实训内容与步骤】

（一）康复评定

1. 生理功能评定

（1）疼痛：可采用视觉模拟评分法（VAS法）。

（2）排尿功能评定：尿流动力学测定。

（3）性功能评定：参照本套教材《康复功能评定学》。

（4）宫颈糜烂的评定：根据糜烂面积大小将宫颈糜烂分为：①轻度：指糜烂面小于整个宫颈面积的1/3；②中度：指糜烂面占整个宫颈面积的1/3~2/3；③重度：指糜烂面占整个宫颈面积的2/3以上。

根据糜烂的深浅程度可分为单纯型、颗粒型和乳突型。

2. 心理功能评定　参照本套教材《康复功能评定学》。

3. 日常生活活动能力评定　具体评定参照本套教材《康复功能评定学》。

4. 社会功能评定　主要进行生活质量评定、参与社会交往和社区活动的能力评定。方法参见本套教材《康复功能评定学》。

（二）康复治疗

生殖系统感染治疗目标在于迅速控制炎症，以防转为慢性或反复发作。康复治疗以消炎止痛、改善功能为原则；以抑制感染，缓解疼痛等临床症状，减少对患者日常生活和工作的影响，减轻性功能损害，提高生活质量为目标。

1. 物理治疗

（1）物理因子治疗：可以改善患病脏器的血液循环，促进排出聚积的炎性渗出物，控制感染，缓解疼痛。

1）超短波疗法：电极对置于患病脏器前后，无热量或微热量，20分钟，每日一次，10次为一疗程。

2）中频电疗法：同本章第一节。

3）离子导入疗法：常用药物（致病菌敏感的相关抗菌药物），两个电极分别放在腰骶部和下腹，极性连接视药物而定，耐受量，每次20分钟，每日1次，10次为一疗程。

4）超声波：同本章第一节。

5）紫外线疗法：照射于患处，照射剂量按病情而定，一般从2MED开始，每次增加

1/2~1MED，每日或隔日一次，10次为一疗程。

6）激光疗法

氦-氖激光照射法：散焦照射于患处，每日1次，10次为一疗程。

二氧化碳激光照射法：凝固、炭化、气化治疗宫颈糜烂，治疗次数视病情而定。

（2）其他：如磁疗、电兴奋疗法、热水坐浴疗法等，可根据病情酌情选择。

2. 心理治疗　常采用的方法有支持性心理治疗、认知疗法等。对于生殖系统感染的患者，治疗者对患者要坦诚相待，要以深入浅出、通俗易懂的方法去给患者讲解生殖系统感染的基本知识，使患者能清楚了解自身的病症，从而达到领悟和缓解病情的目标，减轻患者的不良心理反应，消除心理症状，提高治疗效果。

3. 其他治疗

（1）一般治疗：卧床休息、合理饮食、避免性生活等。

（2）药物治疗：根据致病菌选择有效抗菌药物。

（3）手术治疗：当脓肿形成时，可切开引流；也可根据病情采取适当手术治疗。

4. 康复护理

（1）杜绝各种感染途径，保持会阴部清洁、干燥，不可用热水、肥皂等洗外阴，选用pH为4左右的弱酸配方的女性护理液更适合；要勤换内裤，不穿紧身、化纤质地内裤。

（2）要注意观察白带的量、质、色、味。有白带量多、色黄质稠、臭秽味者，说明病情较重；如白带由黄转白（或浅黄）、量由多变少、味趋于正常（微酸味），说明病情有所好转。发热患者在退热时一般汗出较多，要注意保暖，保持身体的干燥，汗出后给予更换衣裤，避免吹空调或直吹对流风。

（3）督促患者遵医嘱积极配合治疗。宜卧床休息或取半卧位，以避免炎症扩散。慢性盆腔炎患者应劳逸结合，节制房事，避免症状加重。

（4）长期自服抗菌药物的慢性盆腔炎患者可因阴道内菌群紊乱，致阴道分泌物增多，白带呈白色豆渣样，此时应及时就诊，排除真菌性阴道炎。

【实训报告】

<table>
<tr><td colspan="4">实训名称</td></tr>
<tr><td>实训时间</td><td></td><td>评分</td><td></td></tr>
<tr><td colspan="4">操作流程要点：

注意事项：

适应证：

禁忌证：

实训感受：

报告人：________
指导教师：________</td></tr>
</table>

第三节 肾 移 植

肾移植是指用手术的方法将一个体的肾脏,移植到自体或另一个体的肾脏部位。目前,肾移植在器官移植中技术最成熟、成功率最高,是治疗终末期肾病的理想治疗手段。影响肾移植成功的主要因素是免疫排斥反应,而在抑制排斥反应的同时,常常引发感染。

【实训目的】

1. 了解肾移植后的健康教育内容。

2. 熟悉肾移植常见排斥反应的类型、移植后感染的临床表现特点。

3. 掌握肾移植后康复评定及康复治疗方法。

【实训器材】超短波治疗仪、超声波治疗仪、紫外线治疗仪、激光治疗仪。

【实训内容与步骤】

(一)康复评定

1. 生理功能评定

(1)疼痛评定: 可采用目测类比定级法(VAS法)。

(2)肾功能评定: 参照本章第一节。

(3)排尿功能评定: 尿流动力学测定。

(4)心脏功能评定: 参照第一章第一节。

2. 心理功能评定　参照本套教材《康复功能评定学》。

3. 日常生活活动能力评定　参照本套教材《康复功能评定学》。

4. 社会功能评定　参照本套教材《康复功能评定学》。

(二)康复治疗

肾衰竭患者需长期血透;肾移植术后免疫抑制剂的使用,使患者处于比较严重的免疫抑制状态,患者对病原体的抵抗力显著降低。肾移植术后的早期感染以细菌感染为主,约占所有肾移植术后感染的2/3,而对于肾移植后的感染进行康复治疗,可减轻药物对人体的副作用,降低感染的发病率,延长肾移植患者的生命。康复治疗是在综合治疗的基础上,实施有效的康复治疗,目标为减少感染、改善血液循环、调节免疫功能,最终提高肾移植的长期存活率。方法以物理治疗和心理治疗为主。

1. 物理治疗

(1)物理因子治疗: 作为一种辅助治疗对肾移植术后感染有其积极的临床意义,具有扩张肾脏血管、改善肾脏血液循环、促进代谢产物的排出、防治感染、减轻疼痛及药物中毒症状的作用。

1)超短波疗法: 参照本章第一节。

2)超声波: 将声头与移植肾区体表直接接触,移动法,强度弱剂量0.6~0.8W/cm^2,5~8分钟,每日一次,10次为一疗程。

3)紫外线疗法: 参照本章第二节。

4)激光疗法: 采用氦-氖激光照射法,散焦照射移植肾区体表,每日1次,10次为一疗程。

5)磁疗: 磁块对置于肾区,磁场强度中剂量; 每日1次,每次20分钟,10次为一疗程。

(2)运动疗法: 肾移植患者因长期血液透析,加之手术,身体抵抗力明显降低,运动训练通过使人体的循环及呼吸系统得到有效的刺激，增强心肺功能，提高肌肉使用氧气的能力，达到调节机体各系统功能的作用。治疗从每日1次，每次10分钟起，根据患者身体状况调整训练时间及次数和方法。

1）医疗体操：可采取各种体位，以上肢及躯干的屈伸活动为主。

2）上、下肢运动训练：①抗重力练习；②抗阻练习。

3）放松训练：可选择卧位、坐位、站位，双手自然下垂，排除杂念，双目微闭。

4）耐力训练：采用大肌肉群参加的运动，如腰部和上臂肌肉，保持大肌群持续不断的、有节奏的、数十分钟以上的运动。

2. 心理治疗　常采用的方法有：支持性心理治疗、认知疗法等。治疗者通过对患者及家属进行术前指导、解说，使其了解有关肾移植的问题，以减轻患者及家属的紧张、恐惧、害怕等心理变化。同时也帮助患者及家属正确认识肾移植后所发生的各种反应，调整良好心态，做好各种心理准备，无论在肾移植治疗过程中出现什么问题，都应理解并配合治疗。

3. 其他治疗

（1）全身支持治疗：注意休息，适当运动，合理饮食，以提高机体免疫力。

（2）药物对症治疗。

（3）术后对症治疗。

【实训病案】

患者某某，男，25岁，未婚。因反复发作性浮肿、蛋白尿10年，加重伴少尿4个月。拟诊为慢性肾炎、尿毒症收入院。

患者自幼时常患感冒、扁桃体炎，10年前一次咽痛发热后2天出现肉眼血尿、颜面浮肿，尿少，约350ml/d，检查：尿蛋白++、WBC+、RBC++、颗粒管型+，诊断为急性肾炎，经抗感染、激素及利尿剂等治疗1周后血尿消失，1个月后浮肿消退，但留有尿蛋白++~+++，有少量红、白细胞，劳累后可出现颜面浮肿，休息后即可消退。2年前颜面及双下肢浮肿加重，食欲明显下降，乏力、消瘦，尿量逐渐减至50ml/d左右，检查血红蛋白68g/L、血肌酐920μmol/L（10.5mg/dl）、尿素氮39.2mlmol/L（109mg/dl）、二氧化碳结合力9.5mmol/L（21Vol%），诊断为“尿毒症”，予以药物、透析等治疗。目前尿量280ml/d，末次肾功能检查：血肌酐919.4μmol/L（10.4mg/dl），尿素氮28.6mmol/L（80mg/dl）。

入院后完善相关检查，患者无明显肝移植禁忌证，择日行“同种异体单肾移植术”。术程顺利，术后予加强抗感染、常规抗排斥、补液、利尿、营养支持等治疗，患者病情平稳，肾功能指标逐步改善。

问题一：肾移植术后的康复评定主要有

1. 排尿功能评定

2. 肾功能评定

3. 疼痛、运动功能、心理功能评定

4. 日常生活活动能力评定

5. 社会功能评定

参考答案：1　2　3　4　5

问题二：肾移植术后患者可能存在的功能障碍有

1. 生理功能障碍（疼痛、运动功能障碍、不正确的呼吸方式、营养障碍等）

2. 心理功能障碍(焦虑、抑郁等)
3. 日常生活活动受限
4. 社会功能受限
参考答案:1 2 3 4
问题三:肾移植患者术后康复的内容主要有
1. 物理因子治疗
2. 运动治疗
3. 康复工程
4. 心理治疗
5. 其他治疗,如药物等
参考答案:1 2 4 5
问题四:肾移植术后可采取的运动治疗有
1. 医疗体操
2. 上、下肢运动训练
3. 无氧运动
4. 抗阻训练
参考答案:1 2 3
问题五:肾移植术后可能的并发症有
1. 排斥反应
2. 感染
3. 消化道出血
4. 移植肾破裂
5. 皮肤癌
参考答案:1 2 3 4 5
【实训报告】

<table>
<tr><td colspan="4">实训名称</td></tr>
<tr><td>实训时间</td><td></td><td>评分</td><td></td></tr>
<tr><td colspan="4">操作流程要点:

注意事项:

适应证:

禁忌证:

实训感受:

报告人:________
指导教师:________</td></tr>
</table>

第四节 尿失禁和尿潴留

尿失禁是指患者因不同病因而产生尿频、尿急、不能拖延和控制尿液，也会出现淋沥不尽，排尿困难等症状。

尿潴留可分为急性尿潴留及慢性尿潴留。急性尿潴留时，下腹部饱满感及胀痛，尿意紧迫，但排不出尿液，有时从尿道溢出部分尿液，仍不能减轻下腹的胀痛。慢性尿潴留多表现排尿不畅、尿频明显，常有排尿不尽感。

【实训目的】

1. 了解尿失禁及尿潴留的健康教育内容。

2. 熟悉尿失禁及尿潴留的类型及临床表现特点。

3. 掌握尿失禁及尿潴留康复评定及康复治疗方法。

【实训器材】超短波治疗仪、超声波治疗仪、感应电治疗仪。

【实训内容与步骤】

（一）康复评定

1. 生理功能评定

（1）排尿功能评定：包括尿液测定和超声波评定。

1）尿液测定：主要测定每日排尿量、每次排尿量、残余尿量，了解排尿功能基本状况。

2）超声波评定：主要测定膀胱残余尿量，同时可观察肾及输尿管的结构、膀胱形态、膀胱壁的增厚，了解前列腺增生情况，观察有无肾积水、膀胱颈口形态及排尿状态下膀胱颈口的形态变化。

（2）尿流动力学评定

1）尿流率测定：测定单位时间内排出的尿量。反映下尿路贮尿和排尿的综合性功能。其中，最大尿流率是区别正常人与排尿异常患者的灵敏指标。尿量在150~400ml时，男性最低值为15ml/s，女性为20ml/s。

2）膀胱压力容积测定：通过测定膀胱内压力与容积间的关系反映膀胱的功能。男性最大尿道闭合压为50~90cmH_2O，女性最大尿道闭合压为40~70cmH_2O（一般位于尿道膜部）。

3）尿道功能测定：①尿道压力分布测定：沿尿道连续测定及记录其压力，用以了解尿道功能；②尿道括约肌肌电图：以测定尿道括约肌的肌电活动为主，了解尿道括约肌功能。

4）功能性尿道长度：男性3.5~4.5cm，女性3~4.2cm。

（3）肾功能评定：主要测定尿素氮、肌酐水平。

（4）尿失禁的评定：根据尿失禁的临床症状对尿失禁进行分类及评价。

1）尿失禁的分类：参照本套教材《内外科疾病康复学》。

2）尿失禁程度评定：分为轻度、中度和重度。

轻度：不影响日常生活，只有在特殊情况时才会有尿失禁的困扰，如：做强烈需利用到腹压的运动、激烈运动时或在大声笑才会出现尿失禁，基本不影响主要生活。

中度：造成一些日常生活不便，当咳嗽或稍为腹部用力就会出现尿失禁，需垫护垫、卫生棉或尿失禁裤来保持干爽和参加社交活动。

重度：日常生活上会受到非常大的限制，心理也会受到影响。

（5）神经电生理评定：肌电图检查、神经传导等，具体参照本套教材《康复功能评定学》。

2. 心理功能评定　参照本套教材《康复功能评定学》。

3. 日常生活活动能力评定　参照本套教材《康复功能评定学》。

4. 社会功能评定　主要进行生活质量及职业评定评定。方法参照本套教材《康复功能评定学》。

（二）康复治疗

尿失禁因其影响因素较多，故在治疗中要因病而异，确定尿失禁的类型和严重程度及其对患者生活质量的影响后，采取综合恰当的方案才能取得好的疗效；尿潴留则根据不同的病因及分类解除病痛，恢复患者的排尿功能。康复治疗以病因治疗、缓解和控制排尿和贮尿困难、恢复排尿功能和综合治疗为原则；以解决患者排尿疼痛，尽可能恢复肾功能、排尿功能、性功能，减轻患者的心理压力，提高生活质量为目标。

1. 物理治疗

（1）物理因子治疗：具有改善血液循环、改善肾脏功能和排尿功能的作用；并可通过调整相关神经功能来增强膀胱逼尿肌的肌张力，解除尿道括约肌痉挛。

1）超短波疗法：电极对置于膀胱区前后，无热量或微热量，20分钟，每日一次，10次为一疗程。用于尿失禁、尿潴留并发感染，尿道括约肌痉挛患者。

2）中频电疗法：参见本章第一节。

3）感应电疗法：在关元、中极、曲骨等穴位处，用小圆形电极进行刺激，每处3~4秒，各穴位反复轮流刺激，以引起腹壁肌肉收缩为宜，总治疗时间5~6分钟。适用于膀胱麻痹等。

4）离子透入疗法：两个电极分别置于耻骨联合上（与阳极连接）和腰骶部（与阴极连接），可以用0.1%的毒扁豆碱、新斯的明、毛果芸香碱经阳极导入，20分钟，每日1次，10次为一疗程。

5）蜡疗：将蜡块放在膀胱区，20~30分钟，每日1次，10次为一疗程。适用于手术后引起的尿潴留。

6）磁疗：磁块对置于膀胱区，磁场强度中剂量；每日1次，每次20分钟，10次为一疗程。

7）其他：如红外线疗法、超声波疗法、生物反馈疗法、针灸治疗等，可根据病情选择。

（2）运动疗法：通过增强相关肌肉的力量来提高贮尿、排尿功能。

1）尿失禁的治疗：目的在于增强盆底肌肉力量，提高控尿能力。

①盆底肌肉训练：以训练耻尾肌、提肛肌为主，以增强盆底肌肉对膀胱、尿道、阴道、直肠的支持作用。方法：收紧、提起肛门、会阴及尿道，保持5秒，然后放松；休息10秒，再收紧、提起；尽可能反复多次，至少10次以上；然后做5~10次短而快速的收紧和提起。每次15~30分钟，每日1~3次，坚持4~6周，使每次收缩达10秒以上。在训练时，可采取任何体位进行锻炼，尤其是站立位时的盆底训练更重要，避免收紧腹部、腿部或臀部的肌肉。

②膀胱训练：通过训练使患者学会抑制尿急而延迟排尿，通过延长排尿间隔来提高膀胱容量。方法：为患者选择适当的间隔时间，一般最初以30~60分钟为间隔，最后达2.5~3小时排尿一次。此法只适用于无精神障碍、不是太衰老并具尿急认识能力的患者。

2）尿潴留的治疗：目的在于增强肌肉力量，局部感觉刺激，来促使排尿反射形成，完成排尿过程。

①屏气法（Vasalva法）：用增加腹内压的方法增加膀胱内压力，使膀胱颈开放而引起排

尿的方法。患者身体前倾，快速呼吸3~4次，以延长屏气增加腹压的时间，做一次深吸气，然后屏住呼吸，向下用力做排便动作，反复间断数次，直至没有尿液排出为止。痔疮、疝气、膀胱输尿管反流患者禁用此法。

②扳机点法：反复挤压阴茎，牵拉阴毛，在耻骨联合上进行持续有节奏的拍打，摩擦大腿内侧，用手刺激直肠，促使出现自发排尿反射，激发膀胱逼尿肌反射性收缩和外括约肌松弛，诱发排尿，每次排尿时可采用训练。此法使用时，注意排尿反射及残余尿量。

2. 作业治疗

（1）尿失禁的治疗

1）膀胱训练：利用导尿管定时开放训练膀胱。给予留置导尿管，有尿感时开放导尿管开关10~15分钟，最后达开放时间到2~3小时一次。适用于急迫性尿失禁、充溢性尿失禁等意识清楚能了解自身感觉的患者。

2）间歇性导尿：每小时摄入液体至少100ml，每4小时解尿一次，关闭期间有足够的饮水量。给予诱导使患者自解，再给予导尿，导出膀胱余尿，重建膀胱功能。用于充溢性尿失禁等患者。

（2）尿潴留的治疗

1）膀胱训练：用留置导尿管每4~6小时排尿一次，适当控制饮水量，使每次排尿量不超过500ml，防止膀胱过度膨胀，通过刺激膀胱收缩逐渐形成排尿反射。

2）间歇性导尿：导尿间隔时间，开始一般以4~6小时导尿一次为宜，导尿时间宜安排在起床前、餐前、睡前，每日导尿4~6次。每次导尿前半小时，让患者试行排尿1次后开始导尿，记录患者排出尿量和导出的尿量。具体方法参见本套教材《康复治疗学》。

3. 康复工程

（1）骶神经电刺激术：适应证包括急迫性尿失禁、尿频-尿急综合征、非梗阻性尿潴留。方法：在全麻下在骶椎神经孔内植入永久性神经电刺激器电极，并在髂嵴下后臀部埋入永久性神经电刺激器，电极导线与刺激器在皮下连接，电刺激器的控制与调节均由外部控制器进行。

（2）人工尿道括约肌植入术：在人体内安装一种先进的控制排尿装置，可达到方便地压迫尿道、关闭尿道、控制尿失禁的目的。

（3）辅助具：在尿失禁、尿潴留的治疗中，常常利用自助器具来帮助患者提高自身能力，达到生活自理。个人卫生用具如集尿器、集尿袋、清洁用品等，外部集尿器主要是男用阴茎套型集尿装置，女用集尿装置还很不理想，常常需用尿垫，所有集尿器在使用时都应该注意清洁问题，避免使用不当而引起的感染、溃疡、坏死及皮肤过敏等并发症。

4. 心理治疗

（1）支持性心理治疗、认知疗法：对于尿失禁、尿潴留患者，疏导、安慰可减轻患者的羞怯、紧张、焦虑、悲伤、无助的心理变化。

（2）行为疗法：使患者消除一些引起疾病的高危因素，对患者治疗更有意义。尿失禁患者的行为疗法涉及患者的症状、身体状况及周围环境，包括：

1）盆底肌肉锻炼：同前所述。

2）尿急应对策略：指导患者在尿急时，要保持安静或转移注意力。

3）膀胱训练：同前所述。

4）尿失禁有关的行为和习惯养成：①排尿日记：指导患者每天记录排尿及尿失禁的情况，了解膀胱功能。②生活方式：指导患者对一些和尿失禁发病有关联的方面做适当调节，如戒酒、减轻体重、使用尿垫等。

（3）生物反馈疗法：是一种行为训练技术，通过对不易被察觉的肌电生理给予视觉或听觉信号，并反馈给患者和治疗者，使患者确实感觉到肌肉的运动，并学会如何改变和控制基本的生理过程。生物反馈有利于患者正确掌握盆底肌收缩，是学习收缩和放松盆底肌最好的方法，也利于患者保持正确的肌肉反应，达到治疗目标。

（4）其他：如药物对症治疗、相应的手术治疗可酌情选用。

【实训病案】

患者，男，53岁。因“双下肢不能活动，小便不能自解5个月”就诊。既往无特殊病史。就诊时由轮椅推入诊室，小便不能自知，每日需他人定时按压腹部后排尿。专科查体：腰部后正中线可见长约18cm手术切口疤痕，已愈合，局部无明显压痛及叩痛。T_{10}平面皮肤浅感觉正常，T_9平面以下浅感觉消失；双下肢肌力0级，腱反射未引出，病理征（-）。X线片示：L_1椎体压缩性骨折伴T_{12}椎体前滑脱。MRI检查示：L_1椎体骨折，T_{11}平面脊髓受压，信号异常。

问题一：对该患者应该询问哪些病史

1. 有无腰部外伤史
2. 既往有无腰痛病史
3. 既往有无腰部手术史
4. 有无泌尿道疾病病史
5. 有无规律饮水及按压后排尿
6. 有无检测膀胱容量及排尿后膀胱残余尿量
7. 询问ADL能力有无受到影响

参考答案：1 2 3 4 5 6

问题二：该患者应该进行哪些专科查体

1. 腰部的视、触、动量检查
2. 双下肢运动功能（肌力、肌张力、关节活动度和肌容积）检查
3. 双下肢感觉功能检查
4. 双下肢反射功能检查
5. 鞍区运动、感觉功能检查

参考答案：1 2 3 4 5

问题三：该患者还可进行哪些实验室检查

1. 腰椎正侧位X线片
2. 腰椎CT扫描
3. 尿流动力学检查
4. ASO、RF、CRP
5. 肝肾功能
6. 骨代谢
7. 膀胱B超检查

参考答案：1 2 3 5 7

问题四: 该患者的临床诊断可考虑为

1. 腰椎间盘突出症
2. 腰椎管内硬膜内肿瘤
3. 梨状肌综合征
4. 多发性神经纤维瘤
5. 马尾肿瘤
6. 腰椎结核
7. 脊髓损伤(T_{10}, ASIA C型)

参考答案: 7

问题五: 应该对该患者进行哪些康复评定

1. 生理功能评定(包括疼痛评定、运动功能评定、感觉功能评定、反射评定及心理功能评定,对于有感觉、运动和反射障碍的患者还应该做电诊断评定)
2. 心理功能评定(有无焦虑、抑郁等)
3. 日常生活活动能力评定(主要评定ADL能力)
4. 社会功能评定

参考答案: 1 2 3 4

问题六: 目前患者的主要生理功能和心理功能受限有哪些

1. 腰椎运动功能受限(主要包括腰后伸、前屈、旋转和侧屈活动受限)
2. 双下肢运动、感觉障碍
3. 膀胱、直肠功能障碍
4. 心理功能障碍,主要表现为抑郁
5. 感觉功能受限,左小腿后外下缘及跟部痛觉过敏

参考答案: 1 2 3 4

问题七: 从个体水平观察,目前该患者有哪些日常生活活动受限

1. 穿衣,主要是穿裤子和鞋袜受限
2. 行走
3. 如厕
4. 上下楼受限
5. 家务活动受限
6. 超市购物受限

参考答案: 1 2 3 4

问题八: 从社会功能出发,目前该患者哪些社会功能受限

1. 职业能力受限
2. 家务受限
3. 社会交往受限,社区活动受限
4. 购物受限
5. ADL能力受限
6. 大小便功能障碍
7. 生活质量下降

参考答案: 1 3 7

【实训报告】

实训名称			
实训时间		评分	
操作流程要点: 注意事项: 适应证: 禁忌证: 实训感受: 报告人:______ 指导教师:______			

第五节 性功能障碍

性功能障碍是指性生活各环节的功能发生改变,影响正常性生活的总称。据估计我国有1亿多人患不同程度的勃起功能障碍,有15%~60%的成年女性有不同程度的性功能障碍问题。因此,性功能障碍普遍存在,且不同群体、不同特殊生理和病理时期发病情况各不相同,对人们的生活质量产生严重影响,越来越受有关专家及医务人员的关注。

【实训目的】

1. 了解性功能障碍的健康教育内容。
2. 熟悉性功能障碍的类型及临床表现特点。
3. 掌握性功能障碍康复评定及康复治疗方法。

【实训内容与步骤】

(一)康复评定

1. 生理功能评定

(1)性功能评定:国际通用勃起功能国际问卷来评价勃起功能障碍,见表5-1。

表5-1 勃起功能国际问卷

	0分	1分	2分	3分	4分	5分
对阴茎勃起及维持勃起有多少信心	无	很低	低	中等	高	很高
受到性刺激后,有多少次阴茎能坚挺地进入阴道	无性活动	几乎没有或完全没有	只有几次	有时或大约一半时候	大多数时候	几乎每次或每次

续表

	0分	1分	2分	3分	4分	5分
性交时,有多少次能在进入阴道后维持阴茎勃起	没有尝试性交	几乎没有或完全没有	只有几次	有时或大约一半时候	大多数时候	几乎每次或每次
性交时,保持勃起至性交完毕有多大困难	没有尝试性交	非常困难	很困难	有困难	有点困难	不困难
尝试性交时是否感到满足	没有尝试性交	几乎没有或完全没有	只有几次	有时或大约一半时候	大多数时候	几乎每次或每次

注:积分评价:5~7分重度ED;12~21分轻度ED;8~11分中度ED;≥22分无ED

(2)疼痛:可采用视觉模拟评分法(VAS法)。

2. 心理功能评定　参照本套教材《康复功能评定学》。

3. 日常生活活动能力评定　参照本套教材《康复功能评定学》。

4. 社会功能评定　主要进行生活质量评定,参照本套教材《康复功能评定学》。

(二)康复治疗

1. 物理治疗

(1)运动疗法:运动以有氧运动为主,治疗原则是:

1)持之以恒:坚持每天运动,每次运动至少15分钟,最好是30~60分钟的运动时间。不能每天坚持的也应至少不低于每周4次运动时间。

2)循序渐进:开始时运动量不要过大,只要有呼吸急促、心率加快的感觉就可以了,并在日后渐渐加大运动量。

3)充分休息:运动锻炼后,身体容易出现疲劳,此时一定要注意休息时间充分,最好比平时多1~2小时睡眠时间,让身体有充分休息、康复的时间,避免使身体处于慢性疲劳状态。

(2)冷热水坐浴:可以改善后尿道抑制射精的能力,对早泄治疗有效。

2. 康复工程

(1)真空负压助勃装置:适用于器质性ED,白血病及抗凝剂使用者禁忌。

(2)阴茎假体植入术:各类假体植入人体。

3. 心理治疗

(1)支持性心理疗法:治疗时要对患者表示真诚的关心,询问病史要细致深入,尽可能探寻造成性功能障碍的精神、心理或社会家庭因素。

(2)认知疗法:指导患者学习性知识、性行为,消除患者的焦虑心态,承认和正确面对性伴侣的挫折感,营造良好的伴侣模式,帮助学会平等、坦诚、尊重、体贴,学会如何沟通、交流和配合。懂得重建一些性反射的必要性,克服对性行为的恐惧心理,建立和恢复性的自然反应。

(3)性行为疗法

1)勃起障碍:采用性感集中训练的治疗方法解除焦虑,增进夫妻间交流,如非生殖器官性感集中训练、生殖器官性感集中训练、阴道容纳与活动、完成性交。

2)早泄:①阴茎挤压法:刺激阴茎勃起,于兴奋接近性高潮时女方以示指、拇指、中指挤

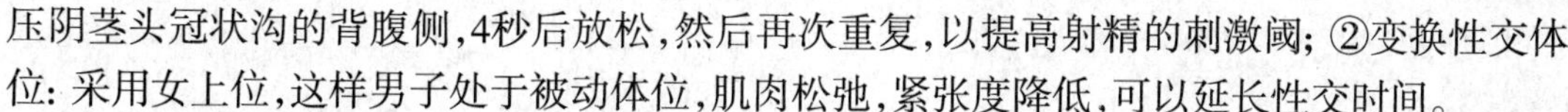

压阴茎头冠状沟的背腹侧,4秒后放松,然后再次重复,以提高射精的刺激阈; ②变换性交体位: 采用女上位,这样男子处于被动体位,肌肉松弛,紧张度降低,可以延长性交时间。

3)女性性欲高潮障碍: 夫妻双方在性活动训练时,将注意力集中在性交过程中性感受的体验。原发性性高潮障碍者自我训练法: ①通过手淫来自我刺激阴蒂达到高潮; ②通过振荡器获得性高潮。

4. 其他治疗　男性阴茎勃起功能障碍可口服西地那非治疗,首次应用推荐剂量50mg,根据疗效及副作用可调整剂量至25mg或100mg。规律或间断使用硝酸酯类药物者禁忌使用。此外还有内分泌治疗、阴茎海绵体内注射血管活性药物及手术治疗等。

(李雪萍)

【实训报告】

<table>
<tr><td colspan="4">实训名称</td></tr>
<tr><td>实训时间</td><td></td><td>评分</td><td></td></tr>
<tr><td colspan="4">操作流程要点:

注意事项:

适应证:

禁忌证:

实训感受:

报告人:________
指导教师:________</td></tr>
</table>

第六章 内分泌及代谢系统常见疾病康复实训

第一节 糖 尿 病

糖尿病(diabetes mellitus)是以能量代谢紊乱而致血糖升高为特征的慢性疾病。糖尿病基本上可分为两大类,第一类(1型糖尿病)为胰岛素分泌的绝对缺乏;第二类(2型糖尿病)为胰岛素抵抗和胰岛素代偿反应不足。此外,尚有少数的糖尿病患者有其特有的病因和发病机制,可归于其他特殊类型。还有一部分患者仅表现血糖升高但未达到糖尿病诊断标准者,目前倾向把这类人称为糖调节受损(impaired glucose regulation, IGR)者,表现为空腹血糖受损(impaired fasting glucose, IFG)或糖耐量受损(impaired glucose tolerance, IGT)。

【实训目的】

1. 掌握糖尿病的临床表现及常见并发症、康复评定、康复治疗方法。

2. 熟悉2型糖尿病患者运动处方的制订。

3. 了解用便携式血糖仪测量指末血糖的方法。了解糖尿病健康教育的重要性和方式。

4. 熟悉糖尿病足的分级及其治疗原则。

【实训器材】便携式血糖仪、听诊器、全自动或半自动电子血压计、音叉、Semmes-Weinstein 5.07(10g)的尼龙纤维丝、超短波治疗仪、超声波治疗仪、直流电疗仪、生物反馈治疗仪。

【实训内容与步骤】

1. 康复评定　康复评定主要包括生理功能评定、心理功能评定、日常生活活动能力评定及参与能力评定。

(1)生理功能评定:包括胰岛功能评定、靶器官损害程度评定及糖尿病康复疗效评定三部分。

1)血糖及胰岛B细胞功能评定:参见本套教材《内外科疾病康复学》。

2)靶器官损害程度评定

①糖尿病性视网膜病变的评定:视网膜病变的评定可用眼底镜、眼底荧光血管造影及眼底光学断层扫描等方法进行检查。依据眼底改变分为非增殖型、增殖型和糖尿病性黄斑水肿三种。非增殖型视网膜病变又分为轻、中、重度。

②糖尿病周围神经病变的评定:包括感觉神经、运动神经和自主神经功能的评定,具体方法参见本套教材《康复功能评定学》。

③糖尿病性冠心病的评定:参照本书第一章第一节“冠状动脉粥样硬化性心脏病”的

生理功能评定部分，主要为心功能的评定。对于35岁以上的患者，还应行运动负荷试验，以判断患者心血管系统对运动的反应能力及患者的体力活动能力，筛查未诊断出的缺血性心脏病。

④糖尿病脑血管病变的评定：主要评定糖尿病脑血管病变引起的运动功能、语言功能及认知功能障碍的严重程度，具体方法参见本套教材《神经康复学》。

⑤糖尿病肾脏病变的评定：可根据肾功能和肾组织学检查结果将1型糖尿病肾脏病变分为5期，约每5年进展一期。Ⅰ期表现为肾小球滤过率增高和肾体积增大；Ⅱ期为静息期，尿白蛋白排出率（UAE）正常，肾小球毛细血管基底膜增厚和系膜基质增加；Ⅲ期为隐形期，也叫早期糖尿病肾病期，主要表现为UAE持续高于20~200μg/min。Ⅳ期为临床糖尿病肾病或显性糖尿病肾病期，主要表现为UAE>200μg/min或持续性尿蛋白>0.5g，为非选择性蛋白尿。肾小球毛细血管基底膜明显增厚，系膜基质增宽；Ⅴ期为即终末期肾功能衰竭。这种分期方法在一定程度上也适用于2型糖尿病肾病。通常2型糖尿病患者肾损害进展比1型糖尿病快（约每3~4年进展一期）。

⑥糖尿病足评定：包括周围血管功能评定和神经功能评定。

周围血管功能评定包括：①踝肱压力指数（ankle brachial pressure index，ABI）测定：ABI=踝动脉收缩压/肱动脉收缩压，正常值为1.0~1.4，小于0.9为轻度缺血，0.4~0.9为中度缺血，小于0.4为重度缺血，此时易发生下肢（趾）坏疽。②下肢体位试验：可以了解静脉充盈时间的长短，是下肢缺血的重要指标之一。令患者平卧抬高下肢45°~60°，在30~60秒使静脉排空，然后立即站立或坐起使足下垂，计算静脉充盈时间。正常人小于15秒，静脉充盈时间超过1分钟，说明下肢供血明显不足。③皮肤血液灌注压的测定：踝的血流灌注可以采用标杆试验（pole-test）来评定，该方法是将腿部抬高后记录超声波信号点。④胫后动脉和足背动脉的脉搏触诊。

神经功能评定包括：①采用肌电图、神经传导速度及诱发电位等电生理检查测定有无周围神经病变及其病变程度。②用音叉震动觉测定患者足部的感觉是否异常，即将分度音叉在双侧足蹲趾关节处测3次，3次中有2次答错，示音叉感觉缺失。③保护性感觉测定：可选用Semmes-Weinstein 5.07（10g）的尼龙纤维丝垂直地置于皮肤表面，沿着足的周边接触，如果患者能在每一处都正确地感受到尼龙丝，能正确回答3个问题中的2个，说明患者的保护性感觉正常。

3）糖尿病康复疗效评定：糖尿病康复治疗疗效的评定实际上与临床治疗疗效评定是一致的。糖尿病的控制目标见表6-1。

表6-1 糖尿病的控制目标

	理想控制	较好控制	控制差
1. 血浆葡萄糖			
空腹（mmol/L）	4.4~6.1	≤7.0	>7.0
非空腹（mmol/L）	4.4~8.0	≤10.0	>10.0
2. HbA1c（%）	<6.5	6.5~7.5	>7.5
3. 血脂			
总胆固醇（mmol/L）	<4.5	≥4.5	≥6.0

续表

	理想控制	较好控制	控制差
HDL-Ch（mmol/L）	>1.1	1.1~0.9	<0.9
甘油三酯（mmol/L）	<1.5	<2.2	≥2.2
LDL-Ch（mmol/L）	<2.6	2.6~3.3	>3.3
4. 血压mmHg	<130/80	130/80~140/90	≥140/90
5. BMI（kg/m^2）	男<25	男<27	男≥27
	<24	女<26	女≥26

注：见中华医学会糖尿病分会2004《中国糖尿病防治指南》

（2）心理功能评定：糖尿病患者由于对疾病的有关知识缺乏而产生的焦虑、抑郁等，一般可选用相应的量表进行测试评定，如Hamilton焦虑量表（HAMA）、Hamilton抑郁量表（HAMD）、简明精神病评定量表（BPRS）、症状自评量表（SCL-9）等，具体方法参见《康复功能评定学》。

（3）日常生活活动能力评定：糖尿病患者日常生活活动能力评定可采用改良巴氏指数评定表，高级日常生活活动能力（包括认知和社会交流能力）的评定可采用功能独立性评定量表（FIM）。具体评定参照本套教材《康复功能评定学》。

（4）社会功能评定：主要进行生活质量评定、劳动力评定和职业评定。方法参见本套教材《康复功能评定学》。

2. 康复治疗

（1）糖尿病康复治疗的原则：糖尿病的康复治疗应坚持早期诊治、综合治疗、个体化方案及持之以恒的原则。在糖尿病综合治疗的实施中，不同类型的糖尿病由于发病机制不同，其康复治疗的步骤亦不同。

1型糖尿病多见于青少年，一旦诊断明确，即应开始胰岛素治疗，补充体内胰岛素的不足。胰岛素治疗同时还可配合饮食疗法和适当运动，运动的目的是增加患者的活动能力，保持整体健康。2型糖尿病则在改善患者的生活方式、实施饮食控制和运动治疗的基础上，同时给予合理的药物治疗，以达到控制血糖、消除症状、减少并发症的目的。口服药无法控制血糖达标者，则应考虑加用胰岛素。糖耐量减低患者需进行早期干预治疗，包括早期开始的饮食控制、运动治疗和生活方式的改善等，必要时给予药物预防。

（2）2型糖尿病患者运动处方的制订：运动疗法是2型糖尿病最重要的康复治疗方法，在采用运动疗法前，需由专科医生为患者制订运动处方，运动处方包括运动方式、运动量（运动强度、运动时间、运动频率）、注意事项等。

运动方式：2型糖尿病患者可采用步行、慢跑、游泳、划船、阻力自行车，有氧体操等运动方式。适当的球类活动、太极拳、木兰拳、原地跑或登楼梯等也是一些简单可用的运动锻炼方法。具体可根据患者的兴趣爱好和环境条件加以选择。除有氧训练之外，也可鼓励2型糖尿病患者每周进行3次以上的抗阻运动。

步行是2型糖尿病患者最常用、简便易行的有氧运动训练方式，一般可在社区中进行。步行最好选择在空气新鲜的环境中进行，根据步行时速度是否改变分为变速步行法和匀速步行法。变速步行法时一般先中速或快速行走30秒至1分钟，后缓步行走2分钟，交替进行，每日步行路程1000~2000米；如果采取匀速步行法即每天坚持行走1500~3000米路程，行走速度保持均匀而适中，并且不中断走完全程。可根据体力逐渐增加行走的路程，每次走完以略感觉疲劳为度。

运动量的大小由运动强度、运动时间和运动频度三个因素决定。

运动强度：运动强度是运动疗法的核心，决定着运动的效果。由于在有效的运动锻炼范围内，运动强度的大小与心率的快慢呈线性相关，因此常采用运动中的心率作为评定运动强度大小的指标。临床上将能获得较好运动效果，并能确保安全的运动心率称为靶心率（target heart rate，THR）。靶心率的确定最好通过运动试验获得，即取运动试验中最高心率的60%~80%作为靶心率，开始时宜用低运动强度进行运动，适应后逐步增加至高限。如果无条件做运动试验，最高心率可通过下列公式获得，即靶心率＝170－年龄（岁）或靶心率＝安静心率+安静心率×（50%~70%）。

运动时间：在运动疗法中，运动时间包括准备活动、运动训练和放松活动三部分的时间总和。2型糖尿病患者最好每周能最少进行150分钟的中等强度以上的有氧运动，每次运动一般为10~40分钟，其中达到靶心率的运动训练时间以20~30分钟为宜。

运动频率：一般认为每周最少运动3次，相邻两次运动间隔不超过2天。

注意事项：

1）在制订运动方案前，应对糖尿病患者进行全身体格检查，如有条件可进行一次运动试验，以早期发现糖尿病患者潜在的疾病，为制订合适的运动强度提供科学依据。

2）运动训练应严格坚持个体化原则，注意循序渐进，持之以恒。

3）注意运动时的反应，密切监测心率、血压、心电图及自我感觉等，发现不良情况及时采取措施，并随时修改运动方案，调整运动量。

4）运动要适量，如果运动结束后10~20分钟心率仍未恢复，并且出现疲劳、心慌、睡眠不佳、食欲减退等情况，说明运动量过大，易诱发酮症酸中毒；运动后身体无发热感、无汗，脉搏无明显变化或在2分钟内迅速恢复，表明运动量过小。

5）预防运动时低血糖：一般情况下，糖尿病患者应避免空腹运动，运动时间最好在餐后1~3个小时。如患者正在接受胰岛素治疗，应避免在胰岛素作用高峰期运动（常规胰岛素作用高峰期在注射后2~4个小时，而中效胰岛素如中性鱼精蛋白锌胰岛素作用高峰期则在注射后8~10个小时），必要时可减少胰岛素用量。注射部位应避开运动肌群以免加快胰岛素吸收，原则上以腹部脐旁为好。此外，运动时应随身携带饼干等含糖食品或含糖饮料，以便有低血糖先兆时可及时食用。

6）有并发症患者的运动安排：如果合并有增殖型视网膜病变，应避免进行剧烈运动、低头动作或闭气动作等，以免引起视网膜脱落和玻璃体出血。并发心血管疾病的患者进行运动锻炼时，应在心电图监视及医护人员的指导下进行。在运动中应避免进行闭气用力动作，如举重或静态用力等。对合用β受体阻断药的患者，由于心率变慢，运动时心率对运动的反应性减低，此时的靶心率计算应按比安静时心率增加20次/分为宜。如果患者存在感觉损害，在运动中应加以注意，宜穿合适的袜子和软底的运动鞋。足底有轻微破损时，应停止运动，并给予及时处理，防止破损扩大。如果患者有自主神经功能紊乱，会引起汗腺功能障碍，在热天进行运动时易发生出汗过多，应注意补充水分。合并糖尿病肾病的患者不宜进行较大强度的运动，因为大强度运动会增加肌肉组织血流量，而肾组织血流量则减少，从而加重糖尿病肾病的病情。

7）其他注意事项还包括选择适合运动的衣裤和鞋袜，了解自身情况，遇到疾病或疲劳应暂停运动，同时还应注意根据天气情况调整运动量等。

3. 糖尿病足的分级及治疗原则　糖尿病足按其病变程度可分为0~5级：0级为皮肤完整，无开放性病灶；1级为皮肤有开放性病灶，但未累及深部组织；2级为感染病灶已侵犯深部肌肉组织，脓性分泌物较多，但无肌腱韧带破坏；3级为肌腱韧带受损，蜂窝织炎融合形成大脓腔，但无明显骨质破坏；4级为严重感染导致骨质缺损、骨髓炎、骨关节破坏或假关节形成，部分肢端可出现湿性或干性坏疽；5级为足大部或全部感染或缺血，导致严重湿性或干性坏死。

糖尿病足的治疗一般采用综合治疗，包括内科、外科和康复治疗三个方面。治疗前，首先要鉴别溃疡的性质，根据溃疡的性质采取不同的治疗方法。神经性溃疡常见于反复受压的部位，如跖骨头的足底面、胼胝的中央，常伴有感觉的缺失或异常，而局部供血是好的。缺血性溃疡多见于足背外侧、足趾尖部或足跟部，局部感觉正常，但皮肤温度低、足背动脉和（或）胫后动脉明显减弱或不能触及。对于神经性溃疡，主要是减压，特别要注意患者的鞋袜是否合适。对于缺血性溃疡，则要重视解决下肢缺血，轻至中度缺血的患者可以实行内科治疗。病变严重的患者可以接受介入治疗或血管外科成形手术。对于合并感染的足溃疡，定期去除感染和坏死组织。只要患者局部供血良好，对于感染的溃疡，必须进行彻底清创。根据创面的性质和渗出物的多少，选用合适的敷料。在细菌培养的基础上选择有效的抗菌药物进行治疗。

【实训病案】

患者，男，50岁，公司职员。因多食、多饮、消瘦3个月就诊。患者于3个月前无明显诱因逐渐食量增加，由原来的每天450g到每天600g，最多达850g，而体重却逐渐下降，两个月内体重减轻了4kg以上，同时出现口渴，喜欢多喝水，尿量增多。与当地医院治疗一个多月，未见明显好转，为进一步诊断治疗来医院就诊。病后大小便正常，睡眠一般。既往体健，无药物过敏史。个人史及家族史无特殊。查体：T 36.5℃，P 83次/分，R 19次/分，BP 130/75mmHg。皮肤无黄染，淋巴结无肿大，瞳孔正大等圆。甲状腺（-），心肺（-），腹平软，肝脾未触及。双下肢无水肿，腱反射正常，Babinski征（-）。

问题一：对该患者应该询问哪些病史

1. 有无上消化道溃疡病史

2. 有无双眼视物模糊病史

3. 有无双下肢“穿袜”感或上肢戴“手套”感，或四肢疼痛病史

4. 有无甲状腺功能亢进病史

5. 有无劳累性心前区疼痛、休息后缓解的病史

6. 有无长期使用糖皮质激素史

7. 有无口面歪斜、偏侧肢体无力及感觉障碍等脑缺血病史

8. 有无四肢骨折病史

9. 家族有无糖尿病等其他代谢性疾病病史

参考答案：2　3　4　5　6　7　9

问题二：该患者最有可能诊断为下列哪种疾病

1. 1型糖尿病

2. 2型糖尿病

3. 糖耐量受损
4. 糖调节受损
5. 继发性糖尿病
参考答案: 2
问题三: 此时该患者最适于做下列哪组检查
1. 肾功能检查,肾动脉造影
2. 眼底检查,甲状腺B超,垂体CT或MRI
3. 心电图,肾功能,电解质,头颅CT或MRI
4. 尿糖,血糖,糖化血红蛋白,糖耐量试验
5. 心电图,尿常规,胸片,肾盂静脉造影
参考答案: 4
问题四: 下列可以反映最近8~12周的血糖控制情况的检查是
1. 空腹血糖
2. 随机血糖
3. 尿糖
4. 糖耐量试验
5. 糖化血红蛋白
参考答案: 5
问题五: 对糖尿病患者进行生理功能评定时,应包括下列哪些内容
1. 胰岛功能评定
2. 靶器官损害程度评定
3. 日常生活活动能力评定
4. 糖尿病康复疗效
5. 心理状况评定
参考答案: 1　2　5
问题六: 如果该患者现在确诊为2型糖尿病,此时最适合的处理是
1. 控制饮食
2. 运动治疗
3. 血糖监测
4. 心理治疗
5. 包括上述所有疗法在内的综合康复治疗
参考答案: 5
问题七: 靶心率一般取运动试验中最高心率的百分数是
1. 0%~20%
2. 20%~40%
3. 40%~60%
4. 60%~80%
5. 80%~100%
参考答案: 4

问题八：2型糖尿病每周至少应进行中等强度以上的有氧训练的时间是

1. 60分钟
2. 90分钟
3. 120分钟
4. 150分钟
5. 180分钟

参考答案：5

问题九：以下关于已有糖尿病并发症的糖尿病患者进行运动疗法时的注意事项的叙述，正确的是

1. 如果合并有增殖性视网膜病变，应避免进行剧烈运动、低头动作或闭气动作等
2. 并发心血管疾病的糖尿病患者进行运动锻炼时，应在心电图监视及医护人员的指导下进行
3. 并发心血管疾病的糖尿病患者进行运动锻炼时，应避免进行闭气用力动作，如举重或静态用力等
4. 如果患者存在感觉损害，在运动中宜穿合适的袜子和软底的运动鞋
5. 合并糖尿病肾病的患者可进行较大强度的运动

答案：1 2 3 4

问题十：下列哪项检查属于糖尿病足的周围血管功能评定

1. 音叉震动觉测定
2. 踝肱压力指数
3. 下肢体位试验
4. 保护性感觉的测定
5. 胫后动脉和足背动脉的脉搏触诊

答案：2 3 5

【实训报告】

<table>
<tr><td colspan="4">实训名称</td></tr>
<tr><td>实训时间</td><td></td><td>评分</td><td></td></tr>
<tr><td colspan="4">操作流程要点：

注意事项：

适应证：

禁忌证：

实训感受：

报告人：________
指导教师：________</td></tr>
</table>

第二节　骨质疏松症

骨质疏松症（osteoporosis，OP）是以骨量减少，骨的微观结构退行性改变为特征的，骨的脆性增加及易发生骨折的一种全身性代谢性骨骼疾病。骨质疏松症分为原发性和继发性，原发性骨质疏松症最常见。患病率虽有种族和地区的差异，但总体上60~70岁老年人中约1/3患有骨质疏松，80岁以上老人半数以上有骨质疏松症。临床中OP较常见于截瘫、偏瘫、脊髓灰质炎后遗症及骨折后肢体、截肢后残肢、长期制动、卧床的患者。

【实训目的】

1. 掌握骨质疏松症的康复评定、康复治疗方法。

2. 熟悉骨质疏松症的功能障碍和临床表现。

3. 了解骨质疏松症的病因和健康教育的方式。

【实训器材】量角器、双能X线吸收技术检查设备、血液生化检查设备、超短波治疗仪、微波治疗仪、调制中频治疗仪，干扰电治疗仪、功能型电刺激治疗仪、经皮神经肌肉电刺激治疗仪、超声波治疗仪、红外线治疗仪、红光治疗仪、氦-氖激光治疗仪、低频脉冲电磁场治疗仪。

【实训内容与步骤】

（一）康复评定

1. 生理功能评定　包括疼痛评定、感觉功能评定、运动功能评定、平衡协调功能评定、心肺功能评定五部分。

（1）疼痛评定：骨痛和腰背痛评定采用目测类比定级（VAS）法。在纸上画一根10cm长横线，一端表示无痛（0分），一端表示剧痛（10分），让受试者根据自己体验到的疼痛程度，在线上划出某一位置，再进行测量分析。这样就可以把主观的感觉变成可观的数值，经过统计学处理加以比较。该方法在临床上操作比较快捷。具体参见本套教材《康复功能评定学》。

（2）感觉功能：具体参见本套教材《康复功能评定学》。

（3）运动功能：由于骨质疏松症所致的骨痛、继发骨折可引起不同程度的运动功能障碍，最后导致肌肉的萎缩和关节活动度的障碍。因此说运动功能评定是骨质疏松症评定的重要内容。

1）肌力评定：具体参见本套教材《康复功能评定学》。

2）关节活动度（ROM）评定：具体参见本套教材《康复功能评定学》。

（4）平衡协调功能评定：特别指出的是，通过平衡评定预测被试者跌倒的风险及其程度是骨质疏松症患者功能评定的重要方面。具体参见本套教材《康复功能评定学》。

（5）心肺功能评定：具体参见本套教材《康复功能评定学》。

2. 心理功能评定　具体参见本套教材《康复功能评定学》。

3. 日常生活活动能力评定　若单纯评定基本或躯体ADL（basic or physical ADL，BADL or PADL）时选用Bathel指数。若单纯了解工具性ADL（instrumental ADL，IADL）的情况应选功能活动问卷（the functional activities questionary，FAQ）。若同时了解患者的PADL 和IADL时选用我国的IADL量表（陶寿熙等于1992年制定，供脑卒中患者使用）和快速残疾评定量表RDRS。具体参见本套教材《康复功能评定学》。

4. 社会功能评定　人的社会功能是指人能否在社会上发挥一个公民应有的功能及其发挥作用的大小。为评定患者的社会功能，常需评定其社会生活能力、就业能力和生活质量。

(1)社会生活能力的评定、就业能力的评定：参见本套教材《康复功能评定学》。

(2)生活质量评定：骨质疏松对生活质量的影响是多方面的，常见量表有：医疗结果研究的36项简明健康调查表MOS-SF36，已制定中国版；SIP(sickness impact profile)即疾病影响程度表，以指标定义清晰和权重合理而广为应用。方法参见本套教材《康复功能评定学》。

(二)康复治疗

1. 骨质疏松症治疗目标　是缓解骨痛，控制病情发展，提高骨量，防止废用综合征，预防继发性肌肉萎缩，降低骨折发生率以及改善ADL能力和生活质量。应采取病因治疗、基础治疗、药物治疗、运动治疗、防跌倒宣传教育五者相结合的综合治疗原则。

2. 适应证与禁忌证

(1)适应证：病情稳定的骨质疏松患者。

(2)禁忌证：主要包括合并其他严重并发症(如严重心律失常，心动过速，脑血管痉挛，心衰，不稳定心绞痛，运动中血压>220/110mmHg，肺心病，慢性肾功能不全，严重的贫血等并发症)。

3. 物理因子治疗

(1)高频电疗：可采用超短波和微波治疗。方法：20分钟/次，15次一个疗程。

(2)中频电疗：可采用调制中频、干扰电治疗。方法：20分钟/次，15次一个疗程。

(3)低频电疗：功能型电刺激(FES)、电体操、感应电，可减少肌肉萎缩；经皮神经肌肉电刺激(TENS)可以止痛；直流电钙离子阳极导入可以治疗骨折，促进骨折愈合。方法：20分钟/次，15次一个疗程。

(4)超声波：采用0.1~0.4W/cm^{2}超声波，20分钟/次，15次一个疗程，可促进骨折愈合。

(5)光疗：红外线、红光、氦-氖激光可改善局部血液循环，减轻局部的水肿。紫外线全身照射可促进体内的活性维生素D的生成，促进肠道对钙、磷的吸收，增加骨质的生成。治疗时可采用治疗仓或高压汞灯全身照射。

(6)磁疗：低频脉冲电磁场(PEMFS)疗法。方法：每天1次，每次40分钟，连续30天。

4. 运动疗法

(1)增强肌力练习：是提高肌肉质量的最佳康复治疗方法。

1)常用的四肢肌力训练方法：有等张抗阻练习法，如直接举起哑铃、沙袋等重物，通过滑轮及绳索提起重物，牵拉弹簧或橡皮筋等弹性物，使用专门的肌力训练器械和利用自身体重作为负荷练习等。以上各种训练所加的负荷应该逐渐增加，不宜过快。四肢肌力练习还可采用等长收缩练习法，即肌肉在收缩中并不产生关节的活动，仅有肌张力的增高。通常采用Tens规律，即每次等长收缩维持10秒，休息10秒，重复10次为1组，每天重复10组。这一规律同样可用于等张练习中。

2)腰背部肌肉肌力训练方法：训练也可以采用等张、等长练习法，如在俯卧位下进行上胸部离床的抬高上体练习，以及使髋部离床的抬高下体，然后再做同时抬高上、下体，而仅有腹部接触床。每次练习维持10秒，重复10次为1组，开始时只要求动作完成准确，并维持数秒即可，以后逐步增加到维持10秒和完成10次。腰背肌等长训练法可在仰卧位下进行，在头部和足部各垫一高约10cm物体，收缩背肌，使臀部离床，人如平板状，从每次维持10秒开始，逐步延长至最大可耐受时间。即使不能支撑，由于高仅10cm，稍一放松背肌，臀部既可着地，也不致发生意外。但应注意在训练过程中不应有屏气。另外，还可利用“桥式运动”来增加腰背肌的力量训练。

（2）纠正畸形的练习：做背伸肌肌力练习，同时还应该对屈肌群进行牵张练习，包括扩胸，牵张上肢、腹肌和下肢肌群，注意循序渐进，一次不应牵张次数过多、时间过长，以免发生损伤。除此之外，还应在日常生活中注意保持正确的姿势，对疼痛明显者可适当应用止痛药。另外，水中练习可以利用水的浮力消除部分重力的影响，同时还有利于松弛痉挛的肌群，对纠正畸形有很好的帮助。

（3）防止跌倒：防止跌倒的方法除了多做增强下肢肌力的练习外，还宜进行脊椎灵活性练习和增强平衡协调性的练习。包括单腿站立、正走、倒走、下蹲起立练习等。太极拳运动强度可大可小，既能训练腿部肌力，又可练习下肢诸关节本体感受能力，可能会取得较好的防跌倒效果。

（4）针对某些骨折的康复治疗：对于脊椎骨折的患者首先应卧床休息并给予必要的止痛药物，可做一些简单的不用力的等张训练。卧床休息2周后做翻身和背肌增强练习。可短期应用围腰支具，但不推荐长期应用。对于股骨颈骨折的患者常需立即进行骨科急诊治疗，在有条件时，可做股骨头置换，争取早日下床。桡骨远端骨折患者宜立即进行复位，石膏固定，然后即可做肩部主动运动，以及屈肘、伸握拳、拇指对指等练习，逐步增加用力程度。骨折愈合后可进行腕屈伸和前臂旋转活动练习，1~2周后增加腕掌支撑练习。

（5）改善症状和增强全身健康状态的练习：通常采取有氧训练法，鼓励多做步行练习、呼吸练习和各种文娱活动，以提高整体健康水平。

5. 作业治疗　在对OP患者功能障碍情况进行全面评价以后，有目的、有针对性地从日常生活活动、职业劳动、认知活动中选择一些作业活动，指导患者进行训练。尽量改造和移除家庭和周边环境的障碍。

6. 康复工程　骨质疏松最常出现的问题是椎体压缩性骨折、脊柱畸形、股骨颈骨折、桡骨远端骨折和肱骨近端骨折。因此在治疗中应用康复工程原理，为病人制作适合的支具、矫形器和保护器是固定制动、减重助行、缓解疼痛、矫正畸形、预防骨折发生、配合治疗顺利进行的重要措施之一。

7. 心理治疗　骨质疏松症的心理治疗长期以来不被人们所重视。近年来，人们越来越认识到，患者症状轻重与人的心理状态关系密切。因此，骨质疏松症患者心理状态的调整必须受到重视。

8. 药物和其他治疗

（1）病因治疗：如有明确病因，应首先针对病因进行治疗，这是最根本的治疗，然后再适当联合其他方法治疗。

（2）基础治疗：包括饮食营养、钙剂、维生素D及其衍生物的补充。

（3）药物治疗：药物应用应遵循早期、长时、联合用药的原则。抑制骨吸收药物如钙制剂、雌激素、降钙素、二磷酸盐、活性维生素D衍生物等。

9. 实训操作　指导教师按上述的实训目的、实训器材、实训内容及步骤，先制订实训方案，并明确实训的流程和顺序，先做什么，后做什么，并仔细讲解，然后将以上操作流程示教给学生。示教结束后，学生两人一组，一人做治疗师和（或）医生，一人做患者，模仿老师操作，老师进行纠错与再示范，直至学生操作正确。最后，评选出最优秀的一组，再操作一遍，老师做总结点评，使学生真正掌握该疾病的实训操作。

【注意事项】

1. 学生必须掌握该病实训操作的流程及主要关键步骤，告诫患者训练要持之以恒，如果停止训练，训练效果可以在2周内完全消失。

2. 严重骨质疏松患者活动强度应偏小，宜循序渐进。

3. 不要轻易撤停治疗药物，要在药物治疗的基础上，辅以基础治疗。

4. 骨质疏松患者切记注意预防跌倒的问题。

【实训病案】

于某某，女，68岁。入院前半年，患者无明显诱因出现腰背疼痛伴活动受限，以上腰段为主。疼痛沿脊柱向两侧扩散，仰卧或坐位时疼痛减轻，直立时后伸或久立、久坐时加剧，日间疼痛轻，夜间和清晨醒来时加重，弯腰、肌肉运动、咳嗽、大便用力时加重。病程中无大小便失禁及双下肢感觉改变。今为明确诊治，遂入医院就诊。月经史：$13\frac{3\sim5}{25\sim30}$LMP2000-09-20。既往史：否认肝炎、结核等传染病史。糖尿病史5年，长期院外口服降糖药治疗，未定期监测血糖，血糖控制不理想。否认食物、药物过敏史，否认外伤、手术史及输血史。专科检查：脊柱无侧凹畸形，但有轻度的驼背。腰部棘突区叩压痛明显，以L_1为主。脊柱前屈、后伸、侧屈、旋转均受限。双下肢感觉及运动尚可，肌力均为4级。四肢生理反射存在，病理反射未引出。VAS评分：7分。腰椎X线显示：腰椎退行性改变，骨质疏松，L_1椎体压缩性骨折。

问题一：对该患者应该询问哪些病史

1. 有无腰部外伤史
2. 有无长期姿势不正或腰部劳损史
3. 有无肿瘤史
4. 有无消化道疾病病史
5. 有无服用激素史
6. 有无会阴部感觉异常
7. 询问ADL能力有无受到影响
8. 饮食情况

参考答案：1 2 3 4 5 7 8

问题二：该患者发病的病因最可能的是

1. 遗传因素——成骨不全症
2. 营养失衡——饮食中长期缺钙
3. 活动量不足
4. 不良嗜好——长期嗜酒、吸烟
5. 长期服用某些药物——类固醇激素
6. 年龄相关因素及绝经期后
7. 青年型骨质疏松

参考答案：2 3 4 5 6

问题三：该患者应该进行哪些专科查体

1. 双下肢运动功能(肌力、关节活动度和肌容积)检查
2. 双下肢感觉功能检查
3. 双下肢反射功能检查
4. 脊柱活动度检查
5. 疼痛评分
6. 棘突、棘旁叩击检查
7. 坐位及站立位平衡
8. 腱反射

参考答案：1 2 3 4 5 6 8

问题四：该患者最典型的临床表现有哪些

1. 晕厥
2. 骨折
3. 疼痛
4. 身高缩短、驼背
5. 肌痉挛
6. 脊柱活动度受限
7. 脊柱侧弯
8. 呼吸困难

参考答案：2 3 4 6

问题五：该患者还应该进行哪些实验室检查

1. 骨形成的指标，包括血清骨源性碱性磷酸酶(AKP)和骨钙素(BGP)
2. 骨吸收的指标：包括空腹尿钙/肌酐比值、空腹尿羟脯氨酸/肌酐比值、尿吡啶啉和脱氧吡啶啉、血抗酒石酸酸性磷酸酶(TRAP)
3. 血钙、血磷检查
4. 血雌二醇、降钙素和甲状旁腺素
5. 肝肾功能检查
6. 腹部彩超检查
7. 双能X线吸收法
8. 定量CT法
9. 腰椎正侧位片

参考答案：1 2 3 4 7 8 9

问题六：该患者的临床诊断是

1. 腰椎压缩性骨折
2. 骨质疏松
3. 第三腰椎横突综合征
4. 腰椎骨肿瘤
5. 腰椎结核
6. 腰椎间盘突出症

7. 第三腰椎椎体前滑脱
8. 腰椎管内硬膜内肿瘤
9. 腰椎结核

参考答案: 1 2

问题七: 作为医师你应要求你自己或治疗师对该患者进行哪些康复评定

1. 生理功能评定(包括疼痛评定、运动功能评定、感觉功能评定、反射评定等)
2. 心理功能评定(有无焦虑、抑郁等)
3. 日常生活活动能力评定(床椅转移、平地行走45米、上下楼梯等)
4. 社会功能评定

参考答案: 1 2 3 4

问题八: 目前患者生理功能和心理功能受限的主要有哪些

1. 腰椎运动功能受限,主要包括腰后伸功能受限、腰前屈功能受限、腰旋转功能受限和腰侧屈功能受限
2. 大小便功能障碍
3. 疼痛
4. 心理功能障碍,主要表现为焦虑、担心治不好会瘫痪
5. 感觉功能受限
6. ADL下降

参考答案: 1 3 4

问题九: 这类患者可能出现的生理功能障碍有哪些

1. 心脏功能障碍
2. 呼吸功能障碍
3. 运动功能障碍
4. 心理功能障碍
5. 日常生活活动能力受限
6. 社会参与受限

参考答案: 1 2 3

问题十: 从个体水平观察,目前该患者有哪些日常生活活动受限

1. 穿衣,主要是穿裤子和鞋袜
2. 行走
3. 如厕
4. 修饰
5. 进食
6. 上下楼
7. 家务活动
8. 超市购物

参考答案: 1 2 3 6 7 8

问题十一: 从社会功能出发,目前该患者哪些社会功能受限

1. 职业能力受限

2. 家务受限
3. 社会交往受限、社区活动受限
4. 购物受限
5. ADL能力受限
6. 大小便功能障碍
7. 生活质量下降

参考答案: 1　3　4　7

问题十二: 近期康复治疗目标是什么

1. 消炎止痛
2. 预防压疮及深静脉血栓
3. 改善血液循环,促进损伤修复
4. 改善腰椎生理活动范围
5. 改善心理功能
6. 改善ADL能力

参考答案: 1　2　3　4　5　6

问题十三: 远期康复治疗目标是什么

1. 恢复ADL能力
2. 恢复患者心理功能
3. 恢复社会功能
4. 恢复患者腰椎生理功能
5. 改善生活质量
6. 回归社会和社区

参考答案: 1　2　3　4　5　6

问题十四: 目前康复治疗方案是什么

1. 物理治疗

(1)高频电疗: 20分钟/次,15次一个疗程。

(2)中频电疗: 20分钟/次,15次一个疗程。

(3)低频电疗: 20分钟/次,15次一个疗程。

(4)超声波: 采用0.1~0.4W/cm^2超声波,20分钟/次,15次一个疗程。

(5)光疗: 红外线、红光、氦-氖激光。治疗时可采用治疗仓或高压汞灯全身照射。

(6)磁疗: 每天1次,每次40分钟,连续30天。

2. 运动疗法

(1)增强肌力练习: 腰背肌肌力训练每日1次 × 10天; 四肢肌力训练每日1次 × 10天。

(2)纠正畸形的练习: 做背伸肌肌力练习以及对屈肌群进行牵张练习,包括扩胸,牵张上肢、腹肌和下肢肌群。在日常生活中注意保持正确的姿势。

(3)防止跌倒: 做增强下肢肌力的练习; 脊椎灵活性练习; 平衡协调性的练习。

(4)改善症状和增强全身健康状态的练习: 有氧训练法,如步行练习、呼吸练习和各种文娱活动,以提高整体健康水平。

3. 作业治疗,穿衣(穿裤子和鞋袜)、行走、如厕及上下楼训练。

4. 康复工程，佩戴腰围，注意治疗和休息时去除腰围。
5. 心理治疗，主要进行心理疏导和支持治疗。
6. 药物治疗，可以口服止痛药、钙剂和维生素D。
7. 康复护理，卧硬板床，教会患者正确的起、坐、卧、转身和下蹲姿势。

参考答案: 1 2 3 4 5 6 7

问题十五: 如何纠正该患者的驼背畸形
1. 背伸肌肌力练习
2. 对屈肌群进行牵张练习
3. 扩胸动作
4. 在日常生活中注意保持正确的姿势
5. 佩戴矫形器
6. 手术治疗

参考答案: 1 2 3 4 5

问题十六: 针对该患者如何防止跌倒
1. 做增强下肢肌力的练习
2. 脊椎灵活性练习
3. 增强平衡协调性的练习
4. 使用辅助器具，如拐杖
5. 促进本体感觉的训练，如站在平衡垫上
6. 太极拳
7. 正走、倒走
8. 单腿站立

参考答案: 1 2 3 4 5 6 7 8

问题十七: 针对骨质疏松患者的康复护理需要注意哪些问题
1. 饮食护理(保持钙、磷和维生素D的平衡)
2. 疼痛护理(注意保暖及减少寒冷刺激)
3. 心理护理
4. 安全护理
5. 使用止痛药物
6. 使用辅助器具

参考答案: 1 2 3 4 5 6

问题十八: 骨质疏松症的功能结局有
1. 骨质疏松性骨折
2. 体形畸变
3. 长期卧床引起的呼吸系统问题
4. 长期卧床引起的心血管疾病
5. 日常生活质量下降
6. 精神心理问题

参考答案: 1 2 3 4 5 6

问题十九：对骨质疏松症患者及其家属应进行哪些健康教育

1. 饮食起居方面，应戒烟、戒酒、戒饮浓茶、浓咖啡，注意节制饮食，防止过饱，饮食要清淡，少盐饮食为宜，宜饮用强磁化水

2. 自我锻炼，长期坚持进行肌力、肌耐力、关节活动度和平衡功能训练

3. 休闲性作业活动，宜多到户外参加文体活动，如各种球类运动

4. 日常生活注意事项（如照明好、地面防滑、无杂物）

参考答案：1　2　3　4

【实训报告】

<table>
<tr><td colspan="4">实训名称</td></tr>
<tr><td>实训时间</td><td></td><td>评分</td><td></td></tr>
<tr><td colspan="4">操作流程要点：

注意事项：

适应证：

禁忌证：

实训感受：

报告人：______
指导教师：______</td></tr>
</table>

第三节　肥　胖　症

肥胖症（obesity）是由各种原因引起机体能量供需失调，饮食中能量的摄入多于机体能量的消耗，以致过剩的能量以脂肪形式贮存于体内所致。根据病因可将肥胖分为单纯性及继发性两类。肥胖的病因迄今尚未阐明，但与遗传、中枢神经系统、饮食习惯、内分泌因素、热量产生异常等有关。肥胖可见于任何年龄，以40~50岁为多，女性多于男性。新生儿体重超过3.5kg，特别是母亲患有糖尿病的超重新生儿有发生肥胖症的可能。男性40岁以后、妇女绝经期，往往有体重增加，出现不同程度的肥胖。

【实训目的】

1. 掌握肥胖症的康复评定、康复治疗方法。

2. 熟悉肥胖症的功能障碍。

3. 了解肥胖症的病因和健康教育的方式。

【实训器材】量角器、皮尺、体重计、彩色多普勒超声诊断仪、脂肪厚度测定仪、康复训练组件（跑步机、肌力训练器、杠铃）、针灸针、超短波治疗仪、调制中频治疗仪、干扰电治疗仪、红外线治疗仪、红光治疗仪。

【实训内容与步骤】

(一)康复评定

对肥胖患者的康复评价,除观察体脂消长外,可进行体力的评价,为此常做肌力测试。同时由于肥胖者常存在心肺功能的相对不足,所以心肺功能评价也有实际意义。

1. 生理功能评定

(1)运动功能

1)肌力评定:可选择有代表性的各组肌群进行肌力和耐力的测试。如上肢肘关节屈、伸肌力和肩关节屈、伸、外展肌力,下肢膝关节屈、伸肌力和踝关节背屈、跖屈肌力,握力、腹肌力、背肌力等。

2)平衡协调功能评定:具体评定参照本套教材《康复功能评定学》。

3)心功能评定:运动试验除可作为评价肥胖患者心功能及体力活动能力的指标外,也可作为肥胖患者运动处方及康复治疗疗效评定的依据。有些并发隐性冠心病的肥胖患者,可通过运动试验早期发现。适合肥胖患者的运动试验方法一般为分级运动负荷试验,如亚极量运动试验或症状限制性运动试验等。

4)肺功能评定:通过测试肺活量、潮气量、最大自主通气量、通气贮备量百分比等各项指标,以判断肥胖患者的肺功能情况。

(2)肥胖症的相关临床评定

1)身体质量指数(body mass index, BMI):根据身高与体重的关系推算标准体重。1997年公布正常BMI为18.5~24.9,≥25为超重,≥30为超重。其中30~34.9为1度肥胖,35~39.9为2度肥胖,≥40为3度肥胖。2003年《中国成人超重和肥胖症预防控制指南(试用)》以BMI值≥24为超重,≥28为肥胖。2004年中华医学会糖尿病学分会建议代谢综合征中肥胖的标准定义为BMI≥25。

2)相对标准体重:肥胖度>20%为轻度肥胖,>30%为中度肥胖,>40%为重度肥胖。

3)腰围:男性腰围≥85cm和女性腰围≥80cm为腹型肥胖。

4)腰臀围比(waist hip ratio):WHR>0.9(男),>0.8(女),则为中心性肥胖,糖尿病、高脂血症、高血压、冠心病的发病率较高。

5)皮脂厚度:成人三角肌外皮脂厚度及肩胛角下皮脂厚度相加,男性>4cm,女性>5cm即可诊断为肥胖。如能多处测量则更可靠。

6)CT或MRI测量:腹内脂肪面积100cm^{2}作为判断腹内脂肪增多的切点。腹腔内脂肪和皮下脂肪面积比(V/S),大于0.4为内脏脂肪型肥胖;小于0.4,为皮下脂肪型肥胖。

2. 心理功能评定　具体参见本套教材《康复功能评定学》。

3. ADL评定　ADL评定采用改良巴氏指数评定表。具体评定参照本套教材《康复功能评定学》。

4. 社会功能评定　主要进行生活质量评定、劳动力评定和职业评定。方法参见本套教材《康复功能评定学》。

(二)康复治疗

1. 肥胖症的康复治疗目标　是一个长期而又艰苦的过程,基本目标是改善肥胖症患者身心、社会、职业功能,使其能够生活自理,回归社会,劳动就业,经济自主。基本原则是通过饮食控制以减少能量摄入,通过运动锻炼增加能量消耗,使机体所需能量维持在负平衡状态，并长期维持，以使体内过剩的脂肪组织转换成能量释放，逐步达到减少脂肪、减轻体重的目的。当体重减轻到理想体重后，保持能量摄入与消耗平衡，防止肥胖复发。

2. 适应证与禁忌证

（1）适应证：所有临床诊断为肥胖症的患者。

（2）禁忌证：主要包括合并其他严重并发症，如严重心律失常，心衰，不稳定心绞痛，运动中血压>220/110mmHg，肺心病，慢性肾功能不全，严重的贫血等。

3. 基础治疗

（1）肥胖症的饮食治疗：是指通过减少能量的摄入，人为地造成能量摄入不足，以动员体内储存的能量释放，减少体内脂肪贮存量，达到减轻体重目的的一种治疗方法，是肥胖症综合治疗中一项最为重要且必不可少的治疗方法。常用的方法有饮食限制疗法、低热量平衡饮食疗法、极低热量饮食疗法和绝食疗法等。食物中的营养素在人体内不能被完全消化利用，一般在体内的供热量可按每克蛋白质16.8kJ（4kcal）、脂肪37.8kJ（9kcal）、碳水化合物16.8kJ（4kcal）计算，这个数值称为热能系数（caloric quotient）。由于人每天都会有代谢，所以一定要有最基本的热量摄入以维持身体所需，一般来说，男性一日所需为1500kcal，女性则为1200kcal。在此介绍一种简易的食物热量计算方法，用起来十分方便。食物交换份是将食物按其所含营养成分的比例分为六类，说明各类食物提供同等热卡90kcal的重量，叫做1份食物交换份。也就是说每份各种食物都是提供90kcal的热量，以便交换使用。这些类食物包括：

1份各类主食：米、面、各种干豆类及干粉条等各20g，豆腐类约10g。

1份新鲜蔬菜类：各种绿色蔬菜如茄子、西红柿、菜花、黄瓜、苦瓜、冬瓜共500g，青椒、豆角、洋葱、胡萝卜、蒜薹共200~350g，毛豆、豌豆、各种根茎类蔬菜共100g。

1份新鲜水果类：西瓜500g、各类水果200g。

1份生肉类或鲜蛋类：20~50g各种畜肉、禽肉70g、鱼虾类约80~120g、鸡鸭蛋1个或鹌鹑蛋6个。

1份浆乳类：约170g220ml脱脂乳、240ml豆奶。

1份油脂类：9g豆油、15g芝麻酱、25g葵花籽、12.5g核桃仁。食物交换份给我们提供了热能90kcal的各种食物的重量，让我们能在日常生活中自由调换。

低热量平衡饮食方案总热量分配：如按每天总热量1000kcal计算，蛋白质供应热量占总热量的26%（260kcal），折合蛋白质65g；碳水化合物占总热量的50%（500kcal），折合糖类125g；脂肪占总热量的24%（240kcal），折合脂肪27g。将所进食物按三餐进行合理分配，应做到“早餐吃好，午餐不过饱，晚餐宜少”。

（2）物理治疗：很多物理因子具有较好的增强肌肉收缩、内生热透汗的作用，增加热消耗，因此具有很好的减肥效果。

1）高频电疗：采用短波和超短波的高频透热作用，让患者发汗。治疗剂量以耐受量为限，每天1次，每次20分钟，20天为一个疗程。

2）中频电疗：采用电脑调制中频治疗仪刺激肌肉，将多余的脂肪转成热能消耗掉。把电极放在需要减肥的部位，治疗剂量以引起最大的肌肉收缩而能耐受为限，治疗时间为每天1次，每次30分钟，20天为一个疗程。

3）运动疗法：运动治疗是指通过运动锻炼来消耗体内多余的能量，以减少体内脂肪贮存量，达到减轻体重的一种治疗方法，是治疗和预防肥胖症的有效手段，是减肥的关键。运动时，可提高脂蛋白酯酶的活性，促进脂肪的分解。短时间大强度的运动主要由糖提供能量，可消耗多余的糖并防止其转化为脂肪，也有减肥作用。而中等强度长时间的运动主要由游离脂肪酸提供能量，这种耐力性运动可大量消耗热能，是肥胖症运动治疗的主要方式。运动时，血胰岛素水平降低，而肌肉组织利用葡萄糖增加，反映了运动可增加肌肉组织对胰岛素的敏感性，减轻胰岛素的抵抗。因此，运动对并发有高胰岛素血症或有胰岛素抵抗的肥胖患者有特殊的治疗作用。运动可降低血中甘油三酯及低密度脂蛋白胆固醇水平，提高高密度脂蛋白胆固醇水平，对防止血管粥样硬化及心、脑血管病变有重要意义。运动可加强心肌收缩力，增加胸廓及膈肌的活动度，加深呼吸，增加肺活量，从而改善心肺功能，提高人体健康水平。肥胖症的运动治疗主要以中等强度、较长时间的有氧运动为主，辅以力量性运动及球类运动等。

运动类型：主要有长距离步行、慢跑、自行车、游泳、健身操以及其他的水中运动（如水中行走、跑步、跳跃、踢水、球类游戏等）。有研究表明，水中运动被认为是最有效的减肥运动。力量性的运动主要是进行躯干和四肢大肌群的运动，主要活动方式有仰卧起坐、下蹲起立、俯卧撑等，也可以利用哑铃或拉力器进行力量练习。科学研究表明，有氧运动可以有效地改善心血管系统、呼吸系统的功能，提高人体的最大吸氧量，但并不提高机体瘦体重的含量；力量练习虽然不能有效地改善心肺功能及最大摄氧量，但却可以明显增加体内瘦体重的含量。瘦体重的增加可以提高人体安静状态下的代谢率，就是说瘦体重多的人比瘦体重少的人消耗的能量要多。因此，有氧运动加力量练习是最有效的减肥方法。

运动强度：有氧运动强度是有氧锻炼的一个重要因素，因为它与能量来源、能量需求、氧消耗量、运动伤害等因素有关，运动强度大小常以心率、耗氧量及安静时能量或耗氧量的倍数（METS）来表示。由于每个人的年龄、体能和健康等状况不同，每个人的有氧运动量亦不相同。40%VO_2max有氧运动过程中，脂肪动员程度较大，随着运动强度的增加，机体糖代谢加强，脂代谢减弱。研究结果表明，肥胖者采用40%VO_2max有氧运动强度进行减肥健身锻炼不仅能更大程度地动员脂肪供能，而且，相对不易疲劳，主观体力感觉也易于接受。由于最大耗氧量指标比较难测定，且使用起来不方便，通常人们利用心率表示有氧运动强度。运动强度一般为60%~70%最大心率（HRmax），一般人的最大心率＝220−年龄（经常运动人的最大心率＝210−0.8×年龄）。

运动时间：有氧运动时，每次运动时间应持续60~80分钟，其中包括准备运动时间5~10分钟，靶运动强度运动时间30~50分钟，放松运动时间5~10分钟。美国运动医学会建议每天以靶运动强度持续练习30~60分钟，每次活动能量消耗为300kcal左右，这对减肥健身效果才较明显。现研究表明，人在运动过程中随着靶运动锻炼时间的延长，脂肪供能比例增大，如在40分钟、90分钟、180分钟的连续运动时，脂肪酸供能分别占总耗能的27%、37%、50%。从年龄角度，青少年靶运动运动时间每次不少于1小时，中老年人每次30~40分钟。

运动频率：一般认为每周至少3次，5~7次则较为理想。若患者情况允许，有氧运动也可每天早晚各1次，以增加热量的消耗，提高减肥效果。

根据1周内减体重不应超过0.45kg的标准，按照医学的观点，由于0.45kg脂肪可以产生近似3500kcal的热量。1周内运动总量为3500kcal的热量，每天的运动量为500kcal。根据个人的爱好和身体状况选择如下的运动方式减肥。运动强度一般为60%~70%最大心率（HRmax），一般人的最大心率＝220−年龄（经常运动人的最大心率＝210−0.8×年龄），具体的运动时间和频度根据如下的运动方式决定。

表6-2 不同运动方式消耗热量(kcal/30min)

项目	消耗热量	作用
游泳	175	它是一项全身协调动作的运动,对增强心肺功能、锻炼灵活性和力量都很有好处
田径	450	它可使人体全身得到锻炼
篮球	250	它可增强灵活性,加强心肺功能
自行车	330	对心肺、双下肢十分有利
慢跑	300	有益于心肺和血液循环。跑的路程越长,消耗的热量越大
散步	75	对心肺功能的增强有益,它能改善血液循环、活动关节和有助于减肥
跳绳	400	这是一项健美运动,可改善人的姿态
乒乓球	180	属全身运动,有益于心肺,可锻炼重心的移动和协调性
排球	175	主要增强灵活性、弹跳力和体力,有益于心肺

(3)运动治疗与饮食控制相结合:运动锻炼不可避免地会引起食欲增加、消化功能增强,若不作适当饮食控制,就难以达到减肥的效果。运动治疗和饮食控制相结合,既可以有效地产生热量负平衡,又能避免大运动量所带来的劳累,以及过严的饮食控制带来的不利影响,使减肥效果更加明显和持久。如果每次进行40分钟中等强度的运动,约消耗1464kJ(350kcal)热量,每周运动3天,共需消耗约4390kJ(1050kcal)热量;再加上每天减少约1435kJ(343kcal)热量摄入,每周可减少约10042kJ(2400kcal)热量摄入,这样每周约可减重0.45kg;如果每周运动5天,共消耗约7324kJ(1750kcal)热量,即每天只需减少约1045kJ(250kcal)热量摄入,也能同样达到减肥的目的。这种减肥方法灵活多样,而且疗效持久,易被患者所接受。同时运动减重主要的是减少脂肪,并不影响瘦体重。因此,目前认为坚持不懈的运动锻炼,配合适当的饮食控制,是减轻体重及维持体重、防止肥胖复发的重要措施。

4. 作业治疗　通过维持日常生活所必需的活动,各种职业性的工作活动,消遣性作业活动的作业治疗,改善躯体功能,改善心理状态,克服孤独感、自卑感,恢复社会交往,提高职业技能。对于严重肥胖的患者,要对生活和工作环境进行改造,有利于恢复其正常生活和工作。

5. 康复工程　由肥胖引起的膝、踝关节疼痛和腰腿痛,可采用矫形器固定。由肥胖引起的行动不便可采用拐杖、轮椅或减重支架帮助其步行。

6. 心理治疗　肥胖症的心理康复是用心理学的方法,通过康复医师或心理治疗师的言语,使患者了解肥胖的发病原因及有关影响因素,取得对肥胖症的正确认识,从而消除可能存在的病理心理状态,建立起康复的信心。肥胖症的心理康复可采用多种心理治疗形式,如针对肥胖症的病理心理,采取劝慰、关切、开导等方法,消除患者对肥胖的悲观、紧张或漠不关心等心理,调动患者的积极性;通过心理转换的方式,使肥胖者消除有害的情绪,建立良好的心境;采用强化减肥行为的方式,对减肥行为表现良好者给予表扬,对不认真执行减肥方案而失败者给予批评教育。

7. 药物或其他治疗

(1)药物治疗:只有在饮食控制和运动治疗减肥效果不满意时,酌情考虑应用药物作为辅助治疗。常用的减肥药物有食欲抑制剂、双胍类口服降糖药和激素类。

（2）行为治疗：行为治疗是帮助肥胖者改善其不良的生活习惯，建立健康的饮食和运动习惯，达到减轻体重，成功维持体形的治疗方法。

（3）手术治疗：对局部部位的肥胖可采用此法，如吸脂手术、胃大部切除术等。

（4）针灸减肥：针灸治疗能有效地抑制患者亢进的进食欲，从而减少热量摄入，同时可促进能量代谢，增加能量消耗，加强体脂分解，最终实现其减肥效应。另外，针灸还能够激活饱和中枢，使饱和中枢兴奋水平升高，抑制其饥饿中枢的活动。

（5）按摩：患者取卧位，术者按肺经、胃经、脾经、膀胱经走向进行按摩推拿、点穴。腹部按摩减肥法是一种简单有效的方法。常用穴位有关元穴、天枢穴、中脘穴。

8. 康复护理　可以为患者建立健康档案，进行信息化的管理。在饮食上，每天根据患者制订的热量摄入情况，监督患者的日常饮食，严格控制摄入热量。强调运动疗法对减肥的重要性，根据运动处方内容，督促患者坚持不懈。对有并发症的患者需对并发症进行护理。

9. 实训操作　指导教师按上述的实训目的、实训器材、实训内容及步骤，先制订实训方案，并明确实训的流程和顺序，先做什么，后做什么，并仔细讲解，然后将以上操作流程示教给学生。示教结束后，学生两人一组，一人做治疗师和（或）医生，一人做患者，模仿老师操作，老师进行纠错与再示范，直至学生操作正确。最后，评选出最优秀的一组，再操作一遍，老师做总结点评，关键是师生一起制订肥胖患者的运动处方，使学生真正掌握该疾病的实训操作。

【注意事项】

1. 学生必须掌握该病实训操作的流程及主要关键步骤，告诫患者运动实施前后要有准备运动和放松运动，主要是运动关节的活动和韧带的牵伸，避免心脑血管意外事件的发生。

2. 重点是掌握肥胖者运动处方的制订和实施，尤其是60岁以上者常合并骨关节退行性改变，运动中易招致膝、踝等关节损伤，运动时穿轻便软底鞋，同时指导患者选择适当的下肢减重的运动方式。

3. 运动循序渐进，开始时运动强度较低，时间短，而后逐渐延长时间，增加强度；采用集体治疗法，有利于患者之间的相互交流，树立信心，长期坚持。

【实训报告】

<table>
<tr><td colspan="4">实训名称</td></tr>
<tr><td>实训时间</td><td></td><td>评分</td><td></td></tr>
<tr><td colspan="4">操作流程要点：

注意事项：

适应证：

禁忌证：

实训感受：

报告人：________
指导教师：________</td></tr>
</table>

第四节　痛风及高尿酸血症

痛风(gout)是一组嘌呤代谢紊乱和(或)尿酸排泄障碍所致血尿酸增高的一组异质性疾病，其临床特点为高尿酸血症(Hyperuricemia)及由此而引起的痛风性急性关节炎反复发作、痛风石沉积、痛风石性慢性关节炎和关节畸形。常累及肾脏，引起慢性间质性肾炎和尿酸肾结石形成。本病可分原发性和继发性两大类，原发性者病因除少数由于酶缺陷引起外，大多未阐明，常伴高脂血症、肥胖、糖尿病、高血压病、动脉硬化和冠心病等，属遗传性疾病。继发性者可由肾脏病、血液病及药物等多种原因引起。痛风的发病率因种族和地区不同而有差异，欧美高尿酸血症的患病率高达2%~18%。40~50岁达高峰，男性多于女性(20：1)，女性大多在绝经期后。随着经济的发展，亚洲地区近二十年高尿酸血症患病率有明显上升趋势。

【实训目的】

1. 掌握痛风及高尿酸血症的康复评定、康复治疗方法。

2. 熟悉痛风及高尿酸血症的功能障碍。

3. 了解痛风及高尿酸血症的病因临床表现和健康护理。

【实训器材】皮尺、体重计、冰敷袋、超短波治疗仪、调制中频治疗仪、干扰电治疗仪、功能型电刺激治疗仪、经皮神经肌肉电刺激治疗仪、超声波治疗仪、红外线治疗仪、红光治疗仪、氦–氖激光治疗仪。

【实训内容与步骤】

(一)康复评定

1. 生理功能评定　包括疼痛评定、运动功能、心肺功能及平衡协调功能评定。这些评定方法在《康复功能评定学》中已有详述，这里不再赘述。

2. 心理功能评定　由于痛风是一种慢性的代谢病，病程长、临床症状重，长期的疾病煎熬，使患者的心理功能发生障碍，因此，心理功能评定在痛风评定中至关重要。应及时发现心理功能障碍，及时治疗。具体参见本套教材《康复功能评定学》。

3. 日常生活活动能力评定　痛风给患者的日常生活活动和生活质量带来严重的影响，所以评定患者日常功能水平和生活质量具有十分重要的意义。我们一般按下列分级来进行日常生活活动能力(ADL)评价：

Ⅰ级：能照常进行日常生活和各项工作；

Ⅱ级：可进行一般的日常生活和某些轻便工作；

Ⅲ级：仅能进行一般的日常生活，对参与某些职业或其他活动均受限；

Ⅳ级：日常生活的自理和工作均受限，需长期卧床或依靠轮椅。

4. 社会功能评定　由于疾病的影响，以及上述的各种功能障碍，对患者的劳动能力和就业都会造成不同程度的影响，最终导致生活质量的下降。生活质量评定具体参见本套教材《康复功能评定学》。

(二)康复治疗

1. 痛风及高尿酸血症的康复治疗目标　以尽快终止急性关节炎发作，防止关节炎复发，纠正高尿酸血症，防治尿酸盐沉积于肾脏、关节等所引起的并发症，防止尿酸肾结石形成为目标。本病的防治应采取病因治疗、临床对症治疗和康复治疗相结合的原则。

2. 适应证与禁忌证

（1）适应证：病情稳定的痛风及高尿酸血症患者。

（2）禁忌证：急性期的患者、合并其他严重并发症（如严重心律失常、心动过速、脑血管痉挛、心衰）的患者。

3. 物理治疗　具有较好的消炎、止痛、减轻水肿的作用。因此选择性地运用各种物理因子治疗对痛风引起的急、慢性关节炎应作为一种常规治疗方法。

（1）物理因子治疗：在痛风急性期发作期首选冷疗，可采用冷疗机、冰袋冷敷，以达到止痛、减轻水肿的作用。辅助使用经皮电刺激疗法（TENS）缓解疼痛。无热量的超短波和微波治疗可以减轻疼痛和促进炎症的吸收。在间隙期及慢性期为了预防痛风急性发作，防止各种并发症的发生，可采用调制中频、干扰电治疗，以减轻疼痛，减少肌肉萎缩。红外线、红光、氦-氖激光、紫外线红斑量局部照射可改善局部血循环，减轻局部的水肿，改善关节功能。

1）直流电离子导入：选用1%~2%碘化锂或硫酸钾或碳酸钾导入，极性随药物而变，衬垫法，电极置于患处，对置或并置，每次20分钟，1次/日。锂离子导入还有增加尿酸盐溶解和防止尿酸盐在组织内沉积的作用。

2）超短波：患部对置或并置，无热或微温热量，每次15~20分钟，1次/日。

3）磁疗：脉冲电磁疗法或旋磁疗法，每次20分钟，1次/日。

4）低频调制的中频电疗：患区对置，选用止痛或改善血液循环的处方，每次15~20分钟，1次/日。

5）激光：疼痛部位照射，以局部有舒适的热感为度，每次照射10~20分钟，1次/日。

（2）运动疗法：痛风患者急性期应绝对卧床休息，抬高患肢，一般应休息至关节疼痛缓解72小时后方可恢复活动。缓解期适当运动可预防痛风发作，减少内脏脂肪沉积，减轻胰岛素抵抗性。通过合理运动，不仅能增强体质、增强机体防御能力，而且对减缓关节疼痛、防止关节挛缩及肌肉废用性萎缩大有益处。但是，运动中必须注意以下内容。

1）避免剧烈运动和长时间的体力活动：这些运动可使患者出汗增加，血容量、肾血流量减少，尿酸排泄减少，出现一过性高尿酸血症。另外，剧烈运动后体内乳酸增加，会抑制肾小管排泄尿酸，可暂时升高血尿酸。目前已有大量资料证实，剧烈或长时间的肌肉活动后，患者呈现高尿酸血症，在这种情况下不利于患者痛风病情改善，还可能诱发痛风发作。冬季注意防寒保暖，增加准备活动时间。

2）坚持合理运动：可以选择一些简单的耗氧量适中的有氧运动。如散步、匀速步行、打太极拳、跳健身操、练气功、骑车及游泳等，其中以步行、骑车及游泳最为适宜。50岁左右的病人运动后心率能达到110~120次/分，少量出汗为宜。每日早晚各30分钟，每周3~5次。这些运动既起到锻炼身体的目的，又能防止高尿酸血症。患者在运动过程中，要做到从小运动量开始，循序渐进，关键在于坚持不懈，要注意运动中的休息。

4. 作业治疗　在对痛风患者功能障碍情况进行全面评价以后，有目的、有针对性地从日常生活活动、职业劳动、认知活动中选择一些作业，指导患者进行训练。从而改善躯体功能，加大关节活动范围，增强肌力，改善心理状态，提高生活兴趣，使精神松弛，提高日常生活活动能力，早日回归工作岗位。

5. 康复工程　针对有关节功能障碍的患者，应用康复工程原理，为病人制作适合的支具、拐杖、保护器以避免受累关节负重，减轻关节的肿痛症状。矫形器可起到固定制动、缓解疼痛、矫正畸形的作用。另外,保持鞋袜的宽松,防止患肢的挤压摩擦。

6. 心理治疗　过度身心疲劳和精神紧张、焦虑、抑郁等不良情绪,均可使血尿酸骤然升高而诱发痛风急性发作或加重。对痛风患者在康复治疗全过程中始终要做好心理护理,理解、关心、体贴病人,告知病人诱发痛风的因素有过度疲劳、寒冷、潮湿、紧张、饮酒、饮食、脚扭伤等,通过安慰、支持、劝慰、保证、疏导和调整环境等方法来帮助病人认识疾病性质等有关因素,调动病人的主动性来战胜疾病,积极配合治疗,早日康复。

7. 药物或其他治疗　急性发作期尽早应用秋水仙碱、非甾体抗炎药及泼尼松等药物治疗,减轻尿酸盐结晶沉积引起的炎症。可用丙磺舒、苯溴马龙(Benzbromarone)等促进尿酸排泄,选用别嘌醇抑制尿酸合成,纠正高尿酸血症。

8. 康复护理　我们在临床实践中体会到,开展疾病认知、饮食控制以及针对痛风病人临床用药中的护理干预,帮助患者掌握疾病的防治知识,改变不良生活习惯和行为,培养良好的自我保健行为和方法,可将痛风的发作次数控制到最低限度,促进病人更快地康复,享受正常人的生活。

9. 实训操作　指导教师按上述的实训目的、实训器材、实训内容及步骤,先制订实训方案,并明确实训的流程和顺序,先做什么,后做什么,并仔细讲解,然后将以上操作流程示教给学生。示教结束后,学生两人一组,一人做治疗师和(或)医生,一人做患者,模仿老师操作,老师进行纠错与再示范,直至学生操作正确。最后,评选出最优秀的一组,再操作一遍,老师做总结点评,使学生真正掌握该疾病的实训操作。

【注意事项】

1. 学生必须掌握该病实训操作的流程及主要关键步骤,告诫患者不宜参加剧烈运动或长时间体力劳动,例如打球、跳跃、跑步、爬山、长途步行、旅游等。

2. 指导病人正确用药,观察疗效,及时处理不良反应。常见的不良反应有胃肠道刺激、皮疹、发热、肝损害、骨髓抑制等。

3. 患者急性期时禁用热疗,禁止运动,注意休息。

【实训报告】

<table>
<tr><td colspan="4" align="center">实训名称</td></tr>
<tr><td>实训时间</td><td></td><td>评分</td><td></td></tr>
<tr><td colspan="4">操作流程要点:

注意事项:

适应证:

禁忌证:

实训感受:

报告人:________
指导教师:________</td></tr>
</table>

第五节　营养不良

营养不良又称蛋白质-能量营养不良症（protein-energy malnutrition，PEM），是一种以机体组织消耗、生长发育停滞、免疫功能低下、器官萎缩为特征的营养缺乏症。临床表现为进行性消瘦、体重减轻或水肿，严重者常有脏器功能紊乱。营养不良可分为原发性和继发性。原发性由食物不足引起，主要见于经济落后的国家和地区，继发性是由各种疾病造成的营养物质消耗增加，能量和蛋白质摄入减少而引起的。营养不良在食物供应不足地区的人群中发病率较高。根据1966—1969年在世界不同地区24个国家的统计，重度营养不良发病率为0.5%~7.6%，中度为4.4%~43.1%，尤其儿童的发病率相当高。

【实训目的】

1. 掌握营养不良的临床表现、康复评定、康复治疗方法。

2. 熟悉骨质疏松症的功能障碍。

3. 了解营养不良的病因，健康教育的方式。

【实训器材】量角器、皮尺、体重计、彩色多普勒超声诊断仪、脂肪厚度测定仪、血液生化检查设备、康复训练组件（跑步机，肌力训练器、杠铃）、针灸针、超短波治疗仪、调制中频治疗仪、干扰电治疗仪、红外线治疗仪、红光治疗仪。

【实训内容与步骤】

（一）康复评定

1. 营养不良相关的生理功能评定　包括运动功能评定、感觉功能评定、心肺功能评定、平衡协调功能评定、心理功能评定、ADL评定、社会功能评定。具体参见本套教材《康复功能评定学》。

2. 临床常用的营养不良评价方法

（1）体重与身高：根据身高，利用标准体重（理想体重，kg）=[身高（厘米）-100]×0.9的公式计算出标准体重。不及标准体重90%为轻度营养不良，不及80%为中度，不及70%为重度，不及60%为极重度营养不良。

（2）身体质量指数（BMI）：是指体重（kg）/身高（m）^{2}，正常为19~24，消瘦为<19。

（3）人体脂肪测量：F（%）=（4.570/D-4.142）×100，式中F为人体脂肪含量，D为人体密度，D=M/（VT-RV），M为体重，VT为人体总容积（尽量不吐气时的排水量），RV为水面齐颈状态下的肺残气容积。

（4）皮褶厚度：用超声波、X线及皮褶厚度计等测量皮褶厚度，判断皮下脂肪层厚度。此法可代替人体脂肪测量。日本规定取肩胛下及肱三头肌二处之和，<20 mm，20~50mm，>50mm分别为消瘦、中等和肥胖。

（5）主观综合评价方法（subjective global assessment，SGA）：是Detsky等于1987年提出的较为简便易行的无创性临床营养评价方法。SGA的营养状况评价结果与患者的预后有直接联系，被广泛应用于住院患者的营养评估。

（6）微型营养评定法（mini nutritional assessment，MNA）：由人体测量、整体评价、膳食问卷和主观评定4个方面组成，各项评分相加即得MNA总分。有明确的判定标准，无需生化检测。目前已普遍被国外医疗机构用于老年人营养不良的早期筛选。MNA分级标准: 总分≥24表示营养状况良好; 总分17~24为存在营养不良的危险; 总分<17明确为营养不良。

(7)欧洲肠外肠内营养学会(ESPEN): 于2003年推出住院患者营养不良危险筛选法,由BMI、近期体重变化、膳食摄入变化和疾病严重程度4个方面构成,其总评分达到3分时即判断为需要营养支持。此调查重点明确、评价全面,有望成为营养不良筛选及评价的首选方法。

(二)康复治疗

1. 营养不良症康复治疗目标　是改善患者的身心、社会、职业功能使其能在某种意义上像正常人一样过着积极的生产性的生活。在可能的情况下,使营养不良症患者能够生活自理,回归社会,劳动就业,经济自主。不能达到上述目标的情况下,增进患者自理程度,保持现有功能或延缓功能衰退。营养不良症的诊断一经确立就应该采取综合措施,除针对疾病本身,提供合理膳食,适当补充相应的营养素制剂外,还应从全球的角度积极消除诱发营养缺乏病的因素方能奏效。

2. 适应证与禁忌证

(1)适应证: 病情稳定的营养不良患者。

(2)禁忌证: 主要包括合并其他严重并发症(如严重心律失常,心动过速,脑血管痉挛,心衰,肾衰竭)的患者。

3. 物理治疗　物理因子治疗具有较好的增强肌力、防止肌肉萎缩、改善局部血循环、促进神经功能修复以及改善肢体功能活动等作用。具体方法如下:

(1)物理因子的治疗: 营养不良的物理因子治疗主要针对并发症的治疗,如患者有感染存在,可早期应用无热量的高频电疗法,若患者有肌肉萎缩可采用功能性电刺激(FES)、电体操、调制中频治疗,减少肌萎缩,增加肌力。

(2)运动疗法: 对于那些营养不良者,运动疗法不仅有利于改善食欲,而且能使肌肉强壮,增加运动耐力。人体的肌肉如果长期得不到锻炼,肌纤维就会相对萎缩,变得薄弱无力,人也就显得瘦弱。在运动方式上,慢跑是个不错的选择,因为人在慢跑的时候肠胃蠕动次数明显增多,这样可以消耗人体能量,在进餐时胃口就好。实践证明,营养不良者应以中等运动量(心率在130~160次/分钟之间)的有氧锻炼为宜,器械重量以中等负荷(最大肌力的50%至80%)为佳。运动强度视病情而定,时间安排可每周练3次(隔天1次),每次1至1个半小时。一般来说,大运动量运动、短时间运动和快速爆发力运动都能起到增肥效果,也是欲减肥的人最应忌讳的。

4. 作业治疗　通过维持日常生活所必需的活动、各种职业性的工作活动和消遣性作业活动的训练,逐步改善躯体功能,改善心理状态,克服孤独感,恢复社会交往,提高职业技能,恢复正常生活和工作,达到自食其力。营养不良的作业治疗主要训练患者的日常生活活动能力,提高患者的自理能力。

5. 康复工程　对于严重营养不良的患者可采用轮椅、拐杖、助力车、减重设备进行训练,增加患者参与活动的能力。

6. 心理治疗　心理治疗要贯穿治疗的始终,尤其是对一些严重患者和有神经性厌食的病人,这是治疗成功的关键。首先,医生、患者及家属之间一定要建立良好的信任关系,并要密切合作。了解其发病诱因,以心理疏导为主,使其对自己的身体状况有客观的估价。对有意控制饮食，追求苗条为美者，则应向她们灌输正确的审美观，鼓励她们多多进食。采取认知治疗、行为治疗、家庭治疗相结合的方式。

7. 药物或其他治疗　应首先纠正水、电解质平衡失常。根据患者的实际情况可采用口服营养治疗、经胃管营养治疗和静脉营养治疗三种疗法。肠内营养制剂按氮源分为三大类: 氨基酸型、短肽型(前两类也称为要素型Elemental type)、整蛋白型(也称为非要素型Non-Elemental type)。重度贫血者可多次小量输血，重度低白蛋白血症者可少量输注人血浆白蛋白。长期营养不良患者常合并感染或其他多种并发症，应及早治疗。对继发性PEM应寻找原发病，并予积极治疗。

8. 康复护理　轻、中度营养不良患者每周测体重2次，重度营养不良患者每天测体重1次。根据患者的具体情况制订饮食计划。

9. 实训操作　指导教师按上述的实训目的、实训器材、实训内容及步骤，先制订实训方案，并明确实训的流程和顺序，先做什么，后做什么，并仔细讲解，然后将以上操作流程示教给学生。示教结束后，学生两人一组，一人做治疗师和(或)医生，一人做患者，模仿老师操作，老师进行纠错与再示范，直至学生操作正确。最后，评选出最优秀的一组，再操作一遍，老师做总结点评，使学生真正掌握该疾病的实训操作。

【注意事项】

1. 学生必须掌握该病实训操作的流程及主要关键步骤，应加强卫生营养的普及教育　提倡合理营养是预防原发性营养缺乏病的根本措施。对于继发性营养不良，应积极治疗原发病。

2. 告诫患者养成良好的饮食卫生习惯　建立定时、定质、定量的膳食制度，纠正暴饮暴食、偏食、滥用滋补食品或强化营养食品等不良习惯。

3. 建立人群营养状况监测系统　为防止营养缺乏病的发生，各地卫生主管部门和医疗卫生系统要建立人群营养状况监测系统。

【实训报告】

<table>
<tr><td colspan="4">实训名称</td></tr>
<tr><td>实训时间</td><td></td><td>评分</td><td></td></tr>
<tr><td colspan="4">操作流程要点:

注意事项:

适应证:

禁忌证:

实训感受:

报告人:________
指导教师:________</td></tr>
</table>

第六节 甲状腺功能亢进症

甲状腺功能亢进症（hyperthyroidism）简称甲亢，它是指多种原因导致的甲状腺激素分泌过多，引起以神经、循环、消化等系统兴奋性增高和代谢亢进为主要表现的一组临床综合征。可分原发性甲亢、继发性甲亢、高功能腺瘤三种。其病因主要是弥漫性毒性甲状腺肿（Graves病）、多结节性毒性甲状腺肿和甲状腺自主高功能腺瘤（Plummer病）。主要表现为心动过速、多食、消瘦、心跳加快、怕热、多汗、易激动和甲状腺肿大，严重病例可同时或先后出现突眼症状。临床上以Graves病伴甲状腺功能亢进和多结节性毒性甲状腺肿伴甲状腺功能亢进为多见，约占甲亢患者的90%。甲亢带有明显的家族性，多数认为是自身免疫性疾病，可发生于任何年龄，但以青年女性最多见，男女之比约为1 ∶ 4~6。

【实训目的】

1. 掌握甲状腺功能亢进症的临床表现、康复评定、康复治疗方法。

2. 熟悉甲状腺功能亢进症的功能障碍。

3. 了解甲状腺功能亢进症的病因，健康教育的方式。

【实训器材】彩色超声诊断仪、血液生化检查设备、超短波治疗仪、微波治疗仪、调制中频治疗仪、干扰电治疗仪、功能型电刺激治疗仪、经皮神经肌肉电刺激治疗仪、超声波治疗仪、红外线治疗仪、红光治疗仪、氦-氖激光治疗仪、低频脉冲电磁场治疗仪。

【实训内容与步骤】

（一）康复评定

1. 生理功能评定

（1）运动功能评定：采用MMT和ROM方法。具体评定参照本套教材《康复功能评定学》。

（2）体格评定：甲亢患者采用身体质量指数（body mass index，BMI）来评定患者的身体消瘦程度，BMI=体重（kg）/身高（m）^{2}。

（3）心功能障碍评定：甲亢性心脏病的心功能分级和代谢当量相对应，可以指导患者的日常生活和运动。

1）心功能分级

Ⅰ级：平时无自觉症状，可适应一般体力活动，仅在剧烈运动或过度疲劳时才有心悸和呼吸困难，代谢当量≥7。

Ⅱ级：轻度活动无不适，中度活动时出现心悸、疲劳和呼吸困难，心脏常有轻度扩大，5≤代谢当量<7。

Ⅲ级：轻度活动时迅速出现心悸、疲劳和呼吸困难，心脏有中度增大，下肢水肿，2≤代谢当量<5。

Ⅳ级：静息时有呼吸困难和心悸，心脏明显扩大，水肿明显，代谢当量<2。

2）主观劳累分级（rating of perceived exertion，RPE）：由瑞典心理学家伯格（Borg）提出有十级和十五级分法，现多用十级改良法(伯格测量表改良版)，参见本书的心肺康复。

2. 心理功能评定 对患者进行心理测查，了解其焦虑、抑郁、情感冲突等心理及情绪障碍的情况。参见本套教材《康复功能评定学》。

3. 日常生活活动能力评定 ADL评定采用改良Barthel指数评定表，具体评定参照本套教材《康复功能评定学》。

4. 社会功能评定 主要进行生活质量评定、劳动力评定和职业评定，方法参见本套教材《康复功能评定学》。

（二）康复治疗

1. 甲亢的康复治疗目标 应该是全面的治疗，包括临床抗甲状腺药物治疗、放射性^{131}I治疗、手术治疗、运动、心理、营养饮食、教育治疗，以及针对原发疾病的治疗。甲亢康复治疗的基本目标是改善甲亢患者的身心、社会、职业功能障碍，使患者能回归社会，劳动就业，经济自主，提高生活质量。由于其他治疗已经在内科学中阐述，本节重点介绍甲亢性心脏病的运动治疗及其相关问题。

2. 适应证与禁忌证

（1）适应证：病情稳定的甲状腺功能亢进症患者。

（2）禁忌证：主要包括合并其他严重并发症（如严重心律失常，心动过速，脑血管痉挛，心衰）等患者。

3. 物理治疗

（1）物理因子治疗：甲亢性眼肌麻痹常与突眼并存，早期可用无热量超短波解除临床症状，15分钟，每日1次，10~15次为一疗程。对于甲亢引起肌无力、肌病和周期性瘫痪，可采用低频脉冲电、干扰电治疗，促进肌力恢复，减少肌肉萎缩，20分钟，每日1次，15次为一疗程。对于甲亢性局部黏液性水肿可采用红光、氦-氖激光、石蜡疗法、气波压力疗法等，改善局部血循环，减轻局部的水肿。

（2）运动疗法：甲亢性心脏病的运动治疗应根据心功能的评定决定运动的方式和强度。但甲亢患者的心率本身就快，所以采用心率作为运动训练强度的指征不完全可靠，应联合采用代谢当量和主观劳累分级的方法比较合理。

Ⅰ级：最大METs为6.5，主观劳累计分在13~15，可采用医疗步行、踏车、腹式呼吸、气功、太极拳、放松疗法、医疗体操等活动方法。

Ⅱ级：最大METs为4.5，主观劳累计分为9~11，可采用医疗步行、踏车、腹式呼吸、气功、太极拳、放松疗法、医疗体操等活动方法，但活动强度应明显较小，活动时间不宜过长，活动时的心率增加一般不超过20次/分。

Ⅲ级：最大METs为3.0，主观劳累计分为7，以静气功、腹式呼吸、放松疗法为宜，可做不抗阻的简单四肢活动，活动时间一般为数分钟。活动时心率增加不超过10~15次/分。每次运动的时间可以达到30分钟，每周至少活动3次。

Ⅳ级：最大METs为1.5，只做不增加心脏负荷的静气功、腹式呼吸和放松疗法之类活动，可做四肢被动活动。活动时心率和血压一般应无明显增加，甚至有所下降。

4. 作业治疗 通过功能性作业、日常活动能力训练、适合患者能力的职业训练来提高患者生活质量，早日重返社会。

5. 康复工程 对于甲亢性浸润性突眼，戴黑眼镜防止强光与尘土刺激眼睛，睡眠时用抗菌眼膏并且佩戴眼罩，以免角膜暴露而发生角膜炎。

6. 心理治疗 引起甲亢的原因是多方面的，但长期的情绪压抑或受到精神刺激容易诱发此病。因此，要保持乐观、豁达的心态对待周围的事物，应尽量保持工作环境的宽松，维持家庭生活的和睦，尽量给自己减压。通过心理治疗解除患者的症状，提供心理支持，重塑人格系统。

7. 传统康复治疗　甲状腺功能亢进症属于中医学“瘿气”范畴。必要时可用针灸疗法配合中药治疗。

8. 康复护理　给予高蛋白、高热量、富含维生素饮食，补充足量水分。甲状腺危象是甲状腺功能亢进患者致命的并发症，护理时要严密观察病情变化，检测生命体征，评估意识变化，记录24小时出入量，安置患者于安静、偏低温的环境，避免各种刺激。体温过高者迅速物理降温，建立静脉通路，按照医嘱及时给予药物治疗。

9. 实训操作　指导教师按上述的实训目的、实训器材、实训内容及步骤，先制订实训方案，并明确实训的流程和顺序，先做什么，后做什么，并仔细讲解，然后将以上操作流程示教给学生。示教结束后，学生两人一组，一人做治疗师和(或)医生，一人做患者，模仿老师操作，老师进行纠错与再示范，直至学生操作正确。最后，评选出最优秀的一组，再操作一遍，老师做总结点评，使学生真正掌握该疾病的实训操作。

【注意事项】

1. 学生必须掌握该病的实训操作流程及主要关键步骤，告诫患者抗甲状腺药物长期服用的重要性，服用抗甲状腺药物者应每周查血象一次。

2. 每日清晨卧床时自测脉搏，定期测量体重，脉搏减慢、体重增加是治疗有效的重要标志。

3. 预防感染　甲状腺危象是甲状腺功能亢进患者致命的并发症，应减少诱发因素。

【实训报告】

<table>
<tr><th colspan="4">实训名称</th></tr>
<tr><td>实训时间</td><td></td><td>评分</td><td></td></tr>
<tr><td colspan="4">操作流程要点:

注意事项:

适应证:

禁忌证:

实训感受:

报告人:________
指导教师:________</td></tr>
</table>

第七节　甲状腺功能减退症

甲状腺功能减退症(hypothyroidism)，简称甲减，是由于多种原因引起的甲状腺激素的合成、分泌或生物效应不足而引起的一种综合征。其病理特征是机体代谢率降低，黏多糖在组织和皮肤堆积,表现为黏液性水肿。国外报告临床甲减患病率为0.8%~1.0%,发病率为3.5‰;我国学者报告的临床甲减患病率是1.0%,发病率为2.9‰。根据年龄不同分为克汀病(在胎儿期或新生儿期内发病并伴有智力和体格发育障碍)、成人型甲减(以黏液性水肿为主要特征)、幼年型甲减(介于克汀病和成人型甲减之间)。根据病变发生部位不同分为原发性甲减、垂体性甲减、下丘脑性甲减及甲状腺素受体抵抗。其中原发性甲减约占90%~95%,主要见于先天性甲状腺阙如、弥漫性淋巴细胞性甲状腺炎、亚急性甲状腺炎、甲状腺破坏性治疗后、甲状腺激素合成障碍、药物抑制、浸润性损害等。此病的发生常与情绪刺激、饮食不当有关。本节主要阐述成人型甲减。

【实训目的】

1. 掌握甲状腺功能减退症的临床表现、康复评定、康复治疗方法。

2. 熟悉甲状腺功能减退症的功能障碍。

3. 了解甲状腺功能减退症的病因,健康教育的方式。

【实训器材】彩色超声诊断仪、血液生化检查设备、超短波治疗仪、微波治疗仪、调制中频治疗仪、干扰电治疗仪、功能型电刺激治疗仪、经皮神经肌肉电刺激治疗仪、超声波治疗仪、红外线治疗仪、红光治疗仪、氦-氖激光治疗仪、低频脉冲电磁场治疗仪。

【实训内容与步骤】

(一)康复评定

1. 生理功能评定　运动功能评定采用MMT和ROM方法。具体评定参照本套教材《康复功能评定学》;心功能障碍评定见本章上一节甲状腺功能亢进症心功能障碍评定。

2. 心理功能评定　对患者进行心理测查,了解其焦虑、抑郁、情感冲突等心理及情绪障碍的情况。参见本套教材《康复功能评定学》。

3. 日常生活活动能力评定　ADL评定采用改良巴氏指数评定表。具体评定参照本套教材《康复功能评定学》。

4. 社会功能评定　人的社会功能是指人能否在社会上发挥一个公民应有的功能及其在社会上发挥作用的大小。为评定患者的社会功能,常需评定其社会生活能力、就业能力和生活质量。评定方法参见本套教材《康复功能评定学》。

(二)康复治疗

1. 甲状腺功能减退症康复治疗的目标　是使患者能够生活自理,回归社会,劳动就业,经济自主。由于疾病严重,不能达到上述目标的,应增进患者的自理程度,保持现有功能或延缓功能衰退。改善身心、社会、职业功能障碍,使病人能在某种意义上像正常人一样过着积极而有意义的生活。根据康复评定结果,首先确立临床诊断,甲状腺功能减退症是内科一种难治之症,应遵行在临床基础治疗的基础上,辅以对症治疗,早期介入康复治疗的原则。

2. 适应证与禁忌证

(1)适应证:病情稳定的甲状腺功能减退症患者。

(2)禁忌证:主要包括合并其他严重并发症如心、脑、肾等功能障碍的患者。

3. 物理治疗

(1)物理因子治疗:对于甲状腺功能减退症出现的黏液性水肿可用无热量的超短波、红外线、弱红斑量紫外线照射治疗,促进血液、淋巴循环,减轻水肿。对于甲状腺功能减退症出现的肌肉与关节系统的症状可用调制中频、超声波、蜡疗、磁疗，解除肌肉、关节疼痛，促进关节腔积液的吸收。

（2）运动疗法：甲状腺功能减退症系甲状腺激素合成与分泌不足而致的全身性疾病，导致多系统的功能障碍。因此，适量合理的运动可改善疾病的临床症状，促进功能恢复。实施运动治疗可增强肌肉力量、肌肉耐力和肌肉协调性，保持及恢复关节的活动度，促进运动系统的血液和淋巴循环，消除肿胀和疼痛等。运动增进食欲，促进胃肠蠕动，防治便秘的发生，对精神、心理也有良好的作用。运动类型以步行、慢跑、伸展运动和健身操等方式为主。根据年龄、性别、体力等不同情况逐步增加运动时间和运动强度。一般采取中、低等运动强度，运动锻炼的时间从15~45分钟不等。

4. 作业治疗　通过有治疗目的的作业活动，改善躯体功能，改善心理状态，提高日常生活活动能力和生活自理程度，提高职业技能，达到自理、自立。提高患者生活质量，早日重返家庭和社会。根据病情，主要选择集体活动。休闲娱乐活动可克服孤独感，恢复社会交往，培养重返社会的意识。ADL训练：每日1次，每次每项目30分钟，每周4次，长期坚持。

5. 康复工程　甲减患者肌肉软弱无力、疼痛、强直，可伴有关节病变如慢性关节炎，康复工程在甲减中的应用主要涉及矫形器和辅助具，具有固定止痛、防止和矫正畸形的作用。对下肢疼痛、行走困难的患者使用拐杖或轮椅改善其步行功能和社会交往能力。

6. 心理治疗　甲减患者会出现人格的改变和社交障碍，不愿与人交往。在社交场所有局促不安感。关心病人，多与病人交谈，谈病人感兴趣的话题。鼓励病人参加娱乐活动，调动其参加社交活动的积极性。听活泼欢快的乐曲，使其心情愉快。嘱亲友来探视病人，使其感到温暖与关怀，以增强自信心。

7. 药物或其他治疗　甲状腺制剂终身替代治疗。早期轻型病例以口服甲状腺片或左旋甲状腺素为主。甲状腺片，开始剂量20~40mg/日，每周增加20mg/日，直至见效。一般先浮肿消退，然后其他症状相继改善或消失。获满意疗效后，寻找合适的维持量，长期服用。中、晚期重型病例除口服甲状腺片或左旋甲状腺素外，需对症治疗如升压、给氧、输液、控制感染、控制心力衰竭等。

8. 康复护理　康复护理应注意针对甲减患者的共济失调、肌肉无力、疼痛等症状，嘱患者防跌倒、防撞击伤以及给予相应的疼痛护理措施。对于存在黏液性水肿的患者，促进水肿消退的护理措施也需教给患者，心理治疗也不容忽视。

9. 实训操作　指导教师按上述的实训目的、实训器材、实训内容及步骤，先制订实训方案，并明确实训的流程和顺序，先做什么，后做什么，并仔细讲解，然后将以上操作流程示教给学生。示教结束后，学生两人一组，一人做治疗师和（或）医生，一人做患者，模仿老师操作，老师进行纠错与再示范，直至学生操作正确。最后，评选出最优秀的一组，再操作一遍，老师做总结点评，使学生真正掌握该疾病的实训操作。

【注意事项】

1. 学生必须掌握该病的实训操作流程及主要关键步骤，在治疗的过程中，告诫患者要坚持服药，定期复查，以保证治疗效果。告诉患者，只要终生坚持服药，对其寿命、生活质量不会造成任何影响。消除患者的心理顾虑，促其全面康复，最后重返社会。

2. 要全面掌握甲状腺功能减退症的临床特征，才能做好实训过程。

【实训报告】

<table>
<tr><td colspan="4">实训名称</td></tr>
<tr><td>实训时间</td><td></td><td>评分</td><td></td></tr>
<tr><td colspan="4">操作流程要点:

注意事项:

适应证:

禁忌证:

实训感受:

报告人:________
指导教师:________</td></tr>
</table>

第八节 甲状腺炎

甲状腺炎(thyroiditis)是指甲状腺组织因变性、渗出、坏死、增生等炎性病理改变而导致的临床病症,可分为急性、慢性、亚急性三种类型,临床上较为常见的甲状腺炎有亚急性甲状腺炎(subacute thyroiditis)和慢性淋巴细胞性甲状腺炎(chronic lymphocytic thyroiditis)。亚急性甲状腺炎可分为肉芽肿性和淋巴细胞性甲状腺炎两型。慢性淋巴细胞性甲状腺炎可分为桥本甲状腺炎(Hashimoto thyroiditis,HT)和萎缩性甲状腺炎(atrophic thyroiditis,AT)两型。本节主要介绍肉芽肿性甲状腺炎和慢性淋巴细胞性甲状腺炎。肉芽肿性甲状腺炎是由病毒感染后引起的变态反应,临床发病率约为4.9/10万,夏季是其发病的高峰。慢性淋巴细胞性甲状腺炎是一种自身免疫性疾病,甲状腺有广泛的淋巴细胞浸润。

【实训目的】

1. 掌握甲状腺炎的临床表现、康复评定、康复治疗方法。
2. 熟悉甲状腺炎的功能障碍。
3. 了解甲状腺炎的病因,健康教育的方式。

【实训器材】彩色超声诊断仪、血液生化检查设备、超短波治疗仪、微波治疗仪、调制中频治疗仪,干扰电治疗仪、功能型电刺激治疗仪、经皮神经肌肉电刺激治疗仪、超声波治疗仪、红外线治疗仪、红光治疗仪、氦-氖激光治疗仪、低频脉冲电磁场治疗仪。

【实训内容与步骤】

(一)康复评定

1. 生理功能评定

(1)疼痛评定:采用疼痛视觉模拟尺(VAS)。随着VAS的广泛应用,人们把直线改为一个100mm长的直尺,尺子的零端为无痛,另一端为可想象的最严重的疼痛。检查时由患者移动表示疼痛程度的指针，指针所在处的数值（用mm表示）即为疼痛的量化值。VAS是临床最常用最简单的疼痛评测方法。

（2）运动功能评定：见本章甲状腺功能亢进症。

2. 心理功能障碍　见本章甲状腺功能亢进症。

3. 日常生活活动受限　具体评定参照本套教材《康复功能评定学》。

4. 社会参与受限　主要进行生活质量评定、劳动力评定和职业评定。方法参见本套教材《康复功能评定学》。

（二）康复治疗

1. 甲状腺炎康复治疗的基本目标　是改善病人的身心、社会、职业功能障碍，提高生活质量。由于甲状腺炎是内科一种难治之症，其康复治疗原则是首先确立临床诊断，在临床药物治疗的基础上，根据康复评定结果辅以对症治疗，早期介入康复治疗。

2. 适应证与禁忌证

（1）适应证：病情稳定的甲状腺炎患者。

（2）禁忌证：主要包括合并其他脏器严重并发症的患者。

3. 物理治疗

（1）物理因子治疗：超短波对于组织器官的亚急性或慢性炎症，可使局部组织血管扩张，血液、淋巴循环增强，血管和组织细胞通透性增高，局部组织营养代谢好转，促进炎症产物的吸收和组织再生。采用超短波治疗，甲状腺功能恢复速度较快，可很快由高功能状态降为正常，且有甲减趋势。

（2）运动疗法：见本书甲状腺功能亢进症、甲状腺功能减退症。

4. 作业治疗　见本书甲状腺功能亢进症、甲状腺功能减退症。

5. 康复工程　见本书甲状腺功能亢进症、甲状腺功能减退症。

6. 心理治疗　见本书甲状腺功能亢进症、甲状腺功能减退症。

7. 其他治疗　肾上腺糖类皮质激素对亚急性甲状腺炎有显著效果，用药1~2天内发热和甲状腺疼痛往往迅速缓解，一周后甲状腺常显著缩小，首选泼尼松治疗。合并甲减者，可加用甲状腺片剂。非甾体消炎镇痛药对本病也有效。慢性淋巴细胞性甲状腺炎可对症治疗，但如有明显压迫症状，经甲状腺制剂治疗后甲状腺不缩小，或疑有甲状腺癌者，可考虑手术治疗，术后仍应继续补充甲状腺制剂。

8. 康复护理　在急性期，强调休息为主，加强营养指导。避免过劳和精神紧张。培养患者自我调节情绪意识，预防上呼吸道感染。

9. 实训操作　指导教师按上述的实训目的、实训器材、实训内容及步骤，先制订实训方案，并明确实训的流程和顺序，先做什么，后做什么，并仔细讲解，然后将以上操作流程示教给学生。示教结束后，学生两人一组，一人做治疗师和（或）医生，一人做患者，模仿老师操作，老师进行纠错与再示范，直至学生操作正确。最后，评选出最优秀的一组，再操作一遍，老师做总结点评，使学生真正掌握该疾病的实训操作。

【注意事项】

1. 学生必须掌握该病的实训操作流程及主要关键步骤，告诫患者在治疗的过程中，要坚持服药，定期复查，以保证治疗效果。

2. 对于甲低患者，应告诫病人，消除心理顾虑，只要终生坚持服药，对其寿命、生活质量不会造成任何影响。

（刘忠良）

【实训报告】

<table>
<tr><td colspan="4">实训名称</td></tr>
<tr><td>实训时间</td><td></td><td>评分</td><td></td></tr>
<tr><td colspan="4">操作流程要点:

注意事项:

适应证:

禁忌证:

实训感受:

报告人:________
指导教师:________</td></tr>
</table>

第七章　恶性肿瘤康复实训

现代医学科学技术的发展，使癌症的存活率有较大的提高，大约1/3患者可痊愈，大约1/3患者存活期≥5年。因此，存活者需要康复治疗，改善身心功能障碍，增进身体健康，提高生存质量，重返家庭与社会。

【实训目的】

掌握恶性肿瘤的临床特点、康复评定和康复治疗的步骤、流程和治疗项目的合理应用，评定与治疗的具体操作方法不做详述，参见本套教材的《康复功能评定学实训指导》、《物理治疗学实训指导》、《作业治疗学实训指导》、《康复心理治疗学实训指导》。

【实训器材】

1. 实习前参考书准备　人民卫生出版社全国高等学校卫生部规划教材《康复功能评定学》、《物理治疗学》、《内外科疾病康复学》及配套教材等。

2. 肩抬举训练器、肩关节旋转训练器、肩梯、滑轮吊环训练器、超声波治疗仪、生物反馈治疗仪、辅助器具和压力治疗仪等。

【实训对象】实习组学生：分工合作，问病史、查体，评定、制订康复方案、康复治疗操作、记录，其他人观察及协助。

【实训步骤与内容】恶性肿瘤的康复与其他疾病的康复基本相同，但有其不同的特点，康复可循下面步骤实施。

第一步明确诊断：了解癌患发展到了什么程度，通过一系列身体检查和辅助检查，进行癌症临床分期或病理分期，准确把握病情。现代医学追求病理学诊断，要发现恶性肿瘤细胞才能确诊，但在特殊情况下也有凭实验室检查和影像学等手段进行初步诊断，以便积极采取恰当的治疗。

肿瘤诊疗流程：拟诊癌患→门诊→问病史→查体→实验室及其他检查→病理检查→确定诊断→以手术为主的综合治疗。

肿瘤的诊断是一个多学科协作过程，需要医师不仅有临床经验，还需要了解各种辅助检查手段的应用。通过询问病史、体格检查和辅助检查等，综合各方面的信息，确定病人肿瘤的性质、部位、病理类型、发展程度、生长特点、是否有周围组织的浸润、远处有否转移等。

（一）病史

了解病史及临床治疗过程对诊疗非常重要，主要询问年龄、性别、病程长短、生活习惯、职业、居住地和生活习惯等；婚育史、既往史、既往治疗史，对非初治的病人应询问以往诊疗情况，如各项检查情况，病理检查，手术所见，化疗方案及剂量，放疗的范围、部位、剂量及时间，尤其对末次治疗的疗效评价要注意，可为后续治疗提供依据和参考，家族史（癌患与遗传有关）。

（二）临床表现

肿瘤的起病往往是隐匿的，早期症状不明显，当出现症状时一些病人已是晚期，肿瘤的局部和全身症状既可能是肿瘤本身的表现，也可能是肿瘤的浸润、压迫、转移和肿瘤产生的异常生物活性物质所导致的。除肿瘤局部检查及全身一般检查外，病人的身体状况和重要脏器的状况以及对于肿瘤转移多见部位的检查不能忽视和疏漏。

1. 疼痛　早期肿瘤多无疼痛表现，中晚期肿瘤常伴有剧烈的疼痛。

2. 出血　肿瘤破溃或侵蚀附近血管可导致出血，如咯血、呕血、血便、尿血、阴道出血、鼻出血及血涕等。

3. 阻塞和压迫症状　肿瘤累及器官空腔或管道出现梗阻；肿瘤增长压迫组织器官导致相应症状体征。

4. 刺激症状　肿瘤可导致局部刺激症状，如刺激性咳嗽、食管异物感等。

5. 器官功能障碍　肿瘤可导致受侵器官结构和功能异常。

6. 发热及消瘦　肿瘤坏死产物和肿瘤产生的内源性致热原可导致发热，晚期肿瘤可导致病人消瘦，出现恶病质。

7. 肿块　病人常因发现肿块而就诊，肿块可能是原发病灶，也可能是转移淋巴结或肿瘤转移灶。

8. 淋巴结肿大　淋巴结检查对肿瘤的分期和治疗有重要意义。

（三）实验室及其他检查

1. 实验室检查　有些实验室检查对肿瘤诊断有重要意义，如甲胎蛋白（AFP）升高、癌胚抗原（CEA）增高，对原发性肝癌的诊断有重要意义，目前数十种肿瘤标记物特异性检查，可助于肿瘤的早期诊断。

2. 影像检查　X线、超声、CT、磁共振、PET、ECT在肿瘤诊断的应用，可了解肿瘤的部位、大小、形状以及与周围组织的关系。

3. 细胞病理学诊断　组织病理学诊断率可高达98%，包括体液脱落细胞学检查、穿刺细胞学检查、内镜钳取组织活检、涂片细胞学检查和手术切取组织病理学检查。

4. 纤维内镜检查、血管造影等可协助诊断。

第二步早期康复：康复最好术前即开始，围手术期康复能减少患者并发症和功能障碍的发生发展，减低由病损造成的残障发生。

第三步临床治疗：采取综合的原则，根据病人的机体状况，肿瘤的细胞学、病理学类型，侵犯范围（病期）和发展趋向，有计划地、合理地应用现有的治疗手段，以期最大幅度地根治、控制肿瘤，提高治愈率，改善病人的生活质量。绝大多数病人均要接受手术、化疗、放疗、生物治疗等治疗，但注意对待某一位具体病人，如何接受最恰当的治疗，一定要具体分析，同时根据具体病情，展开围手术期康复。

（一）物理疗法

1. 高频热疗　大功率的微波、超短波或短波热疗治疗较深部恶性肿瘤，使肿瘤组织选择性加热而被破坏。

2. 毫米波疗法　即利用波长范围为10~1mm的毫米波抑制肿瘤合成DNA，使其增殖过程减慢。

3. 冷冻疗法　采用液氮或二氧化碳使局部组织温度迅速达到超低温(-20℃)，从而使肿瘤细胞变性、坏死，适于较小的表浅肿瘤。

4. 激光手术　激光手治疗肿瘤主要是利用激光的热作用和压强作用，对肿瘤切割、气化或凝固治疗肿瘤。

5. 激光光动力疗法　即用具有光化学效应特定波长的氩离子或金蒸汽激光作为光源，卟啉衍生物做光敏剂，治疗恶性肿瘤的疗法。

6. 直流电抗癌药物导入疗法　通过直流电将抗癌药物导入的方法，达到治疗的目的。

7. 磁场疗法　磁场可通过肿瘤合成降低，从而杀伤和抑制肿瘤细胞生长。

(二)其他治疗

根据肿瘤病理分期、癌细胞侵犯范围和机体状况，有计划地、合理地制订治疗方案。目前，治疗恶性肿瘤的主要方法有手术治疗、放射治疗、化学药物治疗、生物治疗、中药等综合治疗。每一种治疗方法都有各自优势与不足，一般均采用综合方法治疗。包括介入治疗、生物治疗、造血干细胞治疗、靶向治疗等。

第四步康复评定：通过确定障碍的层面、种类和程度，寻找和确定障碍发生的原因，指导制订康复治疗计划，判断康复疗效和预后。

(一)生理功能评定

1. 疼痛评定　恶性肿瘤常引起疼痛，肿瘤的增长、坏死、感染、浸润或转移、手术、放疗、化疗等，使周围的神经受到压迫或刺激，可出现局部疼痛，常难以忍受，尤以夜间更明显，多用以下评定方法：

视觉模拟(目测)评分法(VAS)：此评定方法也可用于疼痛缓解程度，在上述方法的基础上进行，作为镇痛治疗疗效的评价。

简化的McGill疼痛问卷：疼痛问卷是根据疼痛的生理感受，病人的情感因素和知识成分等多方面因素设计而成的，因此能较准确地评价疼痛的强度和性质。

癌性疼痛的评定：癌性疼痛的评定，根据患者应用镇痛药或麻醉药的种类和剂量来评定癌性疼痛的程度。

2. 躯体功能评定　恶性肿瘤患者的功能障碍与一般的伤病残者有许多相同之处，但还有些特殊性，如病死率和致残率高等。肿瘤患者躯体功能评定可分为两类，肿瘤患者全身功能状态评估和肿瘤治疗所引发的功能障碍评估，目前的评估方法多采用Karofsky(KPS)方法。

3. 肿瘤治疗引发的残疾及功能障碍评估　肿瘤的各种治疗方法常对身体局部产生不同程度的功能损害。Raven从患者的肿瘤是否得到治疗、控制与残疾情况，将与癌症有关的残疾分为以下四类，①肿瘤已控制，无残疾，正常生活；②肿瘤已控制，但遗留由治疗引起的残疾，生活质量好；③肿瘤已控制，因肿瘤而出现残疾；④肿瘤未控制，因肿瘤与治疗而出现残疾，生活质量较差，生存期有限。

(二)心理功能评定

患者从开始怀疑患有癌症，到确诊和治疗前后会有严重的心理变化和心理反应，精神状态也随之受到影响。临床上心理功能评定应用较多的量表有：焦虑量表(SAS)、汉密尔顿焦虑量表(HAMA)、抑郁自评量表(SDS)、情绪状态问卷(POMS)、汉密尔顿抑郁量表(HAMD)等。

(三)日常生活活动能力评定

恶性肿瘤侵害和治疗的副损伤，给患者的日常生活活动和生活质量带来影响，所以评定患者日常生活活动能力水平和生活质量具有十分重要的意义。可用巴氏指数(Barthel index，BI)和功能独立性评分(FIM)来进行日常生活活动能力评定。

(四)生存质量评估

癌症患者传统评定仅考虑生存时间、生存率，随着WHO提出健康新概念和医学模式的转变，更加注重患者的生存质量及主观感受，由单纯追求局部缓解率，转移到更全面地反映其生存质量状况。评定癌症患者生存质量的量表有卡的夫简版MQOL-CSF、FLIC、ECOG-PSR，我国癌症患者常用QLQ-C30核心测定量表、罗健等开发的生存质量量表(QLQ-CCC)、万崇华等研制的(QLICP)量表。

(五)社会功能评定

1. 个人参与社会的能力　取决于个人机体功能状况、心理状态及病人对患病的应对能力、工作性质、家庭及社会关系支持状况、经济状况及医疗状况等，还包括患者的兴趣爱好和休闲活动情趣等因素。

2. 家庭方面　癌症患者多会影响家人的情绪、日常工作，生活和经济方面的压力，可给家庭造成沉重的负担，家庭的支持对患者康复有促进作用。

3. 社会方面　取决于领导和同事的关心与支持。

4. 环境　对患者的居住环境、工作环境、社区环境及社会人文环境，包括环境中的空气质量等评估，看是否利于康复。

第五步康复治疗：应用综合康复治疗方法，改善患者身心、社会、职业功能，提高生存质量，使其回归家庭与社会。恶性肿瘤康复治疗的目的是，通过康复治疗改善症状，提高患者的机体功能和独立生活能力，提高生存质量，延长生命，预防复发。

(一)心理康复

恶性肿瘤患者在被确诊为肿瘤或发生残疾后，面临着肿瘤与残疾给自己带来的冲击及全身性反应、家庭、职业、伤残、经济等问题，会发生异常的心理变化，因此，心理康复治疗需要贯穿于诊断、治疗、恢复、终末期的各个阶段。帮助患者树立起治疗癌症和克服功能障碍的信心，积极配合医生完成各项治疗，要针对患者的心理问题，给予心理安慰和鼓励，对出现的问题有针对性地给予解决，尽量采取措施减轻癌痛的痛苦。教会患者学会松弛疗法，多听音乐，看喜剧电影和喜剧小品，适当地参加社会活动，对患者的心理康复很有益，对心理障碍较重者可联合药物治疗，最大限度地促进身心机能康复。

(二)全身性康复

1. 加强营养　制订合理的饮食计划，增强机体的抵抗力。因此，应为患者提供适量的蛋白质、热量、多种维生素等；选择易消化食物，经常变换食谱，少量多餐，合理均衡营养，保证每天能摄入足够的营养，改善全身的状况及促进体质的恢复。

2. 运动疗法　肿瘤患者术后尽早开始活动，原则是从小强度和短时间开始，循序渐进，

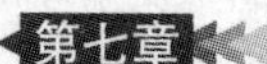

要根据患者的情况予以个体化选择运动的方式，促进病人早日生活自理。对长期卧床者应进行呼吸功能训练、排痰训练，保持肺活量，预防肺部感染。运动方式的选择，要根据患者的个体化情况，采用运动或理疗的措施促进病人早日生活自理，主要进行主动或助力运动训练，增加关节活动度训练和增强体力训练。

（三）作业及职业康复

1. 如身体条件允许，应尽早开始自己或家属协助翻身、进食、穿衣等。长期卧床患者先将下肢下垂床边，每日2~3次，每次15~30分钟，使下肢血循环适应站立；起立床治疗，起立床从45°~55°开始，每天根据病人的情况逐渐增加到完全站立。

2. 职业前作业疗法　一些患者经治疗后，疾病得到控制，身心健康得到较好的恢复，逐步过渡到与职业近似的操作训练。根据能从事职业选择训练项目，加速功能恢复，使其尽块回归家庭及社会。

（四）康复工程

对于治疗后有残疾或运动功能障碍者，通过代偿和补偿的方法弥补功能缺陷，应适当地配备助行器、矫形器或支具、自助具、轮椅、步行器、机器人等。对有些组织器官或肢体残损者可配戴假体、假肢、义乳和义眼等。

（五）癌痛治疗

1. 物理疗法　可选用经皮神经电刺激疗法（TENS）、脊髓电刺激疗法（SCS）、超声波疗法、局部激光镇痛治疗等物理疗法镇痛治疗。

2. 三阶梯药物镇痛治疗　晚期肿瘤止痛治疗属于姑息治疗的主要内容，世界卫生组织提出的三阶梯止痛方法，可以使90%肿瘤病人的疼痛得到有效的缓解，使75%以上的晚期肿瘤患者的疼痛得以解除。

第一阶梯：对轻度疼痛的病人以非甾体消炎镇痛药为主，代表药物为对乙酰氨基酚、布洛芬、消炎痛和双氨芬酸钠等。

第二阶梯：对于中度疼痛的病人以弱阿片类药物为主，代表药物为可待因、曲马多、布桂嗪（强痛定）。

第三阶梯：对于重度疼痛的病人以强效阿片类药物为主。代表药物为吗啡、哌替啶（度冷丁）、美沙酮、丁丙诺啡。

3. 其他镇痛　心理辅导、生物反馈治疗及认知行为校正治疗性训练，帮助患者减轻疼痛及心理问题。对于晚期难以控制的疼痛，还可选用神经阻滞，必要时选用外科神经离断技术，阻断疼痛的传导通路以控制疼痛。

【实训病案】

吴某某，男，54岁，工人。患者自述近半年以来多次感冒，咳嗽、黄痰、发热，口服抗菌药物后症状消失，但多次复发并且症状加重，近几天痰中带血丝，伴疲倦、乏力、活动时气短、消瘦、食欲不振等，不能正常胜任工作。个人史：吸烟30年以上，每日1~2包（20/包），家族中哥哥死于胃癌，从事家具制作职业。神志清晰，发育正常，体温37.2℃，血压正常，脉搏108次/分，声音嘶哑，面部浮肿、右侧一侧眼裂小和眼睑下垂，声音嘶哑，锁骨上淋巴结肿大，右肺呼吸音弱，听诊右肺中上部有喘鸣音；心率108次/分，心律整齐，听诊未闻及病理性杂音；腹部平软，肝脾肋下可触及，双下肢和大关节稍有肿胀。

问题一: 对该患者应该询问哪些病史

1. 有无长期吸烟史(包括吸烟量)
2. 既往是否患有肺部疾病史
3. 是否有胸痛和咳痰带血
4. 有无心血管疾病
5. 职业性质因素
6. 有无精神遇到重大精神打击
7. 近亲中有无患癌者
8. 有无胸部外伤

参考答案: 1 3 5 6 7

问题二: 该患者应诊断为

1. 右侧肺炎
2. 支气管扩张症
3. 右肺结核
4. 早期肺癌
5. 晚期肺癌

参考答案: 5

问题三: 目前患者最需要做下列哪组检查

1. 胸X线片,胸部CT, MRI, PET, ECT
2. 肝功检查,血生化检查,离子检查,血蛋白量
3. 纤维支气管镜、活体组织病理
4. 甲胎蛋白AFP和T_3、T_4、TSH
5. 肿瘤标记物检测
6. EMG、SCV、MCV,血气分析
7. 痰细胞病理学检查、胸水细胞涂片检查、活体组织检查

参考答案: 1 3 4 5 7

问题四: 经上述检查确诊为肺癌,此时最适合的处理是

1. 手术肺叶或全肺切除
2. 放射治疗
3. 放射治疗加化学药物治疗
4. 射频消融
5. 综合治疗
6. 免疫疗法
7. 对症治疗
8. 康复训练

参考答案: 5

问题五: 肺癌患者咳黄痰和听诊有哮鸣音,剧烈脊柱骨痛,声音嘶哑伴气喘,有Horner综合征、杵状指和关节肿痛等,考虑是什么原因导致以上症状体征?

1. 肺感染
2. 骨转移
3. 肿瘤在上叶压迫
4. 肺性关节病
5. 肺癌浸润与转移
6. 以上都是

参考答案: 6

问题六: 肺癌患者可有哪些功能障碍

1. 肩关节和上肢活动受限
2. 脊柱畸形
3. 心肺功能下降
4. 心理功能障碍
5. 呼吸功能障碍
6. 日常生活活动受限

参考答案: 1 2 3 4 5 6

问题七: 肺癌的康复目的是

1. 预防废用综合征
2. 控制癌症增长
3. 改善功能障碍
4. 预防残障
5. 增强身心功能
6. 提高生存质量

参考答案: 1 3 4 5 6

问题八: 原发性支气管肺癌的临床治疗目标是什么

1. 控制癌症生长
2. 痊愈
3. 增强心脏功能
4. 降低发病率
5. 降低死亡率

参考答案: 1 2 4 5

问题九: 肺癌在术前开始的康复训练项目有哪些

1. 腹式呼吸训练
2. 咳嗽训练
3. 全身运动训练
4. 心理辅导
5. ADL训练
6. 上肢及肩关节ROM训练放射性食管炎

参考答案: 1 2 3 4

问题十: 术后物理康复及训练方法有哪些

1. 咳嗽训练
2. 口服药物治疗
3. 放射治疗
4. 心理治疗
5. 超声波局部治疗
6. 上肢及肩关节ROM训练

参考答案: 1　4　5　6

问题十一: 肺癌康复治疗主要方法有哪些

1. 呼吸功能训练
2. 运动训练疗法
3. 康复工程
4. 心理治疗
5. ADL训练
6. 康复护理
7. 康复教育

参考答案: 1　2　3　4　5　6

问题十二: 哪一种方法用于上肢功能训练不够准确

1. 爬墙训练法
2. 上肢旋转法
3. 肩关节抬举器训练
4. 肩关节旋转训练器或肩梯训练
5. 滑轮训练法
6. 棍棒操
7. 关节松动技术
8. 手指阶梯训练

参考答案: 8

问题十三: 康复的作用是

1. 预防并发症及残障
2. 提高身心适应能力
3. 减少药物副作用
4. 提高活动能力和日常生活活动能力
5. 改善生存质量

参考答案: 1　2　4　5

(郝秀兰)

【实训报告】

<table>
<tr><th colspan="4">实训名称</th></tr>
<tr><td>实训时间</td><td></td><td>评分</td><td></td></tr>
<tr><td colspan="4">操作流程要点:

注意事项:

适应证:

禁忌证:

实训感受:

报告人:________
指导教师:________</td></tr>
</table>

第八章　眼科、耳鼻喉科、口腔科常见疾病康复实训

眼、耳、鼻、咽喉和口腔是人体头面部重要的器官，它们不仅是人体丰富表情和内在心理体验表达的重要载体，同时还是视觉、听觉、嗅觉和味觉等重要的感觉器官，并担负着呼吸、咀嚼和吞咽等维持个体生存的重要职能。

第一节　眼科疾病

本节主要介绍睑腺炎、睑板腺囊肿、睑缘炎、上睑下垂、泪腺炎、泪囊炎、结膜炎、角膜炎、巩膜炎、白内障、玻璃体疾病、葡萄膜炎、视神经炎、视神经萎缩及眶蜂窝织炎的康复。

【实训目的】

1. 掌握眼科常见疾病的功能障碍、康复评定、康复治疗方法。

2. 熟悉眼科常见疾病的定义、临床表现、功能结局、健康教育等。

3. 了解眼科常见疾病的流行病学和病因。

4. 了解眼科常见疾病的康复辅具、心理治疗、药物治疗和手术治疗的方法。

【实训器材】视力表、超短波治疗仪、微波治疗仪、中频电疗仪、低频电疗仪、直流电疗仪、超声波治疗仪、紫外线治疗仪、低能量激光治疗仪。

【实训内容与步骤】

（一）康复评定

康复评定主要包括生理功能评定、心理功能评定、日常生活活动能力评定及社会功能评定。

1. 生理功能评定　主要包括疼痛评定、视觉功能评定等。具体方法参见本套教材《内外科疾病康复学》和《康复功能评定学》。

视觉功能评定：视力分为中心视力与周边视力，周边视力即视野。中心视力分为远视力和近视力，是形觉的主要标志，是分辨二维物体形状大小和位置的能力，代表视网膜黄斑中心凹处的视觉敏锐度。本节主要介绍常用的远视力检查、婴幼儿视力检查及对照法视野检查等。

（1）远视力检查：标准照明下，受检者距离视力表5m，高度适当。两眼分别进行，先右后左，检查时可用手掌或小板遮盖对侧眼睛，注意不要压迫眼球，检查者用杆指着视力表的试标，嘱受试者说出或用手势表示该试标的缺口方向，由上而下逐行检查，找出受试者的最佳辨认行，完全正确认清的那一行的标志数字为受检者的视力。

1）正常视力标准为1.0。如果在5m处连最大的试标（0.1行）也不能识别，则嘱患者逐步向视力表走近，直到识别试标为止。再根据V=d/D的公式计算，如在3m处才看清50m（0.1行）

的试标，其实际视力应为V=3m/50m=0.06。

2）如走到视力表1m处仍不能识别最大的试标时，则检查指数。检查距离从1m开始，逐渐移近，直到能正确辨认为止，并记录该距离，如"指数/30cm"。如指数在5cm处仍不能识别，则检查手动。

3）如果眼前手动不能识别，则检查光感。在暗室中用手电照射受试眼，另眼须严密遮盖不让透光，测试患者眼前能否感觉光亮，记录"光感"或"无光感"。并记录看到光亮的距离，一般到5m为止。对有光感者还要检查光源定位，嘱患者向前方注视不动，检查者在受试眼1m处，上、下、左、右、左上、左下、右上、右下变换光源位置，用"+"、"−"表示光源定位的"阳性"、"阴性"。

（2）婴幼儿视力检查：对于小于3岁不能合作的患儿检查视力需耐心诱导观察。新生儿有追随光及瞳孔对光反应；1月龄婴儿有主动浏览周围目标的能力；3个月时可双眼辐辏注视手指。交替遮盖法可发现患眼，当遮盖患眼时患儿无反应，而遮盖健眼时患儿试图躲避。

（3）对照法视野检查：该法以检查者的正常视野与受试者的视野作比较，以确定受试者的视野是否正常。检查者与患者面对面而坐，距离约1米。检查右眼时，受检者遮左眼，右眼注视医生的左眼。而医生遮右眼，左眼注视受检者的右眼。医生将手指置于自己与患者的中间等距离处，分别从上、下、左、右各方位向中央移动，嘱患者发现手指出现时即告之，这样医生就能以自己的正常视野比较患者视野的大致情况。此法的优点是操作简便，不需仪器。缺点是不够精确，且无法记录供以后对比。

2. 心理功能评定　常使用汉密尔顿焦虑、抑郁量表进行评定。参见本套教材《康复功能评定学》。

3. 日常生活活动能力评定　可采用改良Barthel指数评定表和功能独立测量量表（FIM）。参见本套教材《康复功能评定学》。

4. 社会功能评定　社会生活能力的评定常使用WHO提供的《社会功能缺陷筛选表》，生活质量的评定常使用中文版健康状况调查问卷（SF-36）。参见本套教材《康复功能评定学》。

（二）康复治疗

包括物理治疗、作业治疗、心理治疗、康复辅具等，主要掌握物理治疗的方法。

1. 物理治疗

（1）超短波疗法：用于炎症性疾病，采用小功率治疗仪，双极并置、斜对置或单极法，每次10~15分钟，每天1次，5~10次为一个疗程。红肿严重时用无热量，红肿局限时改用微热量。

（2）微波疗法：用于眼部炎症，用小圆柱辐射器，距离5~8cm，功率10~15W，每次10分钟，每天1次，5~10次为一个疗程。

（3）音频电疗法或调制中频电疗法：常用于眼睑瘢痕、硬结形成及外伤性白内障。两个小条状电极并置或眼枕法，耐受量，每次20分钟，每天1次，15~20次为一个疗程。

（4）低频脉冲电疗法：用于神经源性上睑下垂的治疗。每次20分钟，每天1次，15~20次为一个疗程。

（5）直流电离子导入疗法：炎症性疾病用抗菌药物离子导入，瘢痕、硬结时用透明质酸酶离子或碘离子导入，视神经炎用维生素B_1、烟酸或碘离子导入，白内障和玻璃体疾病时可以选择碘离子、维生素C、决明子提取液导入，眼枕法，每次20分钟，每天1次，10~15次为一个疗程。

（6）超声波疗法：主要用于眼睑部硬结、瘢痕形成及玻璃体疾病。采用小声头接触移动法或水囊法，0.5~0.75W/cm^2，每次3~5分钟，每天1次，10~15次为一个疗程。

（7）紫外线疗法：用于睑缘炎、结膜炎等治疗，低压汞灯直接照射或通过石英导子照射3~5MED，隔日照射1次，3~5次为一个疗程。治疗时注意保护角膜。

（8）He-Ne激光疗法：用于泪腺炎及泪囊炎，低能量He-Ne激光散焦照射，3~5mW，每次5分钟，每日1次，15次为一个疗程。

（9）冷热敷疗法：用于炎症的治疗。炎症初起红肿严重时行冷敷，炎症局限时行热敷，每次10~15分钟，每日3~4次。

（10）运动疗法：神经源性上睑下垂的治疗，根据上睑肌力水平，选择相应的肌力训练方式。

2. 作业治疗　严重视力障碍者需要进行日常生活活动能力和环境适应能力训练，同时应加强对居住环境的改造。

3. 康复辅具　对于低视力患者来说，采用光学助视器和非光学助视器改进他们的视觉活动能力，配备适当的助行工具如手杖、助行器等可提高独立能力。

4. 心理治疗　积极开展心理疏导治疗，增强抗击疾病的信心。参见本套教材《内外科疾病康复学》。

5. 其他治疗　包括药物治疗、外科治疗等。参见本套教材《内外科疾病康复学》。

【注意事项】

1. 根据患者的病情，选择合适的康复治疗方法和治疗剂量，注意个体化原则。紫外线和He-Ne激光治疗时要注意保护角膜。

2. 了解患者是否存在焦虑、抑郁等心理问题，对患者进行心理疏导。

3. 根据疾病的种类、病程等选择辅具及药物治疗，必要时应用抗菌药物控制感染。

【实训病案】

李某某，男性，12岁。出生后即发现双侧眼裂不等宽，一直未予重视及就医。近年来发现左侧眼裂较右侧明显变窄，出现视物仰头、皱眉等姿势。既往史无特殊。家族中无相似患者。专科检查：视物存在挑眉、仰头，双侧眼球居中，双侧瞳孔等大等圆，左侧眼裂较右侧窄4mm，左侧眼球向上活动受限，左侧眼球极上、极下运动相距3mm。

问题一：对该患者应该询问哪些病史

1. 眼部有无外伤史

2. 眼部有无炎症病史

3. 是否存在眼睑活动后加重，休息后减轻，晨轻暮重现象

4. 有无肿瘤病史

5. 询问ADL有无受到影响

参考答案：1　2　3　4　5

问题二：该患者应该进行哪些体格检查

1. 眼部的视触动量

2. 面部额纹情况

3. 眼部疲劳试验

参考答案：1　2　3

问题三：该患者还应该进行哪些辅助检查

1. 眼部CT

2. 眼部B超
3. 三大常规
4. 出凝血常规
5. 肝肾功能
参考答案: 3　4　5
问题四: 该患者最可能的临床诊断是什么
1. 先天性眼睑下垂
2. 重症肌无力
3. 交感神经性上睑下垂
4. 肌源性上睑下垂
5. 假性上睑下垂
参考答案: 1
问题五: 目前患者的主要生理功能障碍有哪些
1. 眼球活动受限
2. 视力减退
3. 外观异常
4. 因视力减退对日常生活产生影响及美观问题而出现的焦虑
参考答案: 1　2　3
问题六: 目前该患者有哪些日常生活活动受限
1. 阅读和书写功能
2. 穿衣
3. 进食
4. 上下楼梯
5. 如厕
参考答案: 1
问题七: 目前该患者哪些社会功能受限
1. 职业能力受限
2. 家务受限
3. 社会交往受限、社区活动受限
4. 购物受限
5. ADL能力受限
6. 大小便功能障碍
7. 生活质量下降
参考答案: 3　7
问题八: 应对该患者进行哪些康复评定

1. 生理功能评定(包括视力、视野的评定,眼球运动功能评定,上睑提肌的肌力,眼部结构评定等)

2. 心理功能评定(有无焦虑、抑郁等)

3. 日常生活活动能力评定(主要评定ADL能力)

4. 社会功能评定

参考答案:1 2 3 4

问题九:该患者的康复治疗目标是什么

1. 恢复ADL能力

2. 恢复患者心理功能

3. 恢复社会功能

4. 改善生活质量

参考答案:1 2 3 4

问题十:目前康复治疗方案是什么

1. 超短波治疗

2. 红外线治疗

3. 根据上睑肌力水平,选择相应的肌力训练方式,为手术积极做准备

4. 进行心理疏导和支持治疗

5. 联系眼科会诊,尽早手术治疗

参考答案:3 4 5

【实训报告】

<table>
<tr><td colspan="4">实训名称</td></tr>
<tr><td>实训时间</td><td></td><td>评分</td><td></td></tr>
<tr><td colspan="4">操作流程要点:

注意事项:

适应证:

禁忌证:

实训感受:

报告人:________
指导教师:________</td></tr>
</table>

第二节 耳科疾病

本节主要介绍耳郭化脓性软骨膜炎、外耳道炎、分泌性中耳炎、急性化脓性中耳炎、慢性化脓性中耳炎、梅尼埃病及良性阵发性位置性眩晕、突发性耳聋的康复。

【实训目的】

1. 掌握耳科常见疾病的功能障碍、康复评定、康复治疗方法。

2. 熟悉耳科常见疾病的定义、临床表现、功能结局、健康教育等。

3. 了解耳科常见疾病的流行病学和病因。

4. 了解耳科常见疾病的康复辅具、心理治疗、药物治疗和手术治疗的方法。

【实训器材】频率分别为C_{256}及C_{512}的音叉、超短波治疗仪、直流电疗仪、紫外线治疗仪、低能量激光治疗仪、红外线治疗仪。

【实训内容与步骤】

（一）康复评定

康复评定主要包括生理功能评定、心理功能评定、日常生活活动能力评定及社会功能评定。

1. 生理功能评定　主要包括疼痛评定、听力评定、平衡功能评定等。具体方法参见本套教材《内外科疾病康复学》和《康复功能定学》。

音叉试验：是门诊最常用的听力检查法之一，常用频率为C_{256}及C_{512}的音叉。检查时，检查者手持叉柄，将叉臂向另一手的第一掌骨外缘或肘关节轻轻敲击，使其振动，然后将振动的叉臂置于距离受试耳外耳道口1cm处，两叉臂末端与外耳道口在同一平面，检查气导。检查骨导时，将叉柄末端的底部压置于颅骨中线或鼓窦区。常采用下列来初步鉴别耳聋为传导性或感音神经性，但不能准确判断听力损失的程度及进行听力的前后比较。

①Rinne试验：用于比较受试耳气导和骨导的长短。先测试骨导听力，一旦受试耳听不到音叉声时，立即测同侧气导听力，受试耳此时若能听见，说明气导>骨导（AC>BC）为Rinne试验阳性。若不能听见，则再敲击音叉，先测气导听力，当不再听见时，立即测同侧骨导听力，若此时能听见，证实骨导>气导（BC>AC）为Rinne试验阴性。一般来说，正常者及感音神经性聋者Rinne试验阳性，传导性聋Rinne试验阴性。

②Weber试验：用于比较受试者两耳的骨导听力。敲击音叉后将音叉柄底部紧压于前额中线，同时让受试者自行辨别音叉声偏向何侧，并以手指示之。以“→”表示偏向侧，“=”表示两侧相等。一般来说，正常者Weber试验双侧对等，传导性聋偏向患耳，感音神经性聋偏向健耳。

2. 心理功能评定　常使用汉密尔顿焦虑、抑郁量表进行评定。参见本套教材《康复功能评定学》。

3. 日常生活活动能力评定　可采用改良Barthel指数评定表和功能独立测量量表（FIM）。参见本套教材《康复功能评定学》。

4. 社会功能评定　社会生活能力的评定常使用WHO提供的《社会功能缺陷筛选表》，生活质量的评定常使用中文版健康状况调查问卷（SF-36）。参见本套教材《康复功能评定学》。

（二）康复治疗

包括物理治疗、心理治疗、康复辅具等，主要掌握物理治疗的方法。

1. 物理治疗

（1）超短波疗法：用于耳部炎症性疾病，采用小功率治疗仪，小圆电极，置于患耳对置或斜对置，无热或微热量，每次10~15分钟，每日1次，7~10次为一个疗程。急性期用无热量。

（2）微波疗法：用于慢性化脓性中耳炎。小圆形辐射器对准患耳部，距离7cm，10~15W，每次10分钟，每日1次，7~10次为一个疗程。

（3）直流电离子导入疗法：急性化脓性中耳炎常选用青霉素、小檗碱导入；慢性炎症或神经性耳聋选用碘离子导入。将浸有药液的棉花条塞入外耳道内，外端与衬垫、电极相连，为主极，辅助电极置于颈后，每次15~20分钟，每日1次，10~15次为一个疗程。

（4）紫外线疗法：耳郭化脓性软骨炎，予紫外线局部照射，急性化脓性中耳炎予患侧乳突区照射，4~6MED，每日或隔日一次，每个疗程3~5次。对于外耳道和中耳炎症，3%过氧化氢清洁外耳道后，应用体腔紫外线直接照射，4MED开始，每日或隔日一次，每次增加1MED，治疗3~6次。

（5）红外线疗法：用于炎症感染吸收期，以减少局部溢液，采用红外线辐射器，剂量以有舒适的温热感为宜，每次15~20分钟，每日1次，治疗10~15次。治疗时注意保护眼部，急性化脓期禁用。

（6）运动治疗：主要是前庭功能训练。提高已经化学或者手术迷路切除的梅尼埃患者及BPPV患者耳石复位后的姿势稳定性。

1）一般训练：指导患者循序渐进地完成在卧姿、坐姿、站姿及运动条件下的各种形式的活动。打高尔夫球、打网球等要求患者在头部或身体运动过程中睁眼完成某些任务的活动也可用于前庭康复训练中。

2）个性化训练：根据患者的疾病和功能缺陷进行针对性训练。包括：注视稳定性练习、视觉跟踪练习、本体感觉依赖性练习、提高静态及动态姿势稳定性的练习等。

3）利用训练装置的前庭康复训练：如虚拟现实训练法。

2. 康复辅具　对严重听力下降者，可佩戴助听器。通过人工耳蜗植入，帮助重度或者极重度聋者获得或恢复部分听力。参见本套教材《内外科疾病康复学》。

3. 心理治疗　积极开展心理疏导治疗，增强抗击疾病的信心。参见本套教材《内外科疾病康复学》。

4. 其他治疗　包括药物治疗、外科治疗等。参见本套教材《内外科疾病康复学》。

【注意事项】

1. 根据患者的病情，选择合适的康复治疗方法及治疗剂量，紫外线和红外线治疗时注意保护眼部。注意个体化原则。

2. 了解患者是否存在焦虑、抑郁等心理问题，对患者进行心理疏导。

3. 根据疾病的种类、病程等选择辅具及药物治疗，必要时应用抗菌药物控制感染。

【实训病案】

张某某，男，7岁。反复流涕2周，听力下降5天。自觉耳内堵塞感，伴疼痛，耳鸣，看电视声音开很大，对家人呼唤反应较迟钝。耳镜检查示鼓膜松弛部充血，鼓膜内陷，鼓室积液。纯音听阈测试提示传导性听力损失，声导抗检查提示鼓室图B型。

问题一：对该患儿应该询问哪些病史

1. 有无上呼吸道感染

2. 有无发热

3. 有无耳流脓

4. 有无中耳炎病史

5. 有无听力下降病史

6. 有无呼吸道过敏史

7. ADL有无受到影响

参考答案：1　2　3　4　5　6　7

问题二：该患儿还应该进行哪些检查

1. 头颅X线检查

2. 颞骨CT检查
3. 纤维鼻咽镜检查
4. 音叉试验
5. 血常规

参考答案: 2 4

问题三: 该患儿最可能的临床诊断是什么

1. 外耳道炎
2. 急性化脓性中耳炎
3. 分泌性中耳炎
4. 慢性中耳炎
5. 中耳胆脂瘤
6. 突发性耳聋

参考答案: 3

问题四: 该患儿的诊断依据是什么

1. 感冒后出现听力下降
2. 耳堵塞感伴耳鸣
3. 耳镜检查示鼓膜松弛部充血,鼓膜内陷,鼓室积液
4. 纯音听阈测试提示传导性听力损失
5. 声导抗检查提示鼓室图B型

参考答案: 1 2 3 4 5

问题五: 目前患者的主要生理功能障碍有哪些

1. 听力减退
2. 感觉障碍,如耳胀堵塞感等
3. 疼痛
4. 平衡功能障碍
5. 耳郭畸形

参考答案: 1 2 3

问题六: 对该患儿应进行下列哪些康复评定

1. 生理功能评定(包括疼痛评定、听力评定等)
2. 心理功能评定(有无焦虑、抑郁等)
3. 日常生活活动能力评定
4. 生存质量评定

参考答案: 1 2 3 4

问题七: 该患儿康复治疗原则是什么

1. 防止继发感染,减少听力损害
2. 改善组织血液循环,促进积液吸收,消除炎症水肿
3. 控制感染
4. 改善内耳组织微循环
5. 调节自主神经功能

参考答案: 1　2

问题八: 目前治疗方案是什么

1. 物理因子治疗

2. 必要时行手术治疗,如鼓膜穿刺抽液

3. 心理治疗(主要进行疾病知识的教育,心理疏导和支持治疗)

4. 及早应用足量抗生素后用其他抗菌药物控制感染

参考答案: 1　2　3

问题九: 可选择以下哪些物理因子治疗方法进行治疗

1. 超短波治疗

2. 直流电碘离子导入治疗

3. 超声波治疗

4. 紫外线治疗

5. 红外线治疗

6. 水疗

参考答案: 1

问题十: 应如何预防此病复发

1. 加强锻炼,增强体质,预防感冒

2. 避免辛辣食物刺激,避免接触烟雾等不良气体刺激呼吸道,保护和增强上呼吸道黏膜的抵抗力

3. 预防和治疗过敏性疾病

4. 擤鼻涕时勿双手同时捏紧前鼻孔用力擤鼻涕,应该按压一侧鼻孔轻轻清理鼻腔的分泌物

5. 尽量减少噪声的接触,保护听力

参考答案: 1　2　3　4

【实训报告】

<table>
<tr><td colspan="4">实训名称</td></tr>
<tr><td>实训时间</td><td></td><td>评分</td><td></td></tr>
<tr><td colspan="4">操作流程要点:

注意事项:

适应证:

禁忌证:

实训感受:

报告人:______
指导教师:______</td></tr>
</table>

第三节 鼻科疾病

本节主要介绍鼻前庭炎、鼻疖、急性鼻炎、慢性鼻炎、萎缩性鼻炎、变应性鼻炎、急性鼻窦炎及慢性鼻窦炎的康复。

【实训目的】

1. 掌握鼻科常见疾病的功能障碍、康复评定、康复治疗方法。

2. 熟悉鼻科常见疾病的定义、临床表现、功能结局、健康教育等。

3. 了解鼻科常见疾病的流行病学和病因。

4. 了解鼻科常见疾病的心理治疗、药物治疗和手术治疗的方法。

【实训器材】装有不同气味溶液的嗅瓶、超短波治疗仪、微波治疗仪、直流电疗仪、紫外线治疗仪、低能量激光治疗仪、红外线治疗仪。

【实训内容与步骤】

(一)康复评定

康复评定主要包括生理功能评定、心理功能评定、日常生活活动能力评定及社会功能评定。

1. 生理功能评定　主要包括疼痛评定与嗅觉评定等。具体方法参见本套教材《内外科疾病康复学》和《康复功能评定学》。

嗅瓶试验：将含有常见5种不同气味的溶液(如蒜、醋、香精、酒精、煤油等)分别装于形状相同的5个褐色的小瓶，让受试者辨别各瓶的气味。能嗅出全部气味者为嗅觉存在，只辨别出2种以下者为嗅觉减退。

2. 心理功能评定　常使用汉密尔顿焦虑、抑郁量表进行评定。参见本套教材《康复功能评定学》。

3. 日常生活活动能力评定　可采用改良Barthel指数评定表和功能独立测量量表(FIM)。参见本套教材《康复功能评定学》。

4. 社会功能评定　社会生活能力的评定常使用WHO提供的《社会功能缺陷筛选表》，生活质量的评定常使用中文版健康状况调查问卷(SF-36)。参见本套教材《康复功能评定学》。

(二)康复治疗

包括物理治疗、心理治疗等，主要掌握物理治疗的方法。

1. 物理治疗

(1)超短波疗法：用于各种鼻部炎症性疾病的治疗。采用小功率治疗仪，小号电极鼻翼两侧对置或鼻窦部并置，急性无热量或微热量，每次10~15分钟，每天1次，治疗5~10次。

(2)微波疗法：用于慢性鼻炎和慢性鼻窦炎，用1%麻黄碱收缩鼻甲后，将微波治疗机的针状辐射器插入一侧鼻腔的下鼻道，对准下鼻甲，接触法，8~10W，每侧治疗3分钟，每周1~2次，治疗4~6次。

(3)直流电离子导入疗法：变态反应性鼻炎用肾上腺素或麻黄碱导入以减轻鼻塞和减少分泌物；萎缩性鼻炎采用碘化钾溶液或硫酸锌溶液；鼻窦炎用抗菌药物离子导入，急性鼻炎分泌物较多或鼻塞症状严重者，可选用0.1%肾上腺素导入。治疗前清洗干净鼻腔，将电极液浸湿棉条充填鼻腔内，电流量1~3mA，每次15~20分钟，每日1次，10次为一个疗程。

（4）紫外线疗法：鼻前庭炎及鼻疖予局部照射，若炎症波及鼻周、唇颊时应扩大照射野。鼻炎和鼻窦炎予鼻腔内照射，3~5MED，隔日照射1次，3~6次为一个疗程。

（5）He-Ne激光疗法：常用于鼻前庭炎、慢性鼻炎和慢性鼻窦炎。于局部或者穴位（迎香），5~10mW，每部位5分钟，最长20分钟，每天1次，5~10次为一个疗程。

（6）红外线疗法：每次15~20分钟，每天1次，5~8次为一个疗程，用于炎症吸收期。

2. 心理治疗　积极开展心理疏导治疗，增强抗击疾病的信心。参见本套教材《内外科疾病康复学》。

3. 其他治疗　包括药物治疗、外科治疗等。参见本套教材《内外科疾病康复学》。

【注意事项】

1. 根据患者的病情，选择合适的康复治疗方法和治疗剂量，注意个体化原则。

2. 了解患者是否存在焦虑、抑郁等心理问题，对患者进行心理疏导。

3. 根据疾病的种类、病程等选择药物治疗，必要时应用抗菌药物控制感染。

【实训报告】

<table>
<tr><td colspan="4" align="center">实训名称</td></tr>
<tr><td>实训时间</td><td></td><td>评分</td><td></td></tr>
<tr><td colspan="4">操作流程要点：

注意事项：

适应证：

禁忌证：

实训感受：

报告人：________
指导教师：________</td></tr>
</table>

第四节　咽喉科疾病

本节主要介绍急性咽炎、慢性咽炎、急性扁桃体炎、慢性扁桃体炎、急性喉炎、慢性喉炎、声带小结的康复。

【实训目的】

1. 掌握咽喉科常见疾病的功能障碍、康复评定、康复治疗方法。

2. 熟悉咽喉科常见疾病的定义、临床表现、功能结局、健康教育等。

3. 了解咽喉科常见疾病的流行病学和病因。

4. 了解咽喉科常见疾病的心理治疗、药物治疗和手术治疗的方法。

【实训器材】压舌板、超短波治疗仪、超声波治疗仪、中频电疗仪、直流电疗仪、紫外线治疗仪。

【实训内容与步骤】

(一)康复评定

康复评定主要包括生理功能评定、心理功能评定、日常生活活动能力评定及社会功能评定。

1. 生理功能评定　主要包括疼痛评定、言语功能评定等。具体方法参见本套教材《康复功能评定学》。

2. 心理功能评定　常使用汉密尔顿焦虑、抑郁量表进行评定。参见本套教材《康复功能评定学》。

3. 日常生活能力评定　可采用改良Barthel指数评定表和功能独立测量量表(FIM)。参见本套教材《康复功能评定学》。

4. 社会功能评定　社会生活能力的评定常使用WHO提供的《社会功能缺陷筛选表》,生活质量的评定常使用中文版健康状况调查问卷(SF-36)。参见本套教材《康复功能评定学》。

(二)康复治疗

包括物理治疗、心理治疗等,主要掌握物理治疗的方法。

1. 物理治疗

(1)超短波疗法: 常用于急慢性咽炎、喉炎及急慢性扁桃体炎。使用小功率治疗仪,咽喉部对置,急性期者无热量,慢性者微热量,每次10~15分钟,每日1次,5~10次为一个疗程。

(2)音频电疗或调制中频电疗法: 用于咽喉疾患慢性炎症期,也可以用于声带小结、声带肥厚及闭合不全者。咽喉部对置,每次15~20分钟,1~2天1次,10~15次为一个疗程。

(3)直流电离子导入疗法: 用于慢性咽喉炎,也可以用于声带小结、声带肥厚及闭合不全者,药液可为碘化钾、抗菌药物等,咽喉部对置,每次15~20分钟,1~2天1次,10~15次为一个疗程。

(4)超声波疗法: 用于急慢性咽喉炎、扁桃体炎等。采用超声雾化吸入疗法,吸入抗菌药物、黏液稀释药物或中药,每次10~20分钟,每次1次,10次为一个疗程。

(5)紫外线疗法: 用于急慢性咽喉炎、扁桃体炎,将石英导子伸入咽喉部,4~6MED,每天1次,2~3次为一个疗程。

2. 发声训练　慢性喉炎及声带小结可以进行发声训练。主要是改变错误的发音习惯,包括发音器官放松训练、呼吸训练、起音训练、轻柔说话训练等。

3. 心理治疗　积极开展心理疏导治疗,增强抗击疾病的信心。参见本套教材《内外科疾病康复学》。

4. 其他治疗　包括药物治疗、外科治疗等。参见本套教材《内外科疾病康复学》。

【注意事项】

1. 根据患者的病情,选择合适的康复治疗方法和治疗剂量,注意个体化原则。

2. 了解患者是否存在焦虑、抑郁等心理问题,对患者进行心理疏导。

3. 根据疾病的种类、病程等选择药物治疗,必要时应用抗菌药物控制感染。

【实训病案】

王某某,女性,35岁,教师。咽喉疼痛伴声嘶4日。患者2周前有上呼吸道感染病史,当时咳嗽、咳黄色黏痰，自行服用“感冒药”后症状缓解。4日前，患者觉喉部疼痛，有异物感，发声时加重，伴有声嘶、咳嗽、咳痰，痰较黏稠，难以咯出，咯出后声嘶可以减轻。既往有“慢性咽炎”病史7年。专科检查：间接喉镜见双侧喉黏膜及声带黏膜弥漫充血肿胀，声带运动正常，闭合有隙，声带表面可见多量分泌物附着。

问题一：对该患者应该询问哪些病史

1. 有无喉部外伤史
2. 有无刺激性气体吸入史
3. 近期有无劳累及熬夜
4. 有无吸烟、饮酒等不良嗜好
5. 有无结核病史

参考答案：1 2 3 4 5

问题二：该患者还应该进行哪些实验室检查

1. 三大常规检查
2. 肝、肾功能
3. 痰培养

参考答案：1 2 3

问题三：该患者最可能的临床诊断是什么

1. 急性咽炎
2. 慢性咽炎
3. 急性扁桃体炎
4. 急性喉炎
5. 慢性喉炎
6. 声带小结

参考答案：4

问题四：目前患者的主要生理功能障碍有哪些

1. 咽部疼痛
2. 咽喉部异物感
3. 声音嘶哑
4. 因担心自己声音嘶哑会加重甚至失声，影响到日常的口语交流及教学工作等出现的焦虑情绪

参考答案：1 2 3

问题五：对该患者应进行哪些康复评定

1. 生理功能评定（包括局部疼痛、异常感觉及发声异常）
2. 心理功能评定（有无焦虑、抑郁等）
3. 日常生活活动能力评定
4. 社会功能评定

参考答案：1 2 3 4

问题六：该患者近期康复治疗目标是什么

1. 消炎止痛

2. 化痰、保持呼吸道通畅
3. 促进声音的恢复
4. 改善心理功能

参考答案:1 2 3 4

问题七:目前康复治疗方案是什么

1. 物理治疗
2. 心理治疗
3. 声带休息
4. 注意休息,避免劳累
5. 药物治疗

参考答案:1 2 3 4

问题八:可选择哪些物理治疗方法进行治疗

1. 超短波治疗
2. 低频电疗法
3. 直流电碘离子导入疗法
4. 超声雾化吸入疗法
5. 红外线治疗
6. 磁疗

参考答案:1 4

【实训报告】

<table>
<tr><td colspan="4">实训名称</td></tr>
<tr><td>实训时间</td><td></td><td>评分</td><td></td></tr>
<tr><td colspan="4">操作流程要点:

注意事项:

适应证:

禁忌证:

实训感受:

报告人:________
指导教师:________</td></tr>
</table>

第五节 口腔科疾病

本节主要介绍根尖周病、慢性龈缘炎、慢性牙周炎、复发性口腔溃疡、下颌第三磨牙冠周炎、颌面部间隙感染、口腔颌面部损伤、颞下颌关节紊乱病、急性化脓性腮腺炎、拔牙创感染等疾病的康复。

【实训目的】

1. 掌握口腔科常见疾病的功能障碍、康复评定、康复治疗方法。

2. 熟悉口腔科常见疾病的定义、临床表现、功能结局、健康教育等。

3. 了解口腔科常见疾病的流行病学和病因。

4. 了解口腔科常见疾病的康复辅具、心理治疗、药物治疗和手术治疗的方法。

【实训器材】直尺、压舌板、超短波治疗仪、微波治疗仪、中频电疗仪、直流感应电疗仪、超声波治疗仪、紫外线治疗仪、低能量激光治疗仪、红外线治疗仪。

【实训内容与步骤】

(一)康复评定

康复评定主要包括生理功能评定、心理功能评定、日常生活活动能力评定及社会功能评定。

1. 生理功能评定　主要包括疼痛评定、颞下颌关节活动度评定、咀嚼肌肌力测量、吞咽功能和构音功能评定等。具体方法参见本套教材《内外科疾病康复学》和《康复功能评定学》。

(1)颞下颌关节活动度评定：可用直尺直接测量颞下颌关节的活动。测量张口时上下正中切牙间的距离来评估张口的程度；测量下颌左右侧向运动时，上下中切牙间隙间的距离来评估下颌侧向运动的程度；测量下颌前伸是上下中切牙间的距离来评估下颌前伸的活动度。此外，可以在张口时用食指和中指屈曲放入口中以粗略判断张口的功能，正常时可将两指放入口中。

(2)咀嚼肌肌力评定：咀嚼肌包括咬肌、颞肌、翼内肌、翼外肌以及舌骨上肌群，是产生下颌运动的主要肌群。通过触摸肌腹活动，在张、闭口、下颌前伸和后退运动以及下颌左右侧向运动时给予阻力进行抗阻收缩，来评估咀嚼肌肌力。咬合力可通过将压舌板分别置于两侧磨牙之间，嘱患者对抗向外的拉力用力咬压舌板而加以判断。

2. 心理功能评定　常使用汉密尔顿焦虑、抑郁量表进行评定。参见本套教材《康复功能评定学》。

3. 日常生活活动能力评定　可采用改良Barthel指数评定表和功能独立测量量表(FIM)。参见本套教材《康复功能评定学》。

4. 社会功能评定　社会生活能力的评定常使用WHO提供的《社会功能缺陷筛选表》，生活质量的评定常使用中文版健康状况调查问卷(SF-36)。参见本套教材《康复功能评定学》。

(二)康复治疗

包括物理治疗、作业治疗、心理治疗等，主要掌握物理治疗的方法。

1. 物理治疗

(1)超短波疗法：应用于炎症性口腔疾病时，将小圆电极于患病部位对置或斜对置，急性早期应用无热量，每次8~10分钟，炎症好转后或慢性期用微热量，每次10~15分钟，每天1次，5~10次为一疗程。应用于颞下颌关节紊乱时，将小圆电极对置于双侧颞颌关节，微热量，每次10~15分钟，每天1次。

（2）微波疗法：主要用于炎性疾病及颞下颌关节紊乱病的治疗。小圆形辐射器对准患区，辐射器与皮肤距离5cm，10~15W，每次5~10分钟，每日或隔日一次，10~15次为一疗程。

（3）音频电疗法或调制中频电疗法：常用于颞下颌关节紊乱病及颌面部损伤后软组织硬结、瘢痕及粘连等。患区对置，耐受量，每次20分钟，每日1次，10~15次为一疗程。

（4）电兴奋治疗：用于缓解咀嚼肌痉挛引起的颞下颌关节功能紊乱。辅助电极可置于颈后，手持治疗电极于患侧咀嚼肌表面移动，耐受量，每次5~7分钟，每日1次，5~7次为一疗程。

（5）直流电离子导入疗法：常用于涎腺炎慢性期、颞下颌关节紊乱、拔牙创感染。涎腺炎常选用抗菌药物或碘离子，颞下颌关节紊乱选择钙离子或碘离子，拔牙创感染选择普鲁卡因导入。每次15~20分钟，每日或隔日一次，10~15次为一疗程。

（6）超声波疗法：常用炎症的慢性期、颞下颌关节紊乱病、颌面部损伤部位硬结和瘢痕等的治疗。采用移动法，0.5~0.75W/cm^2，每次3~7分钟，每日1次，8~10次为一个疗程。口腔急慢性炎症，采用超声雾化吸入疗法，吸入抗菌药物、黏液稀释药物或中药，每次10~20分钟，每次1次，10次为一疗程。

（7）紫外线疗法：用于颌面间隙感染等治疗，低压汞灯直接照射或通过石英导子照射；口腔炎症性疾病、复发性口腔溃疡等，应用体腔紫外线直接照射，3~5MED，隔日照射1次，3~5次为一疗程。

（8）He-Ne激光疗法：用于复发性口腔溃疡。通过光导纤维或原光束照射，3~5mW，每次3~5分钟，每日1次，5~8次为一疗程。

（9）红外线疗法：可用于涎腺炎及颌面间隙感染的慢性期。每次15~20分钟，每日1次，10~15次为一疗程。

（10）运动疗法：对于因颌面间隙感染、颌面部外伤、颞下颌关节紊乱病等引起颞下颌关节运动受限，出现张口困难、咀嚼障碍、吞咽障碍和言语障碍的患者，应分析原因，有针对性地进行运动疗法，包括颞下颌关节活动度训练、关节松动术、颌面部肌群、舌及咽喉部肌群力量及协调性训练，对痉挛的肌群予以放松训练等。

2. 作业治疗　对于存在张口受限、咀嚼和吞咽障碍的患者，可通过改变食物性状等方法，促进进食。参见本套教材《内外科疾病康复学》。

3. 心理治疗　积极开展心理疏导治疗，增强抗击疾病的信心。参见本套教材《内外科疾病康复学》。

4. 其他治疗　包括药物治疗、口腔科专科治疗及外科治疗等。参见本套教材《内外科疾病康复学》。

【注意事项】

1. 根据患者的病情，选择合适的康复治疗方法和治疗剂量，注意个体化原则。紫外线治疗时注意保护眼部。

2. 了解患者是否存在焦虑、抑郁等心理问题，对患者进行心理疏导。

3. 根据疾病的种类、病程等选择药物治疗，必要时应用抗菌药物控制感染。

（刘　鹏）

【实训报告】

<table>
<tr><td colspan="4">实训名称</td></tr>
<tr><td>实训时间</td><td></td><td>评分</td><td></td></tr>
<tr><td colspan="4">操作流程要点:

注意事项:

适应证:

禁忌证:

实训感受:

报告人:______
指导教师:______</td></tr>
</table>

第九章　皮肤常见疾病康复实训

第一节　带状疱疹

带状疱疹(herpes zoster)是由水痘-带状疱疹病毒引起的疾病。在自然感染或免疫接种后,病毒在感觉脊神经节细胞中保持潜伏状态,在以后的某时期,病毒复制并通过感觉神经移至皮肤。带状疱疹以群集小水疱沿神经走向单侧分布,伴明显神经痛为特征,多见于成人,中医称为"缠腰火丹"、"串腰龙"、"蜘蛛疮"。

在45岁以下,每年的发病率小于1‰。在75岁以上的人群,发病率增加到4倍以上。免疫抑制,特别是血液恶性肿瘤和HIV感染能大幅度增加患者患带状疱疹的风险。其他影响病毒活化的因素尚未知。

【实训目的】

1. 掌握带状疱疹的临床表现及康复评定。
2. 掌握带状疱疹的康复治疗方法。
3. 熟悉带状疱疹的预后。
4. 了解带状疱疹的健康教育内容。

【实训器材】带状疱疹病人的实训图片、带状疱疹病人资料的实训录像带、棉签(发生面瘫时面部感觉检查、角膜翻身检查)、VAS评估量表、心理评估量表、社交参与评估量表、紫外线治疗仪、超短波治疗仪、超声波治疗仪、红外线治疗仪。

【实训内容与步骤】

(一)症状与体征、功能障碍

1. 临床症状与体征、实验室检查、诊断要点

(1)本病好发于肋间神经及三叉神经支配的皮肤区域。皮疹为红斑的基础上出现群集的丘疹、水疱,粟粒至绿豆大小,疱液清亮,严重时可呈血性,或坏死溃疡。典型症状发生之前常有轻度全身症状,如低热、全身不适、食欲不振等,在即将出现皮疹的部位有皮肤不适及疼痛,1~4日后局部皮肤发红,随之出现簇集成群的绿豆大小丘疹,1~2天后迅速演变成为水疱,水疱沿神经近端发展排列呈带状,数天后,疱壁松弛,疱液混浊,而后逐渐吸收、干涸。

愈后遗留暂时性的红斑或色素沉着,皮疹单侧分布呈带状为该病的特点。患者多自觉疼痛,剧烈难忍。疼痛可发生在皮疹出现前,表现为感觉过敏,轻触诱发疼痛。疼痛常持续至皮疹完全消退后。本病一般持续2~4周后自愈,一般不复发,但神经痛有时持续至1~2个月

或更久。

本病有时表现不典型,包括以下3型:

①顿挫型:只有神经痛,无皮疹发生。

②眼部带状疱疹:三叉神经眼神经支受累,上眼睑、额部、头顶出现水疱群,炎症重可累及角膜、眼球。

③耳带状疱疹:膝神经节受累,可影响面神经的运动和感觉纤维,导致面瘫、耳痛、外耳道疱疹三联征。又称为Ramsay-Hunt综合征。

一般带状疱疹临床治愈后持续疼痛超过3个月以上,称为带状疱疹后遗神经痛(PostherPetic neuralgia, PHN)。并伴有皮损区感觉异常(蚁行感、痒、紧束感、麻木感)或不定时抽动及其他不适的感觉时,则临床上可诊断为疱疹后神经痛(PHN)。

(2)实验室检查:在疱底刮取物涂片可找到多核巨细胞和核内包涵体,疱液或脑脊液可分离到病毒。

(3)诊断要点:根据群集小水疱,沿神经走向,单侧分布,有明显的神经痛,一般诊断不难。应与脓疱疮鉴别,实验室检查有助于确诊。

2. 功能障碍

(1)生理功能障碍

1)疼痛:受累神经所支配皮肤持续性疼痛,夜间疼痛剧烈,常影响患者日常活动与休息。

2)运动功能障碍:侵犯膝神经节后根时,引起面神经、听神经受累,出现面瘫。严重疼痛患者,特别是肢体带状疱疹,可以影响肢体运动功能。

肢体畸形:一般不产生肢体畸形。

(2)心理功能障碍:带状疱疹发于颜面部者,影响容貌和视力,持续剧烈的严重或顽固性疼痛,特别是多方镇痛效果不好等这些不利因素对患者心理可有明显影响,患者容易产生焦虑、忧郁、沮丧甚者绝望等心理改变。

(3)日常生活活动受限:剧烈的疼痛常常使患者失眠、食欲不振;为了防止水疱受压,卧床休息时需采取健侧卧位;疱疹发于颜面部者由于影响容貌和视力,患者不愿外出等。对患者的进食、睡眠及购物等日常生活活动能力产生影响。

(4)社会参与受限:个别神经痛患者持续时间较长,会影响患者的生活质量。一般对职业能力无明显影响。

(二)康复评定

1. 生理功能评定

(1)疼痛评定:采用视觉模拟评分法(visual analogue scales, VAS)或简式MPQ疼痛问卷量表(SF-MPQ)进行疼痛评定;每周1次。具体评定参照本套教材《康复功能评定学》。

(2)运动功能评定:侵犯严重的肢体带状疱疹,可以影响肢体运动功能,可采用徒手肌力测定法(Manual muscle test, MMT)和关节活动度评定法(Range of motion, ROM)对相关受累肢体进行运动功能评定。

对于面瘫患者可采用House-Brackmann分级法(表9-1)对面神经功能进行评估,House-Brackmann分级法包括静态时面容的对称性、动态的自主活动、面神经麻痹的并发症,如联带运动、面肌挛缩、"鳄鱼泪"等;动态观察内容包括抬眉、闭眼、口角运动;闭眼能力,是否可以自然闭眼、用力闭眼或使劲闭眼;该方法评价内容较全面,得到国际上广泛认可。

表9-1 House-Brackmann分级法(1985)

级别	程度描述	特征
Ⅰ	正常	面部各部位运动功能均正常
Ⅱ	轻度功能障碍	肉眼观: 仔细检查可见轻微的面肌无力,可能有轻微的联带运动 静态: 对称性和肌张力正常 运动: 额中度以上的良好运动; 眼微用力能完全闭眼; 口轻微不对称
Ⅲ	中度功能障碍	肉眼观: 两侧差别明显,但无损面容,可观察到联带运动、挛缩和(或)一侧面肌痉挛,但不严重 静态: 对称性和肌张力正常 运动: 额有轻至中度的运动; 用力能完全闭眼; 口使劲时轻微力弱
Ⅳ	中重度功能障碍	肉眼观: 明显无力和(或)毁容性不对称 静态: 对称性和肌肉张力正常 运动: 额无运动; 不能完全闭眼; 使劲时口角不对称
Ⅴ	重度功能障碍	肉眼观: 仔细检查可见微弱运动 静态: 不对称 运动: 额无运动; 不能完全闭眼; 口只能轻微地运动
Ⅵ	完全麻痹	无任何运动

具体评定参照本套教材《康复功能评定学》。

2. 心理功能评定　可采用汉密尔顿量表进行患者抑郁、焦虑情绪评定。具体评定参照本套教材《康复功能评定学》。

3. 日常生活活动能力评定　ADL评定采用改良巴氏指数评定表。具体评定参照本套教材《康复功能评定学》。

4. 社会功能评定　主要进行生活质量评定、劳动力评定和职业评定。可采用健康调查简表(SF-36量表)、社会生活能力评定问卷及功能评估调查表进行生活质量及就业能力的评定。具体评定参照本套教材《康复功能评定学》。

(三)康复治疗

早期以消炎、镇痛、提高免疫力为目的,以在抗病毒为主的综合治疗基础上,积极进行康复治疗为原则。康复治疗目标主要是缓解患者焦虑情绪,控制遗留的顽固性疼痛,提高生活质量及最大限度地促进患者回归社会。

1. 物理治疗　有消炎镇痛、促进水肿吸收及皮肤干燥、增强机体免疫力、防止继发感染的作用。

(1)超短波治疗: 采用无热量或微热量,电极并置或对置于皮损处或皮损对应的疱疹区、神经走行区及神经根部位。每次10~15分钟,每日1次,10~15次为一疗程。常与紫外线配合应用,用于急性期及神经痛明显时。

超短波治疗的剂量与电极面积大小、电极与皮肤之间的间隙大小、治疗时间的长短有关。电极面积大,则治疗剂量大,面积小则剂量小;间隙小则作用表浅,间隙大则作用较深;治疗时间长则治疗剂量大,时间短则剂量小。

局部超短波治疗可改善血液循环,消除神经水肿,降低神经兴奋性,抑制交感神经功能,促进皮损愈合,预防带状疱疹后遗神经痛。

(2)微波治疗:直接照射法,辐射器中心对准带状疱疹区。为减少对四周空间的辐射,辐射器距离病灶一般不超过5~10cm。治疗剂量与超短波疗法相同,采用无热量或微热量,以患者感觉辐射区温热为宜。功率在20~50W之间,每次10~15分钟,每日1次,10~15次为一疗程。

(3)中频电治疗:电极并置或对置于疼痛患处,选择止痛方。每次20分钟,每日1~2次,7~10次为一疗程。可改善循环,起止痛作用。

(4)经皮神经电刺激:在病灶区用双通道交叉法,双向对称方波,以患者尚能忍受的明显麻刺感为度,每次20~30分钟,每日1~2次,5~7次为一疗程。主要作用是止痛、减少皮损,并可有效预防带状疱疹后遗神经痛(PostherPetic neuralgia,PHN)的发生。

(5)超声波治疗:在病灶周围可用接触移动法,在易破溃或已破溃处用固定法,或在患侧相应的神经根或神经干上进行超声波治疗,亦可止痛。一般选用$0.5W/cm^2$或$1~1.5W/cm^2$的剂量,治疗时间10~15分钟,每日1次,5~10次为一疗程。使局部止痛,水疱干燥,继之结痂、脱屑而痊愈。

(6)紫外线治疗:照射病灶局部及相应神经根区,病灶区用Ⅱ级红斑量,神经根区用Ⅰ、Ⅱ级红斑量,每日或隔日一次,5次为一疗程。紫外线有消炎、减轻疼痛、保护局部、预防感染和缩短病程等作用。

(7)激光治疗:氦-氖激光治疗功率为$5mW/cm^2$,直接照射皮损区,每区5~10分钟,3~5次为一疗程。半导体激光治疗:半导体激光照射穿透性好,通过直接刺激神经末梢及神经体液系统,提高局部的疼痛阈,每一部位3~5分钟,8~10次一疗程。激光治疗具有消炎、镇痛等生物刺激作用。

(8)磁热治疗:用磁热治疗仪的灯头,对准病灶的局部进行治疗,照射高度为30cm,以患者感到温热为宜,每次20~30分钟,每天1~2次,5~7次为一疗程,主要是起收敛和止痛作用。红外线治疗也可获得相同的作用。

2. 作业治疗　在疾病的急性期过后,开始进行作业训练,主要是进行维持日常生活活动能力的训练,包括:进食、梳洗、穿衣、修饰等,还可以使用自助具进行辅助训练。

3. 心理治疗　心理治疗具有改善或消除带状疱疹患者焦虑、恐惧、悲观厌世心理的作用。一般采用心理支持、疏导的治疗方法。使带状疱疹患者从支持系统中得到帮助,消除心理障碍。

4. 其他治疗

(1)药物治疗

①抗病毒药物:局部可用1%~5%阿昔洛韦软膏外用或重组人干扰素α-2b凝胶直接外涂患处。口服抗病毒药物可选用泛昔洛韦、伐昔洛韦或阿昔洛韦。

②营养神经药物:维生素B_1针0.1g及B_{12}针500μg肌注,每日1次。或口服维生素B_1片20mg/次,每日3次,甲钴胺胶囊0.5mg/次,每日3次。

③消炎镇痛药:神经痛可选用索米痛片、布洛芬及糖皮质激素等。

带状疱疹后神经痛(PHN)可选用针刺拔罐治疗,以上专科性强的药物,要在皮肤科专家的指导下进行。

（2）传统方法治疗

①中药治疗：根据中医辨证分型，中药可选用五味消毒饮、黄连解毒汤、龙胆泻肝汤、桃红四物汤等方剂加减治疗，以上中药需要有资质的中医医师实施。

②针灸治疗：取穴合谷、曲池、足三里、三阴交，头部配风池，胸胁背部配太冲，腰背部配委中。针灸治疗后，可配以磁热和激光治疗。

③针刺拔罐治疗：梅花针、三棱针在疱疹上或色素沉着区常规消毒后进行点刺或叩刺，每叩刺一针之间的距离约在0.3~1.0cm之间，用散火法拔罐，留罐5分钟，起罐后用消毒干棉球清洁皮肤，配合磁热治疗5分钟，3天1次。治疗时梅花针弹刺要稳、准、快、力度均匀，深浅适宜，可中度叩刺患处，使疱疹溃破出血，对于尚未出现疱疹，但局部潮红处，以轻度叩刺微出血。

（3）神经阻滞疗法及注射疗法：特别是疼痛剧烈的PHN患者，该方法由相关学科的医生实施。

（4）射频毁损术治疗：该方法由相关学科的医生实施。

5. 康复护理

（1）早期病人应卧床休息，避免疱疹部位摩擦。

（2）发生于三叉神经区的疱疹，应注意病人眼睛的护理，每日用生理盐水洗眼1~2次，并点抗菌眼药水或涂眼膏。

（3）责任护士及时向患者宣教疾病的知识，指出本病有自限性，治愈后能获终生免疫，使患者树立起战胜疾病的信心，积极配合治疗。

（4）饮食宜清淡，多吃新鲜水果和蔬菜，忌辛辣鱼腥食物。

6. 健康教育　头面部皮疹累及眼角膜，要重视治疗控制病毒性角膜炎。带状疱疹具有自限性，大部分患者能够痊愈，但发病率和严重程度随年龄增大而增大，个别患者后遗神经痛可持续很长时间，少数重度面瘫患者可伴随终身。因此，在治疗的同时让患者了解有关疾病的知识，积极参与配合治疗尤为重要。

（1）告知疾病的发展、转归、有无传染性：治疗同时对病人及家属讲解本病的病因、疼痛特点、治疗方法、大约疗程等，使患者能够正确地认识疾病，知道带状疱疹不会复发，免疫缺陷或免疫力低下者容易被感染，勿接近患者。消除思想顾虑，增强其战胜疾病的信心，积极配合治疗。

（2）了解防治要点：药物的治疗作用、用法及副作用，皮损护理，外涂药物的方法，疾病的诱发因素等，以便患者自我照顾；康复治疗的方法和具体要求，以便患者自我训练。

（3）综合预防：在日常生活中要避免过度劳累，保证充足睡眠，保证营养，保持心情舒畅，加强体育锻炼，提高机体免疫力。

【注意事项】

1. 心脏起搏器患者及恶性皮肤病变者禁用超短波。

2. 中频治疗时，电极不能置放于心前区及附近。急性炎症期、局部有金属异物、有心脏起搏器患者禁用。

3. 紫外线照射面部慎用，应用时必须佩戴护眼镜。

4. 激光治疗时，黑色素及黑头发部位禁止照射，避免造成灼伤。

5. 梅花针叩刺过程中应观察患者面色、神情，是否有晕厥倾向等不适，有出血倾向者慎用。

6. 避免挤压疱疹，引起继发性感染。累及角膜时，要注意病毒性角膜炎的治疗。

【实训病案】

患者，女性，35岁。左外耳道、项部、腰部群集性水疱2天，疼痛1周。1周前无明显诱因，患者左外耳道、项部、腰部出现蚁走感并伴有阵发性针刺样疼痛，夜间尤重，外用伤湿止痛膏药未见好转，2天后接触止痛膏部位皮肤出现红斑，伴有群集性丘疱疹和水疱。

既往史无特殊记载。

皮肤科检查：左侧外耳道、项部、腰部见群集性丘疱疹和水疱，疱壁紧张发亮，内容物澄清，沿神经走行呈带状分布，疹间可见正常皮肤，左侧鼻唇沟变浅，额纹消失，伸舌偏左，示齿偏右，左侧腋窝淋巴结肿大并有压痛。

问题一：对于该患者来说，目前考虑最可能的诊断是

1. 水痘
2. 带状疱疹
3. 麻疹
4. 蜘蛛疮
5. 丘疹样荨麻疹
6. 风疹
7. "缠腰龙"
8. 左侧周围性面瘫
9. 左耳带状疱疹
10. Ramsay-Hunt综合征

参考答案：2　4　6　7　8　9

问题二：对于该种疾病来说，下列哪项叙述是正确的

1. 沿神经支配的皮肤呈带状排列
2. 诊断主要依据实验室检查
3. 治疗以抗病毒治疗最为重要
4. 水痘疫苗仍在研制之中
5. 皮疹多为双侧，对称性分布
6. 疹间皮肤可正常

参考答案：1　3　5　6

问题三：对于该种疾病来说，可以使用以下评估和实验室检查

1. 视觉模拟评分法（VAS评定）
2. 简式MPQ疼痛问卷量表（SF-MPQ）
3. 关节活动评定法
4. 反射评定
5. 汉密尔顿量表
6. 疱底刮取物涂片
7. ADL

8. 肌张力评定
9. House-Brackmann分级法
10. 入院后需进一步行血常规、ESR、CRP、PT
11. HIV-抗体检测、肿瘤标记物检查

参考答案:1　2　5　6　7　9　10　11

问题四: 对于该患者来说,以下常用的康复治疗方法中不包括哪些

1. 面部区域直接行紫外线照射
2. 针灸配合磁热疗法和激光,针灸取穴合谷、曲池、足三里、三阴交、头部配风池
3. 使用Ⅳ级红斑量进行神经根区域照射
4. 使用无热量或者微热量,电极并置或者对置于皮损处或者皮损对应的神经节区
5. 使用超声波治疗时,在病灶周围用移动法,在破溃处使用固定法
6. 梅花针治疗
7. 神经阻滞疗法
8. 射频毁损术治疗

参考答案:1　3　5

问题五: 关于本病的康复护理和健康教育的说法不正确的是

1. 本病可以痊愈,不留任何并发症
2. 避免熬夜,保证营养,适当参加体育锻炼,提高机体免疫力
3. 面瘫可自行恢复,无须继续治疗
4. 疱疹部位避免摩擦
5. 本病治愈后可终生免疫
6. 本病无传染性

参考答案:1　2　6

（吴建贤　赵敬璞）

【实训报告】

实训名称			
实训时间		评分	
操作流程要点: 注意事项: 适应证: 禁忌证: 实训感受: 报告人:________ 指导教师:________			

第二节 瘢 痕

瘢痕组织（scar）发生于手术切口或外伤部位，瘢痕组织是一种皮肤的纤维组织过度增生，按照病理变化可分为表浅性瘢痕、增生性瘢痕、萎缩性瘢痕及瘢痕疙瘩等。局部色素沉着和充血、瘢痕组织高于皮肤，常与周围组织粘连，局部有明显痛痒，萎缩性瘢痕可引起功能障碍及畸形。大面积皮肤损伤，尤其是深Ⅱ度和Ⅲ度烧伤愈合后，常发生严重的瘢痕，感染、内分泌改变、体质因素也是重要的瘢痕成因。

【实训目的】

1. 掌握瘢痕的临床特点。
2. 掌握瘢痕生理评定的内容。
3. 掌握创伤早期的体位摆放及瘢痕运动疗法的手法。
4. 熟悉瘢痕的绷带加压法。
5. 了解压力衣、热塑板支架的制作流程。
6. 了解瘢痕健康教育的主要内容是什么。

【实训器材】瘢痕实训教程压疮图片或视频（直观了解瘢痕），皮尺、关节活动度测量仪、弹力计、音频电疗法、超声波治疗仪、直流电疗仪、瘢痕治疗仪、PT床、绷带（学会使用绷带加压法）、进食自助器、换药碗（剪刀、眼科镊、棉签、皮肤护肤品）。

【实训内容与步骤】

（一）康复评定

1. 生理功能评定　瘢痕评定主要评定瘢痕部位、大小及稳定情况。稳定瘢痕表现为：瘢痕组织充血减退，色泽变淡，质地变软，基底松动，痛痒减轻。

（1）临床评定：肉眼观察和照相比较肥厚性瘢痕的颜色、厚度、弹性质地、面积。颜色分稍红、粉红、红、紫红、深紫红；弹性分很软、软、稍软、硬、坚硬；厚度分很薄、薄、稍薄、稍厚、厚、很厚；是否伴随痒、痛症状的评分为：无、偶有、需药物控制3个等级。弹性可用弹力计测定，并记载受伤的时间。

（2）仪器评定

1）超声波测量：高分辨率脉冲超声波的分辨率达0.05mm，频率在10~15MHz之间，根据两个主要峰之间的距离计算出瘢痕的厚度。

2）经皮氧分压的测定：可反映肥厚性瘢痕的代谢状况。用血氧测量计测定瘢痕的经皮氧分压，肥厚性瘢痕的经皮氧分压明显高于正常瘢痕和正常皮肤，并与治疗效果成反比。

3）血、尿胫脯氨酸含量的测定：可反映肥厚性瘢痕的胶原代谢情况。瘢痕面积与血、尿中的胫脯氨酸含量成正比，与病程无明显关系。

（3）瘢痕记分：常用于瘢痕情况的分析，评测中需要仪器测量及精确记录，但评分标准项目繁多难以记忆。Baryza等设计了一种简易的瘢痕评价工具，它是一块塑料透明板，上有瘢痕记分内容，包括色素沉着、高度、柔软度及血管性状四项，该工具可作为瘢痕的评定指标。

（4）疼痛评定：根据VAS评定量表进行评定，具体参照本套教材《康复功能评定学》。

（5）运动功能评定：采用MMT和ROM方法。具体评定参照本套教材《康复功能评定学》。

2. 心理功能评定　参见本套教材《康复功能评定学》。

3. 日常生活活动能力评定　ADL侧重于自我照顾、日常活动、家庭劳动及购物等。ADL评定采用改良巴氏指数评定表。具体评定参照本套教材《康复功能评定学》。

4. 社会功能评定　主要进行生活质量评定、劳动力评定和职业评定。方法参见本套教材《康复功能评定学》。

（二）康复治疗

瘢痕创面早期在于止痛、抗感染、促进创面愈合，后期主要是缓解瘢痕挛缩，恢复功能。

1. 早期康复治疗

（1）超短波及短波、紫外线可控制创面感染；激光促进创面愈合；水疗能清除创面分泌物，促进痂皮脱落。

（2）正确摆放肢体可对抗瘢痕收缩引起的皮肤、肌肉和关节挛缩。

1）伤后48小时平卧：对于烧伤病人来说休克期后若头面部有烧伤，床头应抬高30°左右，有利于头面部消肿，1周后恢复平卧。

2）颈前部创面：去枕，肩后部垫薄枕，使头充分后仰，并保持颈部中立位，防止颈部屈曲挛缩。颈后部或者两侧烧伤时，头保持中立位，防止挛缩、畸形。

3）腋部、胸背部、两侧胸壁、上臂的创面：上肢充分外展45°~90°。预防上臂与腋部创面粘连。

4）肘部创面：如上肢屈侧或环形创面，肘关节应置于伸直位。背侧创面，一般保持肘关节屈曲70°~90°，前臂保持中立位。

5）手创面：手背创面，腕关节置于掌屈位；手掌或者环形创面，腕关节以背伸位为主。全手创面，将腕关节置于微背屈，各指蹼间用无菌纱布隔开，掌指关节自然屈曲40°~50°，指间关节伸直，拇指维持外展对掌位（手安全位）。

6）臀部、会阴部创面：保持髋关节伸直位，双下肢充分外展。预防腹股沟及会阴处瘢痕挛缩，分腿运动障碍。

7）下肢创面：若膝前侧创面，膝部微屈10°~20°；若膝后创面，膝关节保持伸直位。必要时夹板伸直位固定。

8）小腿和踝部创面：保持小腿中立位，踝关节背屈位，90°功能位。

（3）早期创面的治疗

1）遵循无菌原则，感染创面的定时换药。

2）较大创面的换药，应注意保护新生肉芽，内层敷料用0.9%生理盐水浸透，轻揭。根据创面情况，采用药物包扎或者半暴露方法，也可涂表皮生长因子、莫匹罗星软膏药物在消毒好的创面上，然后覆盖无菌纱布或者凡士林油纱布。一两天换药一次。

3）瘢痕皮肤创面有水疱时，应注意常规消毒后，用无菌注射器抽吸并及时无菌包扎。包扎部位松紧适度，以免影响患处血运。

4）叮嘱加强瘢痕皮肤瘙痒、清洁护理、瘢痕皮肤美容护理。

5）清洁护理应淋浴或者使用温水全身浸泡后进行，患者进行沐浴水疗的水温应在38~42℃，浸浴时间不应过长，一般为30分钟。浸浴后瘢痕皮屑变软，用眼科镊轻轻夹起死皮再用无菌剪刀剪除。未突出表皮的死皮用盐水棉签来回搓动，特别是凸凹处须反复直至皮屑清理干净。清理完皮屑后，将皮肤护肤品，如橄榄油涂抹于瘢痕区。避开创面，轻轻按摩或拍打一二分钟，让皮肤充分吸收，防止皲裂。皮肤创面换药后，帮助患者戴上压力用品。

2. 后期康复治疗

（1）音频电疗法：将两个电极并置于瘢痕两侧（对大面积者也可对置），剂量为耐受量，每次20~25分钟，每日1次，20~30次为一疗程，如此可行数个疗程。对瘢痕有止痛、止痒、消炎消肿的作用，以及软化瘢痕和松解粘连的作用。

（2）激光治疗：手术切除瘢痕疙瘩后运用激光治疗疗效非常显著。

①激光辅助皮肤治疗（The laser-assisted skin healin technique）：其是运用波长为810nm的二极管激光系统提高瘢痕组织的温度，促进伤口的恢复；并且它将病变组织温度升高，使热休克蛋白70休克，从而抑制了各种生长因子释放。它一般在瘢痕切除术后皮肤愈合后立即使用。该激光疗法通常被用作皮肤表面的修复。

②脉冲染料激光（pulsed dye laser，PDL）：其波长为585~595nm，曾被广泛应用于一系列血管性疾病。其治疗瘢痕的第一例报道是运用PDL治疗增生性瘢痕成功。

③剥离性激光回春治疗（Ablative Laser Resurfacing，ALR）：其最大的有点是便利，改良后的ALR将治疗时间进一步缩短，更重要的是降低了出现色素减少、留疤及永久性红斑等的副反应风险。

（3）直流电离子导入疗法：5%碘化钾或碘化钠溶液阴极导入。并置法或对置法，电极面积根据病灶大小而定，作用极为阴极，0.05~0.1mA/cm^2，10~15分钟，每天1次，15~20次为一疗程。

（4）超声波疗法：声头置于瘢痕组织上，用移动法，剂量0.5~1.5W/cm^2，每次8~10分钟，每日1次，10~20次为一疗程。中、小剂量的超声波可改善皮肤营养，加速真皮再生，同时也有镇痛的作用。超声波疗法结合冰疗，对瘢痕组织镇痛效果较好。

（5）蜡疗：应用于创面的石蜡必须严格消毒，不得重复使用。用刷蜡法并蜡垫法，蜡温50~60℃，每日1次，每次30分钟，20次为一疗程。具有较强、较持久的温热作用，可减轻疼痛，加速组织的修复生长，松解粘连，软化瘢痕，促进炎症消散，消肿，以及润滑皮肤。此法不适用于肥厚性瘢痕增殖期。

（6）运动疗法：主要是关节部位防止挛缩及患肢的协调运动。

主动运动，或可由旁人协助运动，各关节的内收、外展、外旋、屈曲等及不同姿势下的活动。

被动运动，主要是针对瘢痕组织进行牵伸，另外对关节活动度训练，关节活动范围及强度应遵循循序渐进的原则，同时可配合患处肌肉和关节的按摩，每次不少于30分钟。

①颈部：颈前瘢痕：仰卧位，肩背下垫枕，使颈过伸牵拉瘢痕。颈一侧瘢痕：头向健侧倾斜和转动。

②腋部：上肢外展90°，或上举过头，仰卧位时双手交叉于脑后，使腋部伸展。一侧腋部瘢痕，患侧手放置在肩上方，健侧手放置在腰臀部，双手各握毛巾一端，做上下擦背动作，牵拉患侧瘢痕。在墙壁头顶上方装置一滑轮和绳索，绳索两端安装把手，双手交替做上下拉动。

③肘部：肘前瘢痕，用手拉门把，利用自身体重产生牵拉作用。将患者放置于桌面，手掌心朝上，肘部下方垫薄衬垫，用适量沙袋加压于前臂，作缓慢牵引。手握门把做前臂旋转运动。

④手：拇外展、对掌运动，握拳、伸指运动，手指外展、内收训练。双手指蹼瘢痕：双手指

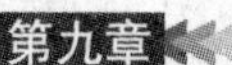

相互交叉,扩张指蹼瘢痕。

⑤髋部:髋前侧瘢痕,采取俯卧位牵拉瘢痕,并做下肢后伸动作;仰卧位做下肢外展活动,或下肢屈曲抱膝动作。髋后侧和臀部瘢痕:仰卧位做下肢抬高运动。站立位将患下肢抬高,用于帮助做压腿动作,或下蹲以牵拉瘢痕。

⑥膝部:膝后瘢痕:俯卧位伸膝牵拉腘窝瘢痕组织或在膝前施加适量沙袋加压。膝前瘢痕:下蹲屈膝练习。

⑦足部:仰卧位或坐位主动练习踝关节背屈、跖屈、内外翻。

(7)按摩:是在康复治疗中最常用的治疗瘢痕的方法,其可促进瘢痕的软化,对改善疼痛、瘙痒、肌紧张均有疗效,但近几年有少部分研究发现按摩对瘢痕的软化等并没有能感知的效果。在长期治疗瘢痕的临床实践中,按摩还是可以作为常规来治疗术后瘢痕的。

(8)压力治疗:压力治疗应早期应用,在创面愈合尚未形成瘢痕之前开始。一般10天内愈合的创面不用压力治疗,10~21天后的预防应用加压包扎。同时要注意合适的压力,压力应该保持在24~25mmHg,接近皮肤微血管末端之压力(有效压力10~40mmHg)。再者压力应长期使用,对于可能增生的瘢痕,从创面基本愈合开始,持续加压至瘢痕成熟,每天应保持23小时以上有效压力,只有在吃饭、洗澡时才能解除压力,每次解除压力时间不超过30~60分钟。

1)弹力绷带

①弹力绷带加压包扎法:主要用于早期存在部分创面而不宜使用压力衣者。使用时根据松紧和肢体运动情况往往4~6小时更换1次。开始压力不宜过大,待患者适应后再加大压力,至患者可耐受为止。治疗后初愈的创面,内层要敷一两层纱布,以减轻对皮肤的损失。缺点为压力大小难以准确控制,可能会导致水肿,影响血液循环,引起疼痛和神经变性。

使用方法:对肢体包扎时,由远程向近端缠绕,均匀地做螺旋形或者8字形包扎(图9-1),近端压力不应超过远端压力;每圈间相互重叠1/3~1/2;末端避免环状缠绕。压力以绷带下刚好能放入两指较适合。有研究指出,每层缠绕的压力,在四肢可达10~15mmHg,而在胸部只能达到2~5mmHg。

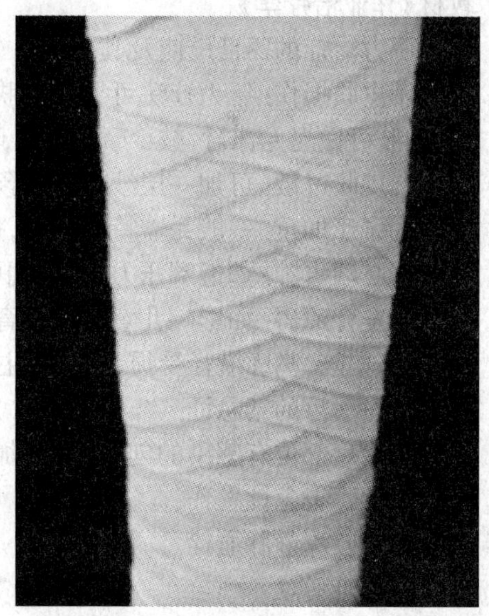

图9-1 弹力绷带8字形加压包扎法

②自粘绷带加压包扎法:可用于衣服外面或者不能耐受较大压力的脆弱组织,可在开放性伤口上加一层薄纱布后使用。主要用于手部或者脚部早期伤口愈合过程中,用于控制水肿、提供血管支持和减轻瘢痕。对于2岁以下儿童的手部和脚部,自粘绷带能够提供安全有效的压力。

使用方法:与弹力绷带基本相同,以手为例,先从各指尖分别向指根缠绕,然后再缠手掌部及手腕部,中间不留裸区以免造成局部肿胀,指尖部露出以便观察血运情况(图9-2)。

③筒状绷带加压包扎法(图9-3):用于伤口表面可承受一定压力时,弹力绷带和压力衣之间的过渡时期。这种绷带为长筒状,有各种规格,可直接剪下使用,根据选择尺寸不同,压

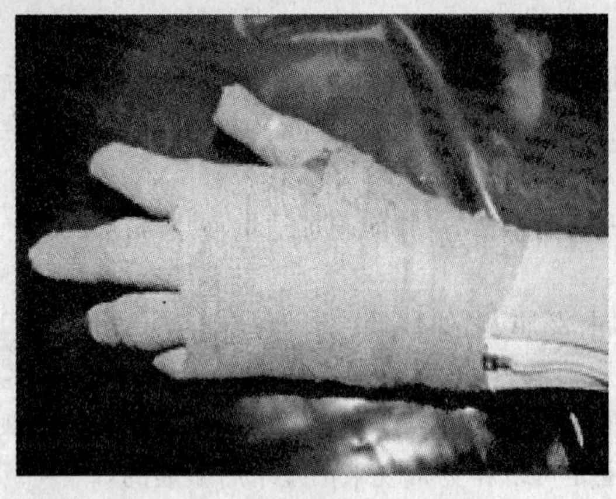
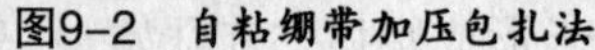

图9-2 自粘绷带加压包扎法

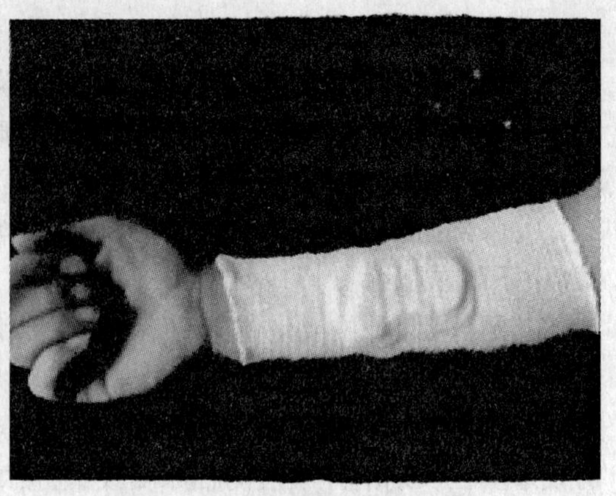

图9-3 筒状绷带加压包扎法

力分为低压力(5~10mmHg)、中等压力(10~20mmHg)和高压力(20~30mmHg)。适用于3岁以下生长发育迅速的儿童。单层或者双层绷带配合压力垫对相对独立的小面积瘢痕组织效果好。

④硅酮弹力绷带加压包扎法:现市场已有销售。

2)压力衣:弹力服、弹力面罩、弹力背心、弹力短裤等。穿戴压力衣是一种普遍被人所认同的一种非手术治疗瘢痕的方法,这种压力衣是用一种特殊塑料因人定制而成的,在瘢痕生长过程的大致一年时间都需穿戴,在创面愈合后2周左右开始。具体制作流程可参考本套教材《作业治疗学》。

压力治疗的不良反应及其处理:

①皮肤损伤:压力疗法可导致皮肤损伤,出现水疱和局部糜烂。可在压力衣加一层纱布垫,四肢可做尼龙袜衬,减少摩擦。出现水疱,抽出其中液体,涂碘伏消毒包扎。

②皮肤过敏:可加一层纱布进行预防,严重者可用其他方法。

③瘙痒加重:一般无需特殊处理,瘙痒可在压力作用下减轻。

④肢端水肿:如近端压力大,远端可加压,如穿戴压力手套、压力袜子。

⑤发育障碍:如影响儿童生长发育,如颌颈套引起下颌骨发育不良而后缩。手掌弓的破坏,鼻部塌陷,胸廓横径受损,预防为主,儿童头部压力不应过大,穿套每天不应超过12小时。

压力治疗的禁忌证:

①治疗部位有感染的创面;此时加压不利于创面的愈合。

②脉管炎急性发作。

③下肢深静脉血栓。

3. 作业疗法

(1)日常生活活动训练:重点是起床、穿衣、下床、梳头、洗漱、吃饭、喝水、用厕所和家务劳动。主要是保持及锻炼精细动作及减轻瘢痕挛缩所造成的日常生活活动能力(ADL)障碍。

(2)自助器应用:例如进食自主器、书写自主器、穿衣自助器。

(3)职业前训练:根据患者的具体病情,有计划地安排力所能及的劳动技能和工作体能的训练。例如:脑力劳动者可练习书写、微机操作等;体力劳动者可训练金工、木工、电工等操作。

4. 康复工程 佩戴支具对抗瘢痕收缩的牵拉力,避免瘢痕收缩导致的关节畸形和僵硬,保证关节的活动度。

5. 心理疗法　要向患者讲解瘢痕增生的病理生理过程,目前的治疗方法、预防措施以及预期目标等,鼓励患者做到正确的心理定位,对治疗效果有合理的预期,树立信心,克服疼痛、瘙痒等不适,尽量做到生活自理,在康复过程中保持乐观心理和坚强的毅力。

6. 药物及其他疗法

(1)药物治疗

1)中药治疗

2)硅凝胶膜:商品名瘢痕敌。用法:直接粘贴于瘢痕表面,也可用胶带、弹力绷带、弹力套固定。

3)硅酮凝胶绷带:将硅凝胶直接涂在弹力绷带上制成。使用方便,固定牢靠。

4)硅酮气雾剂:以聚硅氧烷树脂为主要成分。商品名抑疤灵。均匀喷涂患部,每日2~3次。

其他方法包括在瘢痕组织局部注射皮质激素类、钙通道阻滞药、维生素类药物、抗组胺药物等药物。

(2)放射疗法。

(3)冷冻疗法。

(4)整形手术:有些功能部位,虽经上述的康复疗法,还出现瘢痕挛缩、功能受限,就必须采用整形手术,一般也需待瘢痕相对稳定(6~8个月)后开始进行必要的整形手术。大致分为皮肤软组织扩张术、皮瓣移植、脱细胞真皮移植、微粒皮移植、削磨治疗磨削术等方式。

7. 康复护理　早期注意病史环境的管理、饮食护理、体位护理、创面护理、瘢痕皮肤的护理。重要的方面是保持患处的清洁,避免损伤局部的感染。定时观察穿戴弹力绷带的肢体,以防压力过大,导致肢体缺血坏死等不良后果。对佩戴支具的肢体,也应每天取下支具,观察有无压疮,并对肢体进行清洁护理等。

8. 健康教育

(1)安全:患者在进行职业训练时注意养成安全作业的习惯。

(2)瘢痕的处理:教会患者和家属正确使用弹力绷带、压力用品并嘱咐患者坚持穿戴。指导患者进行瘢痕瘙痒的自我护理的正确方法,防止感染和并发症的发生。患者平时尽量减少对患处的机械、化学、热力的刺激,内衣最好穿纯棉制品,尽量避免反复牵拉、摩擦,避免溃破、感染的发生。

(3)心理的调节:注意心理疏导,做好家属和周围人员的思想工作。

(4)功能训练:指导患者和家属加强关节互动和力量训练,要循序渐进,持之以恒,使关节活动度恢复或接近正常,提高ADL能力。

(5)预防疼痛:指导患者学会减轻疼痛的方法和工作中松弛的技巧。

(6)随访:建立随访制度,及时了解患者病情的恢复。

9. 康复治疗的效果评定

(1)自我感觉评定

1)瘢痕部位痛、痒症状是否减轻,瘢痕是否稳定,不再反复破溃。

2)瘢痕充血是否减轻,毛细血管网消失,颜色变黯,硬度变软,表面出现褶皱,高度趋平。

3)外观有否改善,心理障碍有无减轻或消除。

4）关节活动范围是否增加，功能是否改善，体力是否增强。

5）生活能否自理，能否外出活动，能否参加工作，能否恢复原来的工作。

（2）客观检查指标：有条件的医疗机构，可依据患者的具体状况选择其中的测试项目。

1）羟脯氨酸测定：血清和尿中羟脯氨酸含量是否减少。

2）瘢痕硬度：利用瘢痕硬度计检测。

3）B超测定瘢痕厚度。

4）经皮氧分压测定：有人认为氧分压上升至正常值的80%，瘢痕就不再增生。

5）瘢痕表面温度变化：采用半导电体温度计或红外线温度扫描仪测定。

6）关节活动范围测定。

10. 注意事项

（1）创伤早期体位的合理摆放。

（2）遵循无菌原则，感染创面的定时换药。

（3）瘙痒创面避免抓、挠。

（4）避免不利因素的刺激，如尘埃、吸烟、晒太阳、出汗、剧烈活动。

（5）注意牵伸时力度、方向、时间。

（6）注意压力治疗的不良反应及禁忌证。

【实训病案】

某患者，在家中油漆家具时，不慎香蕉水着火，家具、衣服燃烧。周围邻居发现后用水灭火，约10分钟后被人救出，当时神志清楚，被人用床单包裹后用救护车送至东方医院。在东方医院静脉注射平衡盐液500ml，肌注TAT 1500U，哌替啶50mg。创面清创包扎好用救护车送来本院。

体格检查：体温37.8℃，脉搏100次/分，呼吸20次/分，血压88/70mmHg。

一般情况：发育正常，营养中等。神志清楚，表情痛苦，不断呻吟。四肢冰冷，发声不嘶哑。头部头皮无烧伤，面部红肿，大小不等散在水疱。角膜透明、光滑，结膜无水肿。鼻毛烧焦。口腔黏膜无水肿。耳部无烧伤。颈前部可见水疱、基底红润、渗出物多，水肿明显。胸部皮肤呈黄褐色，小部分呈灰白色，痂下可见粗大血管网，表面潮湿，无弹性。腹部：右肋下皮肤呈灰白色。痛觉迟钝。腹平软，无压痛及反跳痛，肝、脾触诊不肿大。肠鸣音3~5次/分。脊柱及四肢无畸形。双上肢呈黄褐色，部分焦痂。外阴可见苍白创面、焦黄、干燥，如皮革。

检验及其他检查：血常规：血红蛋白149g/L，白细胞计数28×10^9/L，中性粒细胞93%，淋巴细胞7%，出血时间1分钟，血凝时间2分钟，血小板计数95×10^9/L，尿常规：比重1.020，蛋白（-），尿糖+++，红细胞2~4/HP，白细胞0~1/HP。粪常规（-）。血液生化检测：血钾2.8mmol/L，血钠140mmol/L，血氯114mmol/L，血糖10.1mmol/L，肝功能：总胆红素10μmol/L，白蛋白36g/L，球蛋白20g/L，ALT 12U。胸部X线片：无异常发现。心电图：正常。

诊断：①火焰烧伤，总面积68%，浅Ⅱ度11%，深Ⅱ度25%，Ⅲ度32%；

②烧伤性休克；

③吸入性损伤（轻度）。

问题一：对于该患者来说，从早期康复医学介入的角度，你应该注意哪些

1. 保持床面整洁、干燥，病房通风、消毒

2. 注意早期体位的摆放，对抗瘢痕增生，减少水肿

3. 包扎时以较紧较好

4. 遵循无菌原则，感染创面定时换药

5. 较大创面的换药，应注意保护新生肉芽，内层敷料用0.9%生理盐水浸透，轻揭

6. 瘢痕皮肤创面有水疱时，应注意常规消毒后用无菌注射器抽吸并及时无菌包扎

7. 叮嘱加强瘢痕皮肤瘙痒、清洁护理、瘢痕皮肤美容护理

8. 患者进行沐浴水疗的水温应在40~45℃

参考答案: 1 2 4 5 6 7

问题二: 患者早期体位的摆放不正确的是

1. 伤后48小时平卧，床头应抬高30° 左右

2. 颈前部有创面时应前仰

3. 颈后部或者两侧烧伤时，头保持中立位

4. 腋部、胸背部、两侧胸壁、上臂有创面时，上肢充分外展45°~90°

5. 肘部有创面时，如上肢屈侧或环形创面，肘关节伸直位；背侧创面，肘关节屈曲70° ~90°，前臂保持中立位

6. 手有创面时，手背创面，腕关节置于背伸位；手掌或者环形创面，腕关节以掌屈位为主。全手创面，将腕关节置于微背屈，各指蹼间用无菌纱布隔开，掌指关节自然屈曲40°~50°，指间关节伸直，拇指维持外展对掌位(手安全位)

7. 臀部、会阴部有创面时，保持髋关节伸直位，双下肢充分外展

8. 膝前侧有创面时，膝部微屈10°~20°

9. 膝后有创面时，膝关节保持伸直位

10. 小腿和踝部有创面时，保持小腿中立位，踝关节背屈位，90° 功能位

参考答案: 2 5

问题三: 考虑到该患者的烧伤创面，以后会形成瘢痕创面，对于瘢痕的形成你应该注意哪些因素

1. 年龄

2. 有无糖尿病、低蛋白血症、高脂血症等营养障碍性疾病

3. 烧伤的面积、深度、参与面积

4. 瘢痕形成部位，瘢痕的类型

5. 瘢痕面积

6. 瘢痕色泽

7. 患者有无痛痒感觉

8. 四肢关节活动度

参考答案: 1 2 3 4 5 6 7 8

问题四: 对于患者来说，哪些部位最容易引起功能障碍

1. 大腿植皮处瘢痕

2. 手腕

3. 近端指间关节

4. 颈部

5. 面部
6. 前臂
7. 踝关节

参考答案: 2 3

问题五: 对于该患者最可能形成范围最大的瘢痕类型为

1. 浅表性瘢痕
2. 增生性瘢痕
3. 萎缩性瘢痕
4. 瘢痕疙瘩

参考答案: 3

问题六: 瘢痕的生理功能障碍评定

1. 疼痛
2. 运动功能障碍
3. 肢体畸形
4. 并发症
5. 自卑感及焦虑

参考答案: 1 2 3 4

问题七: 瘢痕的康复治疗方法有

1. 音频疗法
2. 激光治疗
3. 直流电离子导入
4. 运动疗法
5. 按摩
6. 加压疗法
7. 心理疗法
8. 手术治疗

参考答案: 1 2 3 4 5 6 7 8

问题八: 下列不属于瘢痕压力治疗的是

1. 压力衣
2. 支架
3. 支具
4. 弹力绷带、自粘绷带加压法、筒状绷带加压法
5. 凝胶垫圈
6. 气垫床

参考答案: 2 5 6

问题九: 下列哪项不适合压力治疗

1. 感染性创面
2. 增生性瘢痕
3. 水肿

4. 脉管炎急性发作
5. 截肢
6. 已形成的下肢静脉血栓
7. 预防下肢深静脉血栓

参考答案:1　4　6

问题十:下列哪些不是瘢痕压力治疗会产生的并发症
1. 静脉血栓
2. 皮肤损伤
3. 过敏
4. 静脉血栓脱落
5. 下肢静脉曲张
6. 瘙痒加重,肢端水肿
7. 发育障碍

参考答案:1　5

问题十一:瘢痕压力治疗的原则包括哪些
1. 早期应用
2. 压力越大,瘢痕形成的可能越小
3. 躯干部的压力可以大于四肢
4. 长期使用的原则
5. 一般在洗澡或者进食时才可以解除压力
6. 每次解除压力时间可以大于1小时以上

参考答案:1　4　5

（吴建贤　赵敬璞）

【实训报告】

<table>
<tr><td colspan="4">实训名称</td></tr>
<tr><td>实训时间</td><td></td><td>评分</td><td></td></tr>
<tr><td colspan="4">操作流程要点:

注意事项:

适应证:

禁忌证:

实训感受:

报告人:________
指导教师:________</td></tr>
</table>

第三节 压　　疮

压疮（pressure sore）是身体受压部位持续受压时间过长，组织血液被超过毛细血管压（4.27kPa）的持续压力阻断，局部血运障碍，导致组织坏死的缺血性溃疡。

形成压疮的主要外在因素为机械性因素，当直接压力超过正常毛细血管压且时间较长时，最易形成压疮；其次，剪切力和摩擦力也可造成压疮。再者，全身因素如营养不良、贫血、浮肿、神经麻痹、关节挛缩；局部因素如皮肤不卫生、破损、感染等，都能促使压疮的发生。压疮不仅仅发生于长期卧床的病人，对于行动不便，长期依靠轮椅生活的病人，压疮也是随时可能发生的常见合并症。

【实训目的】

1. 掌握压疮形成的影响因素、好发部位及压疮的分级。
2. 掌握压疮的相关并发症。
3. 熟悉压疮的预防方法。
4. 掌握压疮的康复治疗方法。
5. 了解如何处理压疮创面及手术治疗的适应证。

【实训器材】

压疮教学模具、不同级别压疮的图片、皮尺、PT床、轮椅、镜子、压力垫、紫外线治疗仪、红外线治疗仪、微波治疗仪、换药碗。

【实训内容与步骤】

（一）康复评定

康复评定主要包括生理功能评定、心理功能评定、日常生活活动能力评定及社会功能评定。

1. 压疮生理功能评定

（1）压疮程度评定：

一度：急性炎症反应，局部皮肤红、肿，浸润，伴有麻木触痛感。病变局部在表皮及真皮层。

二度：全身皮肤缺损，病变浸入皮下脂肪层

三度：病变穿透深筋膜，侵犯肌肉层。

四度：病变累及骨或关节，可并发骨髓炎及化脓性关节炎。

（2）压疮并发症的评定

1）低蛋白血症及贫血：由于创面排出大量渗出液，因而丧失体液、蛋白质、电解质而引起贫血。其结果致全身衰弱，压疮更为加重。主要有肝肾功能的评估。

2）感染：压疮多发生感染，因而出现全身发热、局部脓性渗出液等炎症所见。主要有血常规、CPR、ESR、分泌物培养的评估。

3）病理性骨折：压疮感染波及骨组织时可致病理性骨折。主要进行X线片、三维CT、MRI的评估。

4）慢性期压疮为出血性，处置时要注意，不要使之大出血。尤其是波及髋关节的深压疮可侵蚀血管而引起大出血。主要进行血管彩超的评估。

5）癌变：慢性化难治性压疮可以发生癌变，主要进行肿瘤标记物、病理检查评估。

2. 运动功能评定　采用MMT和ROM方法。具体评定参照本套教材《康复功能评定学》。

3. 心理功能评定　参见本套教材《康复功能评定学》。

4. 日常生活活动能力评定　ADL侧重于自我照顾、日常活动、家庭劳动及购物等。ADL评定采用改良巴氏指数评定表。具体评定参照本套教材《康复功能评定学》。

5. 社会功能评定　主要进行生活质量评定、劳动力评定和职业评定。方法参见本套教材《康复功能评定学》。

（二）康复治疗

压疮的预防

（1）缓解局部的压迫

1）更换体位，为预防及治疗上的最重要方法，急性期的6~8周内每2小时变换体位一次，发现压疮初期症状时要消除压迫直至症状消失。

2）减轻压迫：可以使用气压床。仰卧位时为防止足跟部受压，可使用圆筒状垫垫于跟腱处；为防止马蹄足，可于足底部放置一枕头挡上；侧卧时两膝盖之间及膝盖外侧也要垫枕头。

3）避免摩擦：床单要干燥、整洁、无皱褶。床垫要通气良好，无摩擦及局部压迫，能分散压力，并有足够的厚度。

4）乘坐轮椅者要学会支撑动作，不能支撑也一定要用左右转动、代替动作、软垫等以分散臀部压力，避免发生压疮。具体如下。

①病人自己上撑身体：病人上臂强有力的，可用双手上撑身体的方法。即：先用刹车器制动轮椅，然后病人双手紧握轮椅扶手，向上支撑以提高臀部，保持此姿势15~20秒钟，记为1次，每15~20分钟重复一次。

病人臂力小者，有以下两种方法。

方法一：首先把扶手从轮椅上撤走，用刹车器制动轮椅。病人把一只手放在轮椅推车手柄下并保持姿势，另一只手握住手把同时将身体重量移向对侧并尽可能向上提同侧的臀部，保持上述动作15~20秒钟或者数30下；换方向重复同样的动作。每15~30分钟重复一次。

方法二：用刹车器制动轮椅。根据病人自身情况，可以压住扶手、刹车器、腿、脚踏板，并以它们为支撑，之后病人尽可能向大腿方向弯屈使臀部抬起来，保持这个体位15~20秒钟或者数30下。应每15~30分钟重复一次。

②病人需要协助缓解臀部压力：首先用刹车器制动轮椅。病人双手交叉放在胸前，协助者站在病人后面，并用一只手握住病人的双臂，另一只手从病人肩膀下穿过抱住病人的双臂（图9-4A），用一条腿抵住轮椅靠背，另一条腿向后撑住，向后上方提拉病人，使病人的背靠在自己的胸前、双膝弯曲并使上半身向后倾斜，臀部离开轮椅（图9-4B），保持这个姿势15~20秒钟或者数30下。每15~30分钟重复一次。

③轮椅倾斜方法：见图9-5。

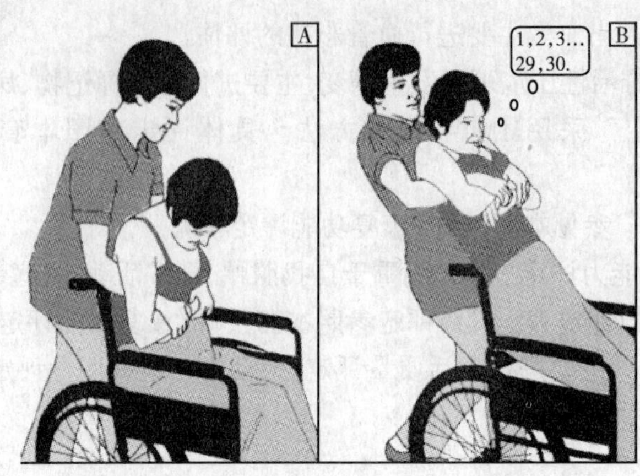

图9-4

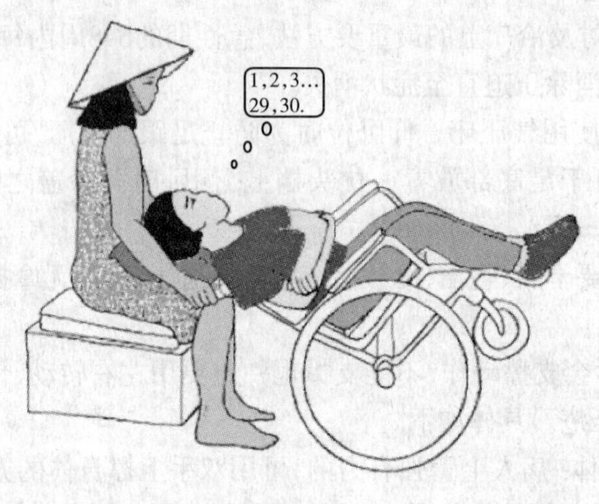

图9-5

5）局部保温、按摩：对容易发生压疮部位间断进行按摩，以红外线灯改善血运。注意热水、暖气烫伤，蚊虫叮咬。

6）对患者及家属进行防治压疮的教育。学会使用镜子自我观察。

7）使用承托减压器具：垫圈、气垫床、空气流通床，调整制动、矫形器具，减轻压迫。

（2）全身管理

1）摄取高蛋白质、营养平衡的饮食防止贫血及低蛋白血症，尤其是在分解代谢显著的急性期要给予高蛋白饮食。

2）离床，进行积极的功能锻炼，鼓励运动，参加轮椅运动者的压疮少。

（3）压疮的局部处理

1）创面处理：①若已形成水疱，可用注射器抽出疱内液体；②破溃的创面，可用生理盐水或者过氧化氢冲洗；渗出较多的创面，每日定时更换辅料；慎用抗菌软膏或者其他外用药；③形成溃疡的创面，可用剪切的方法彻底清除创面坏死组织，但不要破坏周围健康周围组织，清创可反复多次；④合并感染的创面，可采用局部换药、彻底清创、伤口通畅引流的方法，并每日用2%的硼酸水冲洗创面；⑤湿-半湿生理盐水外敷：对于Ⅱ度以上的压疮可以采用局部生理盐水纱布湿敷，等待半干时更换新的湿纱布，从而使创面的分泌物黏附在纱布上，并及时得到清除，而不损伤新生肉芽和上皮；⑥部分文献使用鸡蛋清、鲜地龙加白糖、庆大霉素也取得了较好的效果。

2）物理治疗

①微波疗法：输出功率20~25W，脉冲输出，辐射探头距压疮3~4cm，每次10分钟，每日1次，10~20次为一疗程。

②紫外线疗法：首先清除创口内坏死及脓性组织，并用双氧水及生理盐水冲洗，紫外线于压疮病灶区照射，波长253 nm，照射距离1cm，用孔巾遮蔽周围组织，选择超强红斑量（11MED）照射，于坏死组织脱落后改用强红斑量（9MED）照射。在治疗的同时，还用弱红斑量（2MED）照射压疮周围1cm区域内的健康皮肤，于肉芽生长期内改用弱或中等红斑量（2~7MED）照射病灶直至治疗结束。

③激光疗法：用氦-氖激光，输出最大功率50mW，高度30~40cm，每日1次，每次照射10分钟。

④红光照射疗法：采用红光治疗仪，波长600~700nm，输出功率2~3W，红光输出窗口为圆形，对准创面，间距10~20cm，每次每部位20分钟，每天1次。10天为一疗程。

⑤红外线疗法：连续输入，探头距切口2~3cm，每日1次，每次照射10分钟。

（4）手术治疗：适于Ⅲ、Ⅳ度压疮保守治疗无效，创面肉芽纤维化，边缘瘢痕组织形成，压疮深达肌肉或者更深部位，或合并骨关节感染或者深部窦道形成者。

（5）注意事项

①每2小时翻身一次，必要时缩短时间。

②每15~30分钟使臀底减压15秒左右。

③每日早晚各检查皮肤1次，发现红斑要及时处理。

④保持皮肤干洁，尤其是大小便失禁者。翻身动作轻巧，防止摩擦力、剪切力、钝力造成损失。

⑤穿戴合适的矫形器，教育患者自我防护，鼓励尽早活动。

【实训病案】

女，78岁。消瘦。由3米高处坠落，四肢活动障碍一小时，神志清楚，测体温37.1℃，脉搏62次/分，呼吸22次/分，血压102/63mmHg，CT示胸4椎体爆裂性骨折，查体：乳头平面以下深浅感觉消失，双上肢肌力4级及双下肢肌力0级，双侧腹壁反射消失，双下肢病理征未引出。肛门反射未引出。于骨科行手术治疗后回家。回家后长期卧床休息，1个月后，患者不同部位出现不同程度压疮。尤以左臀部为重，压疮分级，Ⅲ期压疮，面积为4cm×5cm，表面已破溃，露出红润的创面，有少量黄色液体渗出。既往有高血压、糖尿病病史。

问题一：患者回家后常保持仰卧位，压疮最易发生于

1. 头部
2. 肩部
3. 肩胛骨部
4. 背部棘突
5. 股骨大转子

6. 髂骨部
7. 骶部
8. 足跟
9. 耻骨

参考答案: 1 3 4 7 8

问题二: 若某处皮肤破损,病变浸入皮下脂肪层,此患者压疮评定为

1. 一度
2. 二度
3. 三度
4. 四度
5. 五度

参考答案: 2

问题三: 对于患者还需要补充询问的病史包括

1. 有无长期卧床位固定史
2. 血糖控制情况
3. 矫形器具的应用有无
4. 有无发生过烫伤及蚊虫叮咬
5. 回家后使用轮椅大约多久
6. 有无在家定时翻身及擦身
7. 家庭有无使用压力垫、床单有无注意到平整、干净

参考答案: 2 3 4 5 6 7

问题四: 对于患者来说对于压疮的风险评估还需包括哪些

1. 患者的感觉,骨突部分有无破溃
2. 局部是否潮湿
3. 身体活动方式(卧床、轮椅等)
4. 肝肾功能、电解质
5. 压疮周围彩超、血常规、CPR、ESR、分泌物培养的评估
6. 脊柱稳定性的评估(主要进行X片、三维CT、MRI的评估)
7. PT、双下肢局部血管彩超的评估

参考答案: 1 2 3 4 5 6 7

问题五: 对于患者来说,可以使用的减压方式包括哪些

1. 俯卧位减压
2. 半卧位于床上
3. 体位变换床
4. 压力垫、气垫床、泡沫
5. 垂直减压法
6. 轮椅倾倒减压法
7. 两膝之间垫枕

参考答案：1 3 4 5 6 7

问题六：压疮的康复治疗措施包括哪些

1. 减压
2. 破溃创面处理
3. 大剂量使用抗感染药物
4. 护理
5. 机体营养的支持
6. Ⅰ度压疮面手术治疗
7. 以局部治疗为主，全身治疗为辅

参考答案：1 2 4 5

问题七：创面局部处理包括哪些

1. 清除溃疡内坏死组织
2. 局部换药，彻底清创，伤口通畅引流
3. 局部生理盐水纱布湿敷
4. 抗生素软膏的使用
5. 紫外线照射

参考答案：1 2 3 5

问题八：局部创面的物理治疗不包括哪些

1. 超短波
2. 水疗
3. 毫米波
4. 紫外线
5. 干扰电
6. 氦-氖激光
7. 磁热疗法

参考答案：2 5

问题九：压疮的手术治疗适应证不包括哪些

1. 长期保守治疗不愈合
2. 创面肉芽老化
3. 边缘有瘢痕组织形成
4. Ⅰ~Ⅱ度压疮面
5. 压疮深达肌肉或者更深部位
6. 合并有骨关节感染或深部窦道形成
7. 急性炎症反应，局部皮肤红、肿、浸润，伴有麻木触痛感。病变局部在表皮及真皮层的压疮

参考答案：4 7

（吴建贤 赵敬璞）

【实训报告】

<table>
<tr><td colspan="4">实训名称</td></tr>
<tr><td>实训时间</td><td></td><td>评分</td><td></td></tr>
<tr><td colspan="4">操作流程要点:

注意事项:

适应证:

禁忌证:

实训感受:

报告人:______
指导教师:______</td></tr>
</table>

第十章　慢性疼痛康复实训

慢性疼痛是人类健康的常见问题，它不仅仅是一种症状，而且是一个综合征，许多慢性疼痛本身就是病，疼痛常与其他疾病并存，也可单独出现，是一种持续的病理过程，是疾病或损伤恢复期过后仍持续的疼痛，对人的身心健康有危害性，临床症状常与自主神经功能表现有关，多数情况下慢性疼痛对患者的生活质量会有不利影响，有些患者因疼痛导致部分或全部丧失工作能力可达数周、数月、数年，甚至是永久性残障。康复治疗是以导致慢性疼痛的病因和康复评定为基础，依据患者的具体身心状况，制订以物理治疗为主的综合康复治疗方案，达到镇痛目的，控制原发病，改善功能，提高患者的生活质量。

【实训目的】

1. 掌握慢性疼痛的特点和原发病诊断。

2. 掌握慢性疼痛的评定和康复治疗适应证。

3. 掌握慢性疼痛的康复治疗方法。

评定与治疗的具体操作方法不做详述，参见本套教材相关内容。

【实训器材】

1. 实习前参考书准备　人民卫生出版社出版的康复治疗专业全国高等学校卫生部规划教材。

2. 评定准备　纸和笔或评分尺，压力测痛仪，评定量表。

3. 康复治疗器材　超短波、厘米波或毫米波等高频电疗仪，经皮神经电刺激仪（TENS），超声波，激光，磁疗，蜡疗机，水疗，微电脑牵引治疗仪，CPM机，运动平板，Motomed治疗仪，生物反馈，辅助器具。

【实训对象】实习组学生：分工合作，问病史、查体，评定、制订康复方案、康复治疗、记录1人；其他人观察及协助。

【实训流程】

慢性疼痛的康复流程，见图10-1。

【实训内容与步骤】

（一）慢性疼痛的诊断

1. 原发病诊断　了解疼痛的原因、病变的组织或器官、病程的急缓、病人的体质、精神状态和性格特点、疾病的病理改变和是否为适应证。

2. 详细询问病史

（1）性别：一些疼痛病症与性别有关。

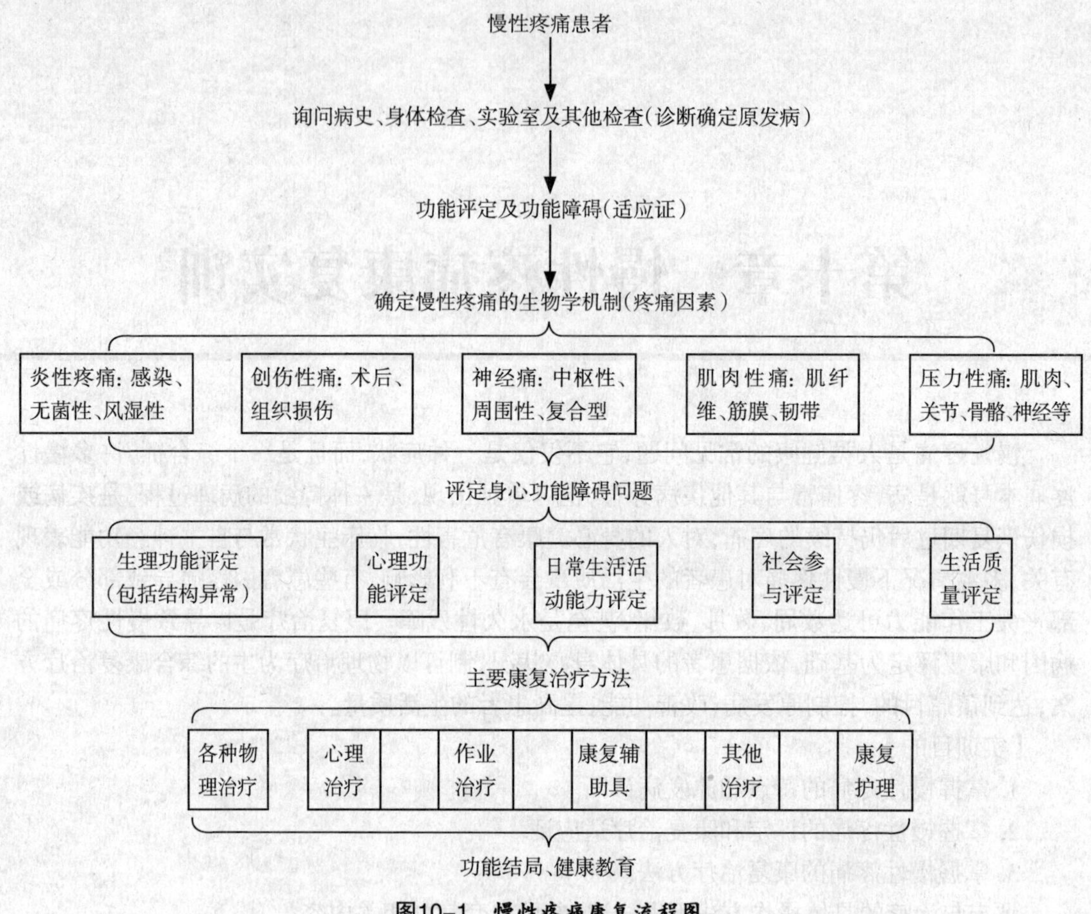

图10-1 慢性疼痛康复流程图

(2)年龄:不同年龄的同一部位的疼痛,可由不同原因引起。

(3)职业:疼痛与职业有较密切关系。

(4)诱因:慢性疼痛性疾病性质不同,诱发因素可有明显的不同。

(5)疼痛症状特性:了解疼痛性质、范围、程度、持续时间,尤其了解诱发疼痛和缓解疼痛的因素,有助于治疗方案的制订。

(6)既往史:以往有无外伤史、慢病病史、检查情况、治疗情况等。

(7)家族史:某些疼痛性疾病有一定的家族倾向性。

3. 查体 查体主要检查神经、关节、肌肉和脏器是否有触痛、压痛点、激发点、详细地检查疼痛局部状况,是否伴有受累肌肉的运动和牵张范围受限、是否有肌力减弱和关节活动受限等。

4. 辅助检查

(1)实验室检查:对怀疑痛风的病人应查血尿酸;怀疑风湿病的病人应查类风湿因子、C反应蛋白、血沉、抗核抗体等;怀疑癌症需检查ATP、CEA和肿瘤特异性标志物等;怀疑细菌感染时应查血常和细菌培养规等。

(2)影像学检查:常用的影像学检查方法有X线平片、CT、MRI、ECT、PENT、超声波和造影检查等,在考虑骨骼、肌肉和脏器等疾病时做相应的检查。

（3）电生理检查：用于神经系统疾病检查，如肌电图、诱发电位等。

（二）慢性疼痛的康复评定

1. 生理功能评定

（1）疼痛评定：慢性疼痛应结合临床疼痛的发生、发展、生理和心理状况，以及症状体征等加以评定。

1）视觉模拟（目测）评分法（visual analogue scale，VAS）；

2）数字类比评分法（NRS量表）用于疼痛缓解程度；

3）简化的McGill疼痛问卷；

4）压力测痛；

5）疼痛行为评定；

6）癌性疼痛的评定。

（2）运动功能评定：持续的慢性疼痛导致的生理及心理功能障碍，常又加重运动功能障碍。

（3）心肺功能评定：患者疼痛、运动减少或制动，致使每搏心排出量、每分心排出量减少，心脏负荷的反应也变差。

（4）结构异常：原发病损害和继发疼痛的身心影响，导致肌肉、关节、韧带、组织器官结构及功能异常。

2. 心理及认知行为功能评定　长期的慢性疼痛，易导致心理问题，常用的量表有：焦虑量表（SAS）、汉密尔顿焦虑量表（HAMA）；Beck抑郁问卷（BDI）、抑郁自评量表（SDS）、情绪状态问卷（POMS）、汉密尔顿抑郁量表（HAMD）等。

3. 日常生活活动能力评定　可选用Barthel指数评定和功能独立性（FIM）评定方法。

4. 社会参与能力与环境条件评定

（1）社会参与能力：由于疼痛、心理障碍、运动功能障碍等功能异常，影响患者的工作能力和社会交往等能力。

（2）环境条件评定：采取措施改造公共设施和社会人文环境等，方便患者出行或活动。

5. 生存质量评定　按照世界卫生组织与健康有关的生存质量，是指不同文化和价值体系中的个体对他们的目标、期望、标准以及所关心的事情有关的生存状况的体验。评定多用WHO生存质量评价量表QOL-100。

（三）慢性疼痛的康复治疗

康复治疗目的：缓解疼痛，改善功能，提高活动水平和日常生活活动的能力，减少不必要的镇痛药应用，提高患者的心理适应能力，增强患者的自信心，使患者重新适应家庭、职业和社会活动，提高生存质量。康复治疗原则：早期介入，根据原发病制订相应的治疗方案，注重全面康复的综合治疗。

适应证：

1. 退化性及无菌炎性痛　采用物理治疗、神经阻滞、心理认知和药物等综合疗法，可有效地改善疼痛局部的血液循环障碍，清除炎性代谢产物，打断疼痛的恶性循环链条，从而达到标本兼治。

2. 神经性疼痛　应用特异性神经阻滞技术、高频电热凝、电刺激、激光和心理治疗等方法，阻断痛觉传导通路，改善神经营养状态，调整神经传导功能，有效控制疼痛。

3. 癌性疼痛　物理疗法、神经阻滞疗法、神经损毁或手术等疗法，以及三阶梯癌痛用药，缓解患者的癌痛，综合治疗及心理辅导癌症引起的不良情绪，改善全身状态，提高生活质量。

4. 其他疼痛　炎性疼痛、风湿免疫性疾病、各种急慢性创伤性疼痛、内部脏器痛、手术后疼痛、外周血管病型疼痛等，均需采用物理疗法、运动疗法、作业疗法和心理疗法综合康复治疗。

禁忌证：①急性疼痛未经确诊，有严重的出血倾向者，严重的心功能衰竭者。②戴心脏起搏器者、孕妇、患皮肤病者禁用，颈动脉区不用或慎用物理治疗。

1. 物理因子治疗

（1）电疗法：高频电疗法、低频和中频电疗法。超短波疗法、毫米波疗法、经皮神经电刺激疗法（TENS）、脊髓电刺激疗法（SCS）、等幅中频电疗法等均可用于局部止痛治疗。

（2）超声波疗法：采用脉冲或非脉冲超声波的方式局部治疗，用于退化、粘连等引起的疼痛。

（3）激光疗法：氦-氖激光、半导体激光和超激光局部治疗，均有很好的止痛效果。

（4）磁疗法：降低感觉神经的传导，改善局部组织的代谢，多用于疼痛的局部治疗。

（5）温热疗法：热水浴、浸蜡、局部蜡饼疗法、热敷散、热袋等。

（6）冷疗法：局部冷水或冰敷。

（7）音乐治疗：通过聆听和欣赏乐曲，引起人体心理生理状态改变，多用于缓解心理行为性疼痛。

（8）牵引疗法：根据原发疾病性质及部位而选择牵引的体位、重量、频率等。

2. 运动疗法　运动疗法包括局部运动疗法和整体运动，包括PT治疗和局部手法治疗技术、设备训练。

3. 心理治疗

（1）认知行为疗法：修正痛苦表情和不良的保护性动作与行为，重塑行为和认知，鼓励患者正确理解自己的病痛，增加患者适应能力，鼓励患者按计划做能够达到的积极行为目标。

（2）放松疗法：包括对照法，对照法也称渐进放松法；直接法，在安静的环境和舒适的体位下进行；集体治疗，利用集体的相互影响，建立积极的人格和行为。

4. 生物反馈疗法　生物反馈治疗基于由于慢性疼痛患者会有一系列生理及情绪变化，通过具体的训练，让患者学会自我控制，以改变病理过程，促进功能的恢复。

5. 作业治疗　不同疾病引起的慢性疼痛，根据疾病性质与功能障碍的具体情况，选择及设计相应的作业治疗方法。

6. 康复辅助具　对有些慢性疼痛可利用一些康复辅助具减轻疼痛，如关节不稳、骨折或韧带损伤等引起的疼痛等。

7. 其他治疗

（1）传统疗法：包括针灸、推拿按摩、气功等。

（2）神经阻滞：包括破坏感觉神经性阻滞治疗（神经溶解技术、冷冻神经阻滞、射频热凝阻滞）；治疗性神经阻滞；周围神经阻滞；交感神经阻滞（星状神经节阻滞、腰交感神经阻滞、腹腔丛阻滞）；扳机点阻滞；A型肉毒素神经阻滞。

（3）药物治疗：常用于治疗疼痛的药物有麻醉性镇痛药、非甾体抗炎药、抗抑郁、抗焦虑与镇静催眠药、糖皮质激素及其他药物（曲马多、氯氨酮、可乐定）等；中度癌痛病人可用吗啡类镇痛药。

（4）手术治疗：对于经非手术治疗不能缓解的顽固性疼痛，外科医师可在不限制患者的生活又要有效镇痛情况下，实施外科手术治疗。

（四）健康教育

1. 去除致痛病因　积极治疗原发病，养成积极的社会心态，提高自我保健能力，有效地培养健康的生活方式。

2. 全身锻炼　有氧锻炼能改善机体耐受性，提高机体适应水平。

【实训病案】

张某某，男，61岁，已婚。

主诉：左侧肢体偏瘫6个月，左上肢疼痛伴肿胀三月余。

现病史：患者于6个月前突然出现头晕、头痛、恶心、呕吐，左侧偏瘫，头部CT显示右侧基底节区低密度阴影，初步诊断右侧基底节部位脑梗死，左侧偏瘫，住院予以药物治疗二周，病情平稳后出院，在基层医院继续针灸治疗。近3个月以来上肢疼痛和肿胀，轻触即感觉疼痛，伴情绪急躁，夜间疼痛明显，影响睡眠，再次就诊。

查体：体温36.6℃，血压150/100mmHg，脉搏85次/分，心率85次/分，意识清楚，言语清晰，查体合作，左侧鼻唇沟浅，心律规整，第一心音亢进，左上肢远端肿胀，尤其手部肿胀明显，感觉过敏，与对侧比较，温度、皮肤颜色不对称，关节活动范围受限和疼痛。左侧中枢性瘫，关节活动范围受限，左上肢BrunnstromⅡ级，左下肢runnstromⅢ级，肌张力AshworthⅡ级，左侧肢体腱反射活跃，痛觉过敏，位置觉及运动觉缺失，左侧霍夫曼征（+），左侧巴氏征（+），右侧肌力Ⅴ级，生理反射正常，病理反射阴性；既往有高血压病史。

初步诊断：脑梗死（恢复期），高血压病，合并肩关节半脱位；肩手综合征。

评定左侧偏瘫、运动功能障碍、感觉功能障碍、生活不能自理。

康复目标：镇痛，促进左侧肢体运动功能提高，提高ADL能力，纠正肩关节半脱位，增加左上肢关节活动范围，恢复运动和感觉功能，治疗肩手综合征，增强康复信心；长期目标：恢复运动功能，提高日常生活活动能力，回归家庭与社会。

注重要点：

1. 病史询问要点　了解疼痛性质、程度、持续时间，加重及减轻的因素；了解原发病的治疗情况；了解既往病史与本病的关联；了解患者功能活动水平；了解患者对功能活动和日常生活的要求；了解患者的家庭及社会支持情况。

2. 康复医学临床决策过程　康复医生和治疗师制订治疗计划的工作思路或模式，根据患病的原因、障碍点和康复目标制订切实可行的康复治疗计划。

康复评定→设定康复目标→制订治疗计划→实施治疗→中期评定→调整治疗计划或结束康复治疗。

问题一：了解原发病应该询问哪些病史

1. 有无吸烟饮酒史

2. 有无糖尿病史

3. 有无高血压病史

4. 有无长期应用药物史
5. 有无高盐、高脂饮食史
6. 有无外伤史
7. 既往有无患脑血管病史
8. 有无慢性疼痛性疾病病史

参考答案: 1 2 3 4 5 6 7 8

问题二: 原发病诊断是什么

1. 脑出血
2. 脑梗死
3. 蛛网膜下腔出血
4. 脑血管瘤
5. 颅内肿瘤
6. 高血压脑病
7. 短暂性脑缺血发作

参考答案: 2

问题三: 导致患者近3个月以来偏瘫侧上肢疼痛和远端肿胀,感觉敏感,情绪焦虑,原因是什么

1. 上肢静脉血栓形成
2. 上肢淋巴水肿
3. 肩手综合征
4. 关节炎
5. 上肢关节与肌肉损伤

参考答案: 3

问题四: 有助于作出肩手综合征诊断的检查项目有

1. 温度测量
2. 热敏成像
3. X线平片
4. ECT
5. 发汗试验
6. 交感神经阻滞试验

参考答案: 1 2 3 4 5 6

问题五: 该患者疼痛为哪种类型疼痛

1. 周围神经性疼痛
2. 中枢神经性疼痛
3. 组织损伤性疼痛
4. 心理性疼痛
5. 行为性疼痛
6. 复合性区域疼痛综合征

参考答案: 6

问题六：肩手综合征上肢查体及辅助检查主要是
1. 上肢运动、感觉检查
2. 神经生理及病理反射检查
3. 关节活动范围
4. 肌肉检查压痛点、激发点
5. 疼痛体表局部状况
6. 是否伴有受累肌肉的运动和牵张范围受限
7. 自主神经反射检查
参考答案：1　2　3　4　5　6　7
问题七：导致肩手综合征的常见诱因
1. 创伤性损伤
2. 撕裂伤
3. 外周神经损伤
4. 脑血管意外
5. 神经丛的癌性浸润
参考答案：1　2　3　4　5
问题八：肩手综合征康复治疗前需做哪些功能评定
1. 疼痛评定
2. 上肢及手部运动功能评定
3. 关节活动范围评定
4. 上肢结构评定
5. 心理功能评定
6. 日常生活活动能力评定
7. 感觉功能评定
8. 生存质量评定
参考答案：1　2　3　4　5　6　7　8
问题九：肩手综合征疼痛评定方法
1. 视觉模拟评分法（VAS）
2. 数字类比评分法
3. 压力测痛
4. 疼痛行为评定
5. 癌症五级评定标准
参考答案：1　2　3　4　5
问题十：慢性疼痛康复治疗的目标是
1. 缓解疼痛
2. 改善上肢功能
3. 提高日常生活活动能力
4. 消除上肢及手部肿胀
5. 提高患者的心理适应能力

6. 扩大患者上肢关节活动范围

参考答案: 1 2 3 4 5 6

问题十一: 用于肩手综合征的康复治疗项目主要有

1. 上肢被动关节活动范围训练
2. OT训练
3. 应用康复辅助具
4. 心理辅导
5. 推拿按摩
6. 物理因子治疗

问题十二: 此时镇痛最合适的物理治疗方法是

1. 经皮神经电刺激疗法(TENS)
2. 电脑中频治疗
3. 激光疗法
4. 磁疗法
5. 压力治疗
6. 超声波治疗
7. 生物反馈
8. 局部冷热交替疗法

参考答案: 1 2 3 4 5 6 7 8

问题十三: 哪种神经阻滞适合于肩手综合征的疼痛治疗

1. 破坏感觉神经阻滞
2. 治疗性神经阻滞
3. 射频热凝阻滞
4. 周围神经阻滞
5. 交感神经阻滞(星状神经节阻滞)
6. 扳机点阻滞
7. A型肉毒素神经阻滞
8. 射频热凝阻滞

参考答案: 5

问题十四: 适用于肩手综合征疼痛治疗的药物是哪几类

1. 非甾体抗炎药
2. 平滑肌松弛剂
3. 抗惊厥药、抗抑郁药
4. 阿片类镇痛药
5. 对乙酰氨基酚镇痛药
6. 患者自控给药镇痛

参考答案: 1 2 3 5

(高 敏)

【实训报告】

<table>
<tr><td colspan="4">实训名称</td></tr>
<tr><td>实训时间</td><td></td><td>评分</td><td></td></tr>
<tr><td colspan="4">操作流程要点:

注意事项:

适应证:

禁忌证:

实训感受:

报告人:________
指导教师:________</td></tr>
</table>

第十一章　其他疾病康复实训

第一节　精神活性物质依赖

对于精神活性物质依赖，国际医学界将其界定为一种“慢性复发性脑病”，属于精神疾病的范畴，是精神活性物质而导致的精神障碍，分为精神依赖和躯体依赖两类。精神依赖是指患者渴求精神活性物质，并通过服用该类物质获得特殊的快感；躯体依赖是指患者因为反复用药而使中枢神经系统发生生理生化改变，需要持续用药以避免出现戒断综合征。

【实训目的】

了解精神活性物质依赖的康复评定和康复治疗。

【实训器材】关节活动度测量计、卷尺、五大人格问卷（NEO）、气质和特性因素问卷（TCI）、Zuckerman-Kuhlman 人格问卷（ZKPQ）、明尼苏达多相人格检查表（MMPI）等、低频脉冲电治疗仪。

【实训内容与步骤】

（一）康复评定

1. 生理功能评定

（1）疼痛：可以采用视觉模拟评分法（visual analogues scal，VAS）。

（2）营养状态的评定：包括肱三头肌部位皮肤皱褶厚度、上臂中段臂围、身体质量指数、血细胞容积、血白蛋白、血清转铁蛋白、淋巴细胞、血脂等测量。

（3）运动功能评定：包括肌力、肌张力、肌耐力等评定。具体方法参见本套教材《康复功能评定学》。

（4）性功能评定：参见本套教材《内外科疾病康复学》。

2. 心理功能评定　包括成瘾严重程度指数量表、人格障碍评估、智力评定等。

人格障碍评估可采用五大人格问卷（NEO）、气质和特性因素问卷（TCI）、Zuckerman-Kuhlman人格问卷（ZKPQ）、明尼苏达多相人格检查表（MMPI）等。教师选取其一教会学生评估。

3. 日常生活活动能力评定　ADL评定采用改良巴氏指数评定表。具体评定参照本套教材《康复功能评定学》。

4. 社会能力评定　主要进行生活质量评定、劳动力评定和职业评定。方法参见本套教材《康复功能评定学》。

（二）康复治疗

康复治疗目标是改善精神活性物质依赖的精神和躯体症状，缓解停止药物后的戒断症状，帮助患者脱瘾，降低复吸率，改善ADL能力，提高劳动力及生活质量。康复治疗方法主要包括物理治疗、作业治疗、心理治疗、其他康复方法等。

所有精神活性物质依赖患者都适合康复治疗。

1. 物理治疗

（1）低频脉冲电治疗：治疗可采用2Hz和100Hz交替的疏密波，能有效缓解停药后的戒断症状。

（2）运动疗法：包括肌耐力的训练和放松训练。

肌耐力训练能改善机体整体耐力的作用，同时可能减轻药物依赖患者的精神和躯体症状。根据病情选择有氧运动项目，如步行、跑步等，以改善肌力、肌耐力和整体体能。运动每周3~5次，每次30~40分钟。

放松训练，包括肌肉放松和精神放松训练，达到缓解疼痛，改善睡眠，减轻焦虑、紧张与易激惹。可采用对比法、交替法、暗示法、肌肉生物反馈机制以及放松体操等形式。

2. 作业治疗　包括ADL能力训练；学习行为的训练：包括家务活动的训练和一般性教育活动的训练；职业能力的训练：患者学习或再学习工作技能；文娱治疗：鼓励患者参加各种文体活动，转移对药物的注意力。

3. 心理治疗　心理治疗以支持性心理治疗和行为治疗为主。

4. 实训操作　在老师将以上操作流程示教结束后，学生两人一组，一人做治疗师和（或）医生，一人做病人，模仿老师操作。老师进行纠错与再示范，直至学生操作正确。

（谢　薇）

【实训报告】

实训名称			
实训时间		评分	
操作流程要点： 注意事项： 适应证： 禁忌证： 实训感受： 报告人：______ 指导教师：______			

第二节 分离性障碍

分离性障碍是由于明显的心理因素，如生活事件、内心冲突或强烈的情绪体验，暗示或自我暗示等引起的一组病症。临床表现为感觉障碍、运动障碍或意识状态改变等，但缺乏相应的器质性基础，有时可由暗示发生，也可由暗示而消失，有反复发生的倾向。

【实训目的】

了解分离性障碍的康复评定和康复治疗。

【实训器材】关节活动度测量计，低中频脉冲电治疗仪，直流电治疗仪。

【实训内容与步骤】

（一）康复评定

1. 生理功能评定　根据患者表现出的生理功能受限来进行相应的运动、感觉、意识等的评定。具体评定参照本套教材《康复功能评定学》。

2. 心理功能评定　参见本套教材《康复功能评定学》。

3. 日常生活活动能力评定　ADL评定采用改良巴氏指数评定表。具体评定参照本套教材《康复功能评定学》。

4. 参与能力评定　主要进行生活质量评定和职业评定。方法参见本套教材《康复功能评定学》。

（二）康复治疗

分离性障碍是一种精神障碍，其治疗以心理治疗为主，在此基础上进行康复治疗、药物治疗与暗示治疗等。康复治疗的目标是消除分离性障碍症状，提高生活质量。治疗的原则是在有效的心理治疗基础上进行康复治疗。治疗的方法主要包括物理治疗、作业治疗、健康教育等。

1. 物理治疗　选用相应的物理治疗并对患者所表现的症状进行针对性的暗示，改善分离性障碍症状。

2. 作业治疗　可以根据患者相应的功能受限制订符合患者的作业治疗，改善患者的ADL能力和社会功能受限。

3. 心理治疗　是治疗分离性障碍的首要方法。首先，在消除患者疑虑的基础上，让患者了解其所患疾病是功能性的而非器质性的，是能治愈的；其次，引导患者明确病因，分析病因与治疗的关系，让患者尽情发泄其不满情绪，间中给予安慰与鼓励。告知患者在疾病的发生发展过程中，精神因素与性格弱点所起的作用，加强患者的自我锻炼，促进患者的身心健康。

4. 实训操作　在老师将以上操作流程示教结束后，学生两人一组，一人做治疗师和（或）医生，一人做病人，模仿老师操作。老师进行纠错与再示范，直至学生操作正确。

（谢　薇）

【实训报告】

实训名称			
实训时间		评分	
操作流程要点: 注意事项: 适应证: 禁忌证: 实训感受: 报告人:________ 指导教师:________			

第三节 急诊康复

凡由于疾病急性发作、创伤或异物进入体内造成痛苦,甚至生命处于危险状态的病人,均属于急诊范围,应予紧急处理。一般来说,急诊范围应包括: ①急性外伤,突发大出血,各类休克; ②突然发生的急性腹痛,突发性高热,有急性传染病可能; ③心、肺、脑功能衰竭或多脏器功能衰竭; ④昏迷不醒; ⑤气管、食管内异物; 眼内异物、急性视力障碍; ⑥中毒、自杀、中暑、淹溺、触电; ⑦急性过敏性疾病; ⑧医师认为合乎其他急诊抢救条件者,如手术后需要进行救治的急、危、重病人。重症监护病房(intensive care unit, ICU)是医院集中监护和救治急危重患者的医疗单元,是对因创伤或疾病而导致危及生命或处于危险状态、并且有一个或多个器官衰竭的患者,进行多学科、多功能监护医疗的领域。门急诊与ICU患者的康复治疗一并在此节中加以叙述。由于康复医学常被相关学科的医生误解为是解决疾病后期功能障碍问题的学科,因此普遍的想法是对于尚处于生命体征相对不稳定的急、危、重患者来讲康复的介入似乎言之过早。近些年来急救技术及ICU在全世界医疗体系中得到迅速发展,更多急危重患者由于其紧急复杂综合病症涉及多个学科,对于二级医院以上的大部分急危重患者而言,康复医学可以参与的工作范围及内容也正在不断拓展。急诊康复就是在上述这些急、危、重患者的抢救过程中和各种疾病的急性期早期介入康复治疗,以防治残损、残疾和残障的一门治疗技术。急诊康复在全球来讲也是一个比较新的概念,需要我们不断地补充和完善。我国人口众多,每年约有8000万急诊患者到各级各类医院就诊,其中7%的急、危、重患者需要立即得到有效救治,经抢救保住生命后,需要早期地介入康复治疗。这对降低死亡率和伤残率起着举足轻重的作用。作为当代的医务工作者必须建立急诊康复的理念。

尤其是随着当代医学的不断发展,抢救技术水平的不断提高,急诊抢救的成功率在逐年升高。虽然大部分急诊患者经抢救可保住生命,但大多都遗留有严重的后遗症,如昏迷、瘫痪、焦虑、抑郁等心身残疾。急诊康复治疗就是以防止并发症和残疾的产生为目标,因此在病理生理状态下从事康复预防性干预是必要的和可行的,对于已经产生的残疾情况要求康复治疗人员尽可能地采用效果显著和有效的康复治疗手段,急诊康复治疗策略包括促进恢复及后续的功能恢复。如在急诊早期即介入康复治疗,就可以减少或消除后遗症及其所导致的躯体或精神心理功能障碍对病后适应正常社会生活的影响,提高病人自理能力和生活质量,甚至对避免残疾、残障的发生都有着重要的意义。所以说,作为一个即将走向工作岗位的21世纪的大学生,无论将来成为哪一科的医生都要有急诊意识,即超前意识。诊病人之未患,救病人于未急。同时,在新的生物-心理-社会医学模式指导下,还应该有康复意识,做到防患于未然。在抢救病人生命的同时要注意将来躯体及精神心理功能的恢复,做到急诊和康复的完美统一,既要对病人的生命负责,又要对病人的功能负责。不妨试想一下,一个处于植物状态的患者,能有什么生活质量可言呢？能对社会有多少贡献呢？只能在拥有低水平的生活质量的同时,为社会、家庭增添很多负担。急诊康复就是要减少这些急诊惨剧的发生,在患者急诊治疗的同时为身心康复提供良好的方案。

【实训目的】

1. 掌握急诊患者功能障碍的主要内容。

2. 掌握急诊患者的排痰呼吸训练的康复治疗方法。

3. 熟悉急诊患者废用综合征和合并症的预防。

4. 熟悉急诊患者体位引流的具体操作。

5. 了解如何做好急诊患者ADL作业治疗的主要内容。

6. 了解急诊患者健康教育的重要性及教育方式。

【实训器材】监护、抢救设备、雾化吸入器、除颤器、体外起搏器、支气管镜、气管插管、排痰机、输液泵、康复治疗设备、超短波治疗仪、超声波治疗仪、直流电疗仪、调制中频治疗仪、生物反馈治疗仪。

【实训内容与步骤】

(一)康复评定

急症的康复评定和临床常用的方法类似,主要是针对各器官系统的多种功能障碍作出迅速评定,为康复治疗方案的制订提供依据。

1. 生理功能评定

(1)疼痛的评定:因为疼痛是急诊的常见症状,因此必须对疼痛产生的原因作出迅速的反应,同时可应用目测类比评分法(VAS)作评定,具体方法如下:在纸上或尺上划10cm长的直线,按毫米画格,直线左端表示无痛,右端表示极痛。患者根据自己感受,目测后在直线上用手指或笔,画出表示疼痛程度或移动评分尺上的游标,在尺上定点表示疼痛程度。

(2)感觉功能评定:具体参见本套教材《康复功能评定学》。

(3)运动功能评定:急诊涉及运动功能障碍的疾病很多,因此运动功能的评价可对病人作出预后的判断。

1)肌力评定:用徒手肌力评定。具体参见本套教材《康复功能评定学》。

2)ROM评定:对受损的关节进行评定。具体参见本套教材《康复功能评定学》。

3)瘫痪评定:偏瘫最好用布氏评定。脊髓损伤从损伤水平、损伤程度、运动功能评定这三方面进行评定。具体参见本套教材《康复功能评定学》。

4）言语功能评定：具体参见本套教材《康复功能评定学》。

5）平衡协调功能评定：具体参见本套教材《康复功能评定学》。

6）心肺功能评定：具体参见本套教材《康复功能评定学》。

2. 心理功能评定　无论是急性还是慢性疾病患者，或多或少地都存在着心理障碍，尤其是急性期患者。当疾病突然来临时，病人处于一种休克、恐慌的状态。急诊患者心理功能评定方法可参见本套教材《康复功能评定学》。

3. 日常生活活动能力评定　最常用的标准化PADL（生理性日常生活活动能力）评定量表是Barthel指数评定表。具体评定参照本套教材《康复功能评定学》。

4. 社会参与能力评定　参见本套教材《康复功能评定学》。

（二）康复治疗

1. 急诊康复治疗目标　应包括针对各个系统器官所患疾病导致的功能障碍的恢复及后续的功能恢复。针对不同的疾病采取不同的康复治疗方法。总之，要形成急诊康复的理念。

急诊的康复治疗重点应放在残疾的预防上，这是由于一旦出现了残疾，往往需要花费很大人力、物力、财力才有可能康复，且往往达不到原来的健康水平。因此，在急症的早期我们要有预见性地针对病人将来可能要出现的功能障碍进行早期干预。同时，对不能逆转的功能障碍采取积极措施，防止其演变为残疾、残障。因此，急诊康复应在防范风险（病情的控制和把握）的同时，预防废用综合征的出现，促进病人早期日常生活活动能力恢复，预防急性期合并症，如吸入性肺炎和坠积性肺炎、压疮等。急诊患者早期治疗措施包括抢救生命、缓解症状，主要应用一些药物治疗法、手术疗法和监护抢救设备。所有这些内容都是保证病人生命存活的基础，也是急诊康复的前提。只有生命存在，才能谈得上康复，因此说抢救生命是第一位的，一定要争分夺秒。在保住生命的同时，早期地介入一些康复治疗方法，可以预防将来残损、残疾及残障碍的发生或降低残损、残疾及残障的发生率。这样我们既能保证病人的生命，又能让病人高质量地生活，这就是急诊康复在康复三级预防中的意义。对于长期在重症监护病房卧床的患者，国内多数医生认为“病人病情比较严重，恐怕不能承受康复锻炼”，一方面是临床医师对康复医学的不了解，另一方面传统的医学教育思想根深蒂固，国内研究表明在监护下生命体征处于相对稳定状态的患者中可以开展早期康复治疗，如对持续心电图监测有房室传导阻滞或室性心律失常等，但运动前后变化不明显或心率增加少于20%的患者；或对颅内压、呼吸系统及电解质等方面监测处于相对稳定状态者进行早期康复治疗后均未发现进一步加强脑损害的证据。动物实验表明，卧床对机体的各系统均有不同程度的损害，而非仅仅局限于骨骼肌肉系统。也有临床研究指出卧床5天时间，即可发生机体胰岛素抗药性及微血管功能障碍。另外，通过健康受试者研究发现，长期卧床潜在的风险包括体液丢失、直立性低血压、心搏过速、心搏量减少、心排出量下降、最大摄氧量下降等，受试者需要花费更多的时间来恢复到研究之前的水平。故急诊康复应早期介入。

2. 适应证与禁忌证

适应证：各个器官系统的急诊患者在生命指征稳定后均可介入复治疗。

禁忌证：各个器官系统的急诊患者在生命指征不稳定时禁止介入复治疗。

3. 物理治疗　物理因素对急诊患者急性期的治疗往往会起到事半功倍的作用。物理因子具有较好的消炎、止痛、改善局部血循环的效果，因此在急诊康复中有选择性地运用各种物理因子对急性炎症、疼痛有很好的治疗作用。此外物理治疗还能减少组织粘连，增强肌力，防止肌肉萎缩，促进骨折愈合，预防深静血栓和继发性骨质疏松的形成，因此对急性期卧床患者有治疗和预防作用。另外，物理因子具有促进神经功能修复以及改善肢体活动功能的作用。因此，应经常运用各种物理因子对昏迷患者进行促醒和瘫痪肢体治疗。具体方法如下：

（1）高频电疗：包括超短波、短波、微波等治疗方法。采用无热量的高频治疗对于各种原因引起的感染性疾病有很好的治疗作用，尤其是对急性肺炎、妇科盆腔脏器的感染是首选的治疗方法，可以促进炎症的吸收。

（2）中频电疗：包括调制中频、干扰电等治疗方法。在神经、脊髓、肌肉、内脏系统急诊患者中，中频电疗可起到镇痛、解除痉挛、松解粘连、预防肌肉萎缩、促进神经功能恢复的作用。如不完全性肠梗阻采用调制中频治疗可以促进恢复甚至可免去手术的痛苦，在脊髓损伤的患者，早期应用此疗法可减轻痉挛，减少肌肉萎缩，促进神经功能恢复。

（3）低频电疗：包括神经肌肉电刺激疗法（NMES）、功能性电刺激疗法（FES）、经皮神经电刺激疗法（TENS）、电兴奋疗法、直流电及离子导入疗法等。在神经系统的急诊患者中早期使用NMES和FES可刺激神经肌肉，使肌肉收缩，可起到预防肌萎缩和促进神经功能恢复的作用；在以疼痛为首发症状的急诊患者中使用TENS可起到及时的止痛作用，同时能促进局部的血液循环；在开放性损伤或骨折的急诊患者中，早期应用直流电及离子导入疗法，可起到促进骨折伤口愈合、减轻感染的作用。

（4）超声波疗法：对于呼吸系统疾病所致的咳嗽、咯痰急诊患者，用庆大霉素16万u、α-糜蛋白酶2000u、地塞米松5mg，采用超声雾化吸入，可起到消炎、化痰、促进痰液排出、减轻感染的作用。

（5）光疗：包括红光、红外线、紫外线、激光疗法。在各种原因所致开放性损伤、出血、疼痛、急性炎症的急诊患者的早期治疗中起着关键的作用。各种开放性感染的伤口早期应用无热量红光治疗，可促进炎症的吸收；紫外线有灭菌消毒的作用，大剂量紫外线可促进伤口坏死组织的脱落，小剂量可促进肉芽增长，促进伤口愈合，另外强红斑量的紫外线可有止痛作用，可治疗肋软骨炎，一次治愈率95.6%；对于鼻出血、眼底出血可用激光疗法止血。

（6）风险管理：主要是病情的把握和病情的控制。

1）排痰呼吸训练：任何急诊疾患都会不同程度地引起心肺功能障碍，胸腹部大手术后也可引起通气障碍，病人卧床咳嗽减少，极易引起肺内感染，导致肺泡通气量减少、低氧血症和呼吸衰竭。因此教会病人有效地咳嗽，辅助排痰，进行呼吸训练是急性期患者必需的功能训练。排痰是保证呼吸道通畅、减少肺内感染的重要手段，体位排痰治疗时，患者体位的摆放必须以满足患者临床治疗为前提，减少体液对于呼吸道的影响，尤其是对于改善肺泡的通气/血流比值（Ventilation/perfusion ratio，VA/Q）尤为重要。根据患者肺部病变区域的不同而采用不同体位，靠重力作用使肺叶或肺段气道分泌物引流排出，特别适用于有大量痰液者。也常与其他胸部物理治疗联合应用，包括胸部叩击和震颤法、有效呼吸及咳嗽法。当然，也可采用排痰振动设备进行体位排痰治疗以替代物理治疗师的手法治疗。呼吸运动及有效咳嗽能使肺部充分充气，帮助肺泡和气道中微小分泌物排出体外，避免痰在肺内堆积，有利肺部扩张，增加肺活量，增进肺功能。若分泌物潴留在呼吸道，可使末梢肺泡呈虚脱状态而产生肺不张。肺不张持续72小时以上会引起感染而转变成肺炎。采用深呼吸训练，可增加患者的呼吸肌强度，明显改善通气功能。重大手术患者肺活量的减少，主要由于术后管道复杂，惧怕疼痛，惧怕咳嗽、咯痰、活动而加重切口的疼痛，使呼吸道防御机制受限，呼吸道分泌物长期淤积于肺部，导致肺部感染。因此，对于采用呼吸机的患者通常由呼吸治疗师采用持续正压气道通气模式，对于已经脱机的患者呼吸训练可以采用物理治疗师被动挤压胸廓腹部协助呼吸、主动呼吸训练、咳嗽训练相结合的方法进行。侧卧位声门开放呼气（expiration with the glottis open in the lateral posture，ELTGOL）则是一种运用侧卧位和肺容积从功能残气量至残气量之间进行呼气时把声门打开呼吸法，以控制呼气流速而避免气道被压扁和诱发阵咳的气道排清技术。上述技术康复治疗师必须掌握，作为急诊医师需要有呼吸训练的康复意识，以保证患者及时介入呼吸训练康复。在排痰之前最好做超声雾化吸入（前面已述）。①体位引流：引流频率视分泌物多少而定，分泌物少者，每天上、下午各引流1次，痰量多者每天引流3~4次，餐前进行为宜，每次引流一个部位，时间5~10分钟，具体引流方法见表11-1；②胸部叩击、震颤：此项属于手法治疗，治疗时手指呈并拢弯曲状，双手轮流叩击拍打30~45秒，叩击拍打后手按住胸壁部加压，治疗者整个上肢用力，此时嘱患者做深呼吸，在深呼气时做震颤抖动，连续做3~5次；③有效咳嗽训练：第一步先进行深吸气，第二步吸气后要有短暂闭气，第三步关闭声门，第四步通过增加腹内压来增加胸内压，使呼气时产生高速气流，第五步声门开放，当肺泡内压力明显增高时，突然将声门打开，即可形成由肺内冲出的高速气流，促使分泌物移动，随咳嗽排出体外。然后再进行下列的康复训练；④腹式呼吸训练：该法可以重建生理性呼吸模式，双手置上腹部法：患者仰卧位或坐位，双手置于上腹部（剑突下、脐上方），吸气时腹部缓缓隆起，双手加压做对抗练习，呼气时腹部下陷，两手随之下沉，在呼气末，稍用力加压，以增加腹内压，使横膈进一步抬高，如此反复练习，可增加膈肌活动。两手分置胸腹法：患者仰卧位或坐位，一手置于胸部（通常置于两乳间胸骨处），一手置于上腹部，位置与上法同，呼气时腹部的手随之下沉，并稍加压，吸气时腹部对抗此加压的手，使之缓缓隆起。呼吸过程中胸部的手基本不动。此法可用以纠正不正确的腹式呼吸。下胸季肋部布带束胸法：患者取坐位，用一宽布带交叉束于下胸季肋部，患者两手抓住布带两头，呼气时收紧布带（约束下胸廓，同时增高腹内压），吸气时对抗此加压的布带而扩展下胸部，同时徐徐放松束带，反复进行。抬臀呼气法：仰卧位，双下肢屈曲，两足置于床上，类似于桥式运动，呼气时抬高臀部，利用腹内脏器的重量将膈肌向胸腔推压，迫使横膈上抬，吸气时还原，以增加潮气量。

表11-1　各肺段引流排痰体位

肺叶	肺段	引流体位
右上叶	尖段	直坐
	前段	仰卧，右侧垫高
	后段	左侧卧位，面部向下转45°，以枕支持体位
左上叶	尖后段	直坐，微向前或右倾斜，或俯卧，床头抬高30cm
	舌段	仰卧，向右转体45°，床尾抬高40cm，呈头低足高位
右中叶		仰卧，向左转体45°
肺下叶（左、右）	背段	俯卧，腹部垫枕
	前基底段	仰卧，大腿下方垫枕，双膝屈曲，床尾抬高50~60cm，呈头低足高位
	外侧基底段	侧卧，患侧在上，腰部垫枕，床尾抬高50~60cm，呈头低足高位

2）口腔护理：急诊病人大部分不经口进食，即使经口进食口腔卫生也很少受到医护人员和家属的重视。良好的口腔护理可以保持口腔清洁、湿润，预防口臭，促进食欲，使患者舒适，预防口腔感染及其他并发症，观察口腔黏膜和舌苔的变化及特殊的口腔气味，提供病情的动态信息。具体操作要点：①向患者解释，以取得配合；②患者头侧向操作者，取治疗巾围颈下，置弯盘于口角旁；③观察口腔黏膜有无出血点、溃疡、真菌感染及舌苔性质，有活动性假牙者，取下妥善保管；④将漱口液倒入药碗，以弯止血钳夹棉球，小镊子助绞干棉球，由内至外擦净牙齿各面及颊部、舌面、软腭。擦洗完毕，给予漱口，擦干面颊部；⑤酌情处理口腔疾患，口唇干裂者，可涂润唇剂。同时要注意以下几点：①擦洗动作要轻柔，避免损伤口腔黏膜及牙龈；擦洗舌面及软腭勿过深，以防恶心；牙缝、牙面应纵向擦洗。②昏迷患者禁漱口，需用张口器时，应从磨牙处放入，牙关紧闭者不可用暴力使其张口，血管钳须夹紧棉球，每次1只，棉球不能过湿，以免漱口液吸入呼吸道，防止棉球遗留在患者口腔内。③有活动假牙者，应清洗后给患者戴上或浸于清水中备用，不可浸泡在乙醇或热水中。

3）控制体位：对于不同急诊患者应采取不同的治疗体位。骨骼系统疾病的患者应采取功能位的体位；神经系统疾病的患者应采取良肢位的体位；呼吸系统疾病的患者应采取坐位，身体前屈，上肢和头部置于体前的高枕上或治疗桌上的放松体位，同时要注意结合排痰的治疗体位（见本节排痰训练）；心血管系统疾病的患者应采取端坐位和抬高床头的治疗体位，对于合并有下肢水肿的患者应采取抬高床脚的治疗体位；对于许多伴有呕吐、昏迷的患者应采取头偏向一侧，舌头拉出口外的体位。

（7）预防废用综合征和并发症：急诊病人卧床较久或长期被迫采取坐位，不活动和很少活动，就会出现以生理功能衰退为主要特征的综合征，常见的有废用性肌肉萎缩、关节挛缩、直立性低血压等。另外，急诊病人卧床较久容易引起压疮、坠积性肺炎以及各种原因引起的疼痛等，此类综合征和合并症的预防措施包括：加强营养，不能进食者用鼻饲；勤翻身，用压疮气垫；做肌肉的按摩，电体操，减少肌肉的萎缩；早期应用起立床或体位治疗等。

1）关节活动度（ROM）训练：急诊病人卧床较久或长期被迫采取某种体位，限制活动和很少活动，尤其是骨科和神经内外科的急诊患者，为了预防肌肉萎缩、肌腱挛缩、关节僵硬等，需做关节活动度（ROM）训练。关节活动度训练方法有被动关节活动度训练、主动和主动-辅助关节活动度训练、特殊情况下的关节活动度训练。被动关节活动度训练适合于不能主动活动的患者，如昏迷、完全卧床等，为避免关节挛缩、肌肉萎缩、骨质疏松和心肺功能降低等并发症需进行被动训练；主动关节活动导致明显疼痛的患者也需进行被动活动。主动和主动-辅助关节活动度训练适合于能够主动收缩肌肉，但因各种原因所致的关节粘连或肌张力增高而使关节活动受限的患者；肌力较弱（低于3级）者采用主动-辅助关节活动度训练；有氧训练时，多次重复的主动或主动-辅助关节活动度训练可改善心肺功能。特殊情况的关节活动度训练适合于身体的某一部分处于制动阶段，为保持其相邻关节的功能的患者，可防治相邻关节的挛缩和肌肉萎缩，并为新的活动做准备。对于意识清醒的患者建议多采用主动性的关节活动度训练方法，主要的关节活动度训练部位除了上肢的肩、肘、腕、指和下肢的髋、膝、踝外，对于颈部和躯干的关节活动度训练也需要引起重视，可以采用手法治疗的方式进行小关节的松动治疗，防止关节囊的挛缩。

ROM训练原则上早期开始，采取舒适的体位，先健侧后患侧，近端关节固定，手法轻柔，避免疼痛。在无痛的前提下做全关节的运动，脑卒中所致偏瘫的患者在迟缓期肩关节只做

1/2 ROM，因为肱盂关节与肩胛胸廓关节在此范围内的比为2 ：1。要做各关节的诸方向运动，3~5次，一个动作3~5秒。若疼痛先做理疗，缓解疼痛后再进行训练。

关节活动度训练禁忌证：各种原因所致关节不稳、骨折未愈合又未做内固定、骨关节肿瘤、全身情况极差、病情不稳定等。

2）预防深静脉血栓形成（deep venous thrombosis，DVT）的训练：对于DVT预防，治疗师通常需要采取体位训练。直立体位是最常用和最有效的措施。对于可以独立坐站的患者，要鼓励患者每天多次采取坐和站立的体位；如果患者因为病情的因素不能独立坐和站，也可采取摇高床头，靠坐在床上的方式。平卧时采取下肢抬高的体位。一般抬高患肢在心脏平面20~30cm以上，以促进下肢静脉回流。远端肢体的不抗阻力主动收缩活动，特别是等长收缩运动，有利于通过肌肉泵的作用，促进静脉回流。常用的运动有：踝关节屈伸运动、股四头肌等长收缩运动（绷紧大腿）、握拳运动、不抗阻力的踏车或者手摇车运动等。进行肌肉收缩时，强调缓慢持续的动作，以增加运动的安全性。

预防DVT的非运动疗法在此处一并介绍，包括：

①压力治疗：通常应用气压治疗仪或特制的压力袜及压力袖套。要求压力从远端到近端的压力梯度，即远端压力最大，到近端压力最小。也可以采用弹力绷带，包扎时应从肢体远端开始，逐渐向上缠绕，要求和压力袜/袖套同样的压力梯度。普通的弹力袜可以考虑，但是要特别注意，不能在袜的近端有弹力圈，以避免近端压力太大，反而影响静脉回流。对于压力袜及压力袖套，近端的松紧度以能将一个手指伸入之内为宜。在压力治疗前应该先进行患肢抬高，尽量保证肢体潴留液体的回流。②手法治疗：可以采用淋巴按摩的手法，即由远端到近端的向心性按摩。手法必须轻柔和表浅，禁忌深部和发力的手法。

3）预防压疮、肺部感染训练：颅脑损伤患者病情重，卧床时间长，体质差，机体抵抗力降低，除疾病本身造成的各种功能障碍外，还易发生压疮、肺部感染等并发症。康复治疗的方法多种多样，包括早期的良肢位及不同形式的被动和主动锻炼。积极有效的康复措施可以消除和减轻患者功能上的缺陷，为未来适应生活奠定基础。同样，急性脑卒中患者的良肢位摆放亦是功能性训练的一种，在ICU阶段就应引起重视，通过对姿势和运动模式的评估，早期应用反射性抑制模式（reflex–inhibiting patterns，RIP）不仅可以预防与减轻痉挛，且可逐步建立反射性稳定的姿势，从而改善运动控制能力，增加床上转移，这些对于患者后期的康复治疗及预防并发症亦相当重要。而在神经肌肉促进技术（neuro–muscular facilitation technique）中，本体感觉促进技术（Proprioceptive Neuro–muscular Facilitation，PNF）的核心即通过刺激本体感觉，促进或抑制肌肉运动。

4）预防肌肉萎缩训练：目前，部分急诊患者在需要机械通气的同时，尚需深度镇静和卧床静养。往往病人的神经肌肉功能障碍常在无法撤机，或病情稳定可以转入普通病房后才被发现，此时病人常连简单的日常活动都无法完成。这些病人的废用性肌肉萎缩和原发神经系统病变或肌病的病人不同，殊不知，即便有健康、丰富的个体营养补给，但每周的卧床都会使患者丢失4%~5%的肌力。急诊患者早期介入肌肉功能训练的目的主要有以下两个：①防止由于长期卧床造成的肌肉废用性萎缩；②对于疾病引起的瘫痪肌肉进行早期的功能再训练。常用的肌肉功能康复治疗手段包括肌力诱发训练、肌肉电刺激治疗、肌肉按摩、肌肉易化技术等。当然，运动训练的强度应根据病情的发展和变化进行及时的调整。不同肌力分级的肌肉所采用的物理治疗方法有所不同，应根据肌肉力量分级进行针对性的物理治疗。

（8）吞咽训练：在急诊患者中，由于各种原因引起的昏迷不醒或吞咽相关功能障碍的患者，常伴有吞咽困难、呛咳，经鼻或口气管插管、气管切开，临床上常需要用鼻饲饮食来配合治疗以促进患者恢复。患者长期处于鼻饲导管或者胃造瘘管状态下容易造成吞咽肌群萎缩，吞咽功能丧失。吞咽训练包括两个方面的内容：①预防吞咽肌群的废用性萎缩。②治疗吞咽障碍。主要采用的是电刺激吞咽肌群、声门上吞咽、Mendelsohn法、屏气发声运动、声带内收训练（声带闭合训练）以及各种吞咽功能训练，如舌肌训练、咽收缩练习和喉上提训练、面部肌群主动性收缩训练和被动按摩、冷刺激咽腭弓前部训练等。

4. 作业治疗　无论是什么样的急诊患者，经过抢救治疗可保住生命，大部分经过一段康复治疗后，都要重新回归家庭和社会，承担他应该负担的家庭和社会角色。因此说日常生活自理能力的早期康复，对于提高病人的生活质量，回归家庭、回归社会有着重要的意义。

（1）ADL作业治疗：早期的ADL作业治疗对于急性期后患者的生活自理能力和生活质量的提高都有着重要意义。早期就要按着被动、主动助力、监护主动到完全主动独立的训练原则进行ADL治疗。

1）离床：早期离床活动，无论对哪一类急性期的患者来说都是非常必要的，因为长期的卧床制动会导致心、肺功能、内分泌等系统的功能障碍，早期活动可减少压疮、肌肉萎缩、关节挛缩、肺内感染等合并症的发生。同时，早期离床活动可起到促进下肢早期负重、减少骨质疏松、促进骨折愈合、促进胃肠蠕动、增加食欲的作用。

2）床上移动：对于急性期患者在病情稳定的前提下，按着上述循序渐进的训练原则做横向的床上移动训练，比如从床的左侧移向右侧，做体位的转换移动，为起坐训练打好基础，如：从仰卧位—左侧卧，仰卧位—右侧卧，仰卧位平移，同时可做桥式运动。对脑卒中患者，治疗师通过诱发姿势性反射，促进患者的体位转移，例如用不对称性紧张性颈反射促进仰卧位转移为侧卧位；用对称性或不对称性紧张性颈反射促进从俯卧位到手膝位。

3）起坐：待床上移动能力增强后试着从仰卧位到坐位的训练，根据病情可每日重复多次。对脑卒中患者，治疗师可利用迷路引出的翻正反应，促进患者从仰卧位到直腿坐位。

4）坐位：直立坐位有利于横膈的下移，降低吸气阻力，维持合理的通气/血流比值，有助于咳嗽动作等。待患者体力恢复后，可让病人在床上采取长坐位。胸前放一平行剑突的治疗桌或枕头，将上肢放置其上，开始可从5分钟开始，以后根据体力的增强增加坐位的时间。待能力增强后，可将下肢移到床沿下端坐。同时训练病人的平衡反应，此时可训练病人的上肢向不同方向运动或取物。

5）转移：待病情稳定和能力增强后，病人可在家属的帮助或监护下离床，利用助力器离床到室内如厕、进食、清洁等活动。

6）更衣：为了增强病人的自理能力，应尽早教会病人独立或在他人辅助下穿脱衣裤，尤其是偏瘫或截瘫的病人，这样可以增加病人的自信心，减少陪护人员负担。

7）就餐的原则：能经口的不下鼻饲，能自己吃的不用别人喂，能坐着吃的就别躺着吃，能到桌前的就不在床上吃。对于一些上肢功能障碍的患者可采用自助具来帮助患者进食，如：万能袖带、长柄匙、成角匙等，增加病人的自理能力。

8）个人卫生：每天至少整理打扮两次，最好自己进行洗脸、刷牙、洗头、洗脚、梳头、化妆等活动，以增加自信心，二便最好在床下进行，以上的个人卫生训练都可以应用一些康复工程的内容。

9）移动：待病人坐位平衡后，先进行从坐位到立位的训练，然后才能做移动的训练。根据病人的情况采用不同的助行具，如拐杖、助行车、轮椅等在治疗室内走动，距离不要太长，专人陪护，以免发生意外。

（2）职前作业：根据病人的职业，早期有预见性地进行职业的作业训练，有这种意识就足够了。

5. 康复工程

（1）自助具：对于一些瘫痪的患者可用一些自助具帮助病人提高生活质量，如用吞咽杯、Mony碟、长柄勺、万能袖带、穿裤器、穿袜器、拐杖、轮椅、步行器等，对于急性期行动不便的患者有较大的作用。

（2）矫形器：对于急性骨折、脊柱损伤和急性脑卒中的患者，为治疗和预防后遗症，经常用到各种工具和矫形器。如骨折病人经常打夹板，防止骨折移位，预防骨骼畸形恢复；脑卒中的病人经常用到分指板和足踝矫正器，预防将来的手指痉挛和足下垂等等。

6. 心理治疗　心理治疗是现代医学模式的重要组成部分，是维护患者身心健康，使患者取得最佳治疗效果的必要条件。处于危急状态的患者及家属心理十分复杂，往往表现紧张、忧虑、急躁、怀疑、恐惧、消沉、担心等复杂心情。急诊科医护人员首先接触患者及家属，医护人员的语言行动都会对患者及家属产生很大影响。这就要求急诊科的医护应做好患者及家属的心理调节，提高急诊治疗的效果，提高抢救质量。根据不同的患者存在不同程度的心理障碍，医护人员应主动、热情地与患者及家属交流，耐心地做好解释，给予细致周到的照顾，并向患者及家属说明不良情绪可诱发和加重病情。帮助患者克服不良的心理反应，消除压力，保持良好的心态，积极配合治疗。必要时请心理医师会诊，进行心理辅导。

（1）掌握沟通技巧，做好说服开导工作：医护与患者及家属间良好的沟通有助于了解患者的身心状况，向患者提供正确信息，消除患者急躁情绪，减轻患者身心痛苦，增强其对治疗的信心。对需要急诊手术的患者，要向患者及家属说明手术的紧迫性和必要性。说明手术的目的、一般步骤及手术过程中可能出现的情况，增强患者和家属的信心。对有些病情不宜向患者交代的切勿在患者面前交代和议论，以免影响患者的情绪。急诊医护要注重提高自身素质，努力培养与患者及家属的沟通技巧，建立良好的医护患关系。

（2）讲究语言的艺术性，热情关心患者：医护的语言可以治病也可以致病，对病痛的发生、发展和治疗效果都有着重要的影响。因此，急诊医护的语言要做到“有的放矢”，针对患者的年龄、不同的病情、不同的心理特点采用合适的安慰性语言，力求语言亲切平和、通俗易懂，以解除患者的紧张、疑虑，尤其是伤残患者生活活动能力下降，饮食、起居要妥善安排，使患者感到医护的温暖，使医护和患者“相互尊重与信赖”。避免使用过多的医学术语，使患者难以理解，使用礼貌性、安慰性、同情性、解释性、教育性、鼓励性和保护性语言，满足患者的心理需求，从而促进患者的身体康复。在不影响治疗、监护的情况下，鼓励家属和亲友探视，以解除患者的孤独、恐惧感。

（3）保持良好神态和气质：“眼睛是心灵的窗口”，通过医护的眼神、态度，可以向患者传达许多信息。医护亲切的目光可使患者得到很大的安慰；端庄的举止、良好的气质，可使患者产生安全感、被尊重感；面带微笑地接待患者，可使患者消除陌生感，增加对医护的信任；和蔼的态度、冷静的表情、平稳的声调都能在潜意识中稳定患者的情绪。

(4)重视并满足患者家属的心理需求：急诊患者的心情大都是担忧、焦虑不安的，患者存在很大的心理压力。医护人员应充分认识到这是不利于患者身心健康的氛围。在认真做好抢救工作的同时，尽可能耐心地向家属介绍患者的情况，稳定家属情绪，并指导他们分担对患者的心理护理工作，共同关心患者，解除患者的种种疑虑和担忧，增强患者与疾病斗争的信心，促进疾病痊愈。

(5)娴熟的技术、规范的行为：熟练的操作，准确、敏捷、有条不紊的动作，会使患者对医护技术、医疗机构产生信任和依赖感。这对心理紧张、急切的急症患者尤为重要。果断、简洁的行为产生的镇定心理的作用远甚于语言和某些治疗。倘若急诊患者面对的是动作慌乱、犹豫的医护人员，无论如何都不能放松心情去配合诊治。作为急诊医护人员要正确认识和掌握急症患者的心理活动特点，为患者提供良好的心理支持，使患者达到最佳的身心状态，配合急诊诊治以取得最好的疗效。

7. 康复护理　急诊患者因发病急骤、病情多变，容易危及生命。因此护理中应在全面的先进的监护仪的配合下，全面耐心地观察病情，及时准确地告知医生，为实施合理的抢救措施提供了依据和时机。

(1)体位摆放：因急诊患者可出现程度不同的意识障碍，而且多数急诊患者在发病初期很少进食或少数病人不能进食，外地患者经过传送途中颠簸和搬动均可造成患者精神萎靡、反应迟钝。对心肌梗死患者可选择平卧位；脑卒中、药物中毒、惊厥等意识障碍患者，头部需侧位，防止呕吐物逆流气管和舌后坠。身体固定一侧不能太久，应注意按时变换体位，以预防压疮及避免影响排痰等处理。

(2)皮肤护理：急诊患者需保持皮肤清洁干燥，观察皮肤有无压痛，骨突出部位要定时按摩，以促进局部血液循环，注意保暖，预防病人坠床。

(3)二便护理：男女接尿器可用于急诊不能下床的患者，对昏迷患者则需要留置导尿，注意会阴部清洁卫生，做好尿道外口护理。鼓励患者及时排出大便，做好清理工作。记录出入量，观察尿液变化。

(4)心肺功能护理：解除窒息，清除口鼻腔的积血、分泌物，保持呼吸道通畅，除给予对症药物治疗外，按时口腔及气道清洁，规律翻身、叩背。严密观察神志、瞳孔及心电、血压、呼吸、体温等生命体征变化，进行监测，及时记录及报告，以便及时发现异常并给予处置。

(5)建立静脉通路，根据医嘱进行用药，注意滴速，以免加重心脏负担，注意静脉通路的护理。

8. 实训操作　指导教师按上述的实训目的、实训器材、实训内容及步骤，先制订实训方案，并明确实训的流程和顺序，先做什么，后做什么，并仔细讲解，然后将以上操作流程示教给学生。示教结束后，学生两人一组，一人做治疗师(或)医生，一人做患者，模仿老师操作，老师进行纠错与再示范，直至学生操作正确。最后，评选出最优秀的一组，再操作一遍，老师做总结点评，使学生真正掌握该疾病的实训操作。

【注意事项】

1. 首先是各临床医师、学生要有急症康复的意识，这点非常重要。

2. 对急诊患者首先是要进行积极的临床抢救治疗，在不影响临床抢救的条件下，待患者生命指征稳定后及时介入康复治疗。

3. 一定要与临床医师密切配合，共同康复治疗患者。

【实训病案】

许某某，男，55岁，农民。1天前情绪激动后出现头晕、恶心、呕吐，伴言语略欠清及右侧肢体活动欠灵活，上述症状出现2小时后，右侧肢体活动不灵及言语障碍加重，表现为右侧肢体活动能力继续下降、言语不能且理解他人语言能力欠佳，嗜睡，病程中右侧肢体活动不能、混合性失语、饮水呛咳、尿便控制障碍。既往史：风湿性心脏病19年。高血压病病史5年，血压最高达180/100mmHg，未规律服用降压药，血压控制不良。否认糖尿病病史，否认肝炎、结核等传染病病史及其接触史。否认食物、药物过敏史，否认外伤、手术史及输血史。吸烟史20年，每日2盒，饮酒史20年，每日150ml，已戒烟酒2年。

（一）专科情况

1. 身体结构与功能　右侧中枢性面瘫，混合性失语，双侧瞳孔不等大，右侧瞳孔4mm，左侧瞳孔3mm。①右侧上、下肢肌力、肌张力均轻度下降；②感觉因患者言语及听理解障碍，不能配合，针刺时无拨开检查者手动作，考虑患者针刺觉减弱；③Brunnstrom分期：右上肢Ⅰ期，右手Ⅰ期，右下肢Ⅰ期；④右侧肢体各关节被动活动度无明显受限；⑤坐位及站位平衡不能独立维持；⑥协调：指鼻试验、跟膝胫试验不能完成；⑦步态：目前尚不能步行；⑧右侧肢体腱反射未引出，右侧Babinski征、Chaddock征阳性。

2. 活动能力

个人因素：①日常生活活动能力（ADL）评分为5分，辅助下可少量缓慢进食，属于极重度受限；②功能性移动评定9分；③右利手；④肩关节无疼痛，无身体其他部位疼痛的主诉；⑤无视觉障碍。

环境因素：家住1楼，无电梯，无洗澡设备，卫生间为坐便，社区中没有无障碍设施，无斜坡，入室时有数个阶梯。

3. 社会参与　患者为退休人员，发病以来精神状态欠佳，家中经济状况良好，家属态度积极，陪护者2人。患者及家属的康复目标是患者能生活自理。

（二）辅助检查

头部MR：左侧丘脑、双侧基底节区、双侧放射冠及半卵圆中心可见斑点状异常信号影，T_1WI呈稍低信号，T_2WI呈高信号，FLAIR呈高及低信号，脑沟脑室无明显扩张，右侧小脑半球、左侧颞叶、枕叶、额叶、双侧顶叶可见片状异常信号影，T_1WI呈低信号，T_2WI呈高信号，DWI呈高信号，脑沟脑室无明显扩张，中线结构无移位。脑组织T_1WI、T_2WI及dark-flui均未见异常信号，脑室不大，中线结构无移位。

问题一：该患者属于

1. 慢性发病患者
2. 神经-精神系统急症患者
3. 需要急诊手术治疗患者
4. 右侧肢体活动功能障碍患者
5. 言语功能障碍患者
6. 神经系统功能障碍患者

参考答案：2　3　4　5　6

问题二：若患者出现右下肺背段吸入性肺炎，进行体位引流的正确体位是

1. 仰卧，右侧垫高

2. 左侧卧位，面部向下转45°，以枕支持体位
3. 俯卧，腹部垫枕
4. 直坐，微向前或右倾斜，或俯卧，床头抬高30cm
5. 仰卧，大腿下方垫枕，双膝屈曲，床尾抬高50~60cm，呈头低足高位
6. 侧卧，患侧在上，腰部垫枕，床尾抬高50~60cm，呈头低足高位
7. 仰卧，向左转体45°

参考答案: 3

问题三: 对该患者应该进一步询问哪些病史

1. 有无吸烟、酗酒史
2. 有无高血压病史
3. 有无糖尿病病史
4. 有无高脂血症病史
5. 有无结核病史
6. 有无肝炎病史
7. 有无头晕病史
8. 有无肢体活动障碍病史
9. 有无药物过敏史

参考答案: 4 7 8

问题四: 属于该患者专科查体的项目有

1. 肌张力
2. 躯体感觉
3. Brunnstrom分期
4. 关节被动活动度
5. 坐位及站位平衡
6. 协调
7. 步态
8. 腱反射
9. 身高及体重
10. 饮食情况

参考答案: 1 2 3 4 5 6 7 8

问题五: 对该患者还可以进行哪些检查会有助于疾病的诊疗

1. 颈部及颅内血管彩超
2. 头部CT
3. 头、颈部CTA
4. 免疫常规
5. 风湿三项
6. 血同型半胱氨酸
7. 腹部B超检查

参考答案: 1 3 6

问题六: 该患者的临床诊断及确切依据正确的组合是
1. 脑出血—头部磁共振
2. 脑肿瘤—头部磁共振
3. 硬膜下出血—临床症状
4. 脑梗死—临床症状
5. 脑梗死—头部磁共振
6. 脑白质疏松—头部磁共振
参考答案: 5
问题七: 作为医师,除上述评定外,还应对该患者进一步进行哪些康复评定
1. 肌张力、感觉、关节被动活动度
2. 日常生活活动能力
3. 功能性移动
4. 肩关节有无疼痛
5. 有无视觉障碍
6. 言语功能
7. 吞咽功能
8. 家庭及社区环境因素
9. 职业及精神状态、家中经济状况
10. 家属态度及陪护人员
参考答案: 6　7
问题八: 目前患者的主要生理功能和心理功能受限有哪些
1. 右侧肢体运动功能受限: 坐位及站位平衡不能独立维持
2. 大小便功能障碍
3. 言语及吞咽功能障碍: 混合性失语、饮水呛咳
4. 心理功能障碍,主要表现为康复积极性不高,焦虑、抑郁
5. ADL极重度受限: 辅助下可少量缓慢进食,但饮水呛咳
6. 视力下降
参考答案: 1　2　3　4　5
问题九: 从个体水平观察,目前该患者有哪些日常生活活动能力受限
1. 穿衣
2. 行走
3. 如厕及个人卫生
4. 进食
5. 上下楼受限
6. 家务活动受限
7. 超市购物受限
参考答案: 1　2　3　4　5　6　7
问题十: 从社会功能出发,目前该患者哪些社会参与能力受限
1. 职业能力受限

2. 家务受限

3. 社会交往受限,社区活动受限

4. 购物受限

5. ADL能力受限

6. 大小便功能障碍

7. 生活质量下降

参考答案: 1　3　7

问题十一: 近期康复治疗目标是什么

1. 进行相关健康教育,提高个人健康意识

2. 指导饮食,吞咽训练,减少呛咳

3. 提供交流板,提高交流质量

4. 维持各关节被动活动度

5. 预防压疮及深静脉血栓

6. 改善ADL能力

7. 合理控制血压

参考答案: 1　2　3　4　5　7

问题十二: 远期康复治疗目标是什么

1. 提高ADL能力

2. 提高患者心理功能

3. 提高社会参与能力

4. 提高患者右侧肢体生理功能

5. 改善生活质量

参考答案: 1　2　3　4　5

问题十三: 目前康复治疗方案是什么

1. 物理治疗　①电疗: 调制中频电疗(右上肢、右下肢、右肩)功能性电刺激处方,20分钟,每日1次。②运动疗法: 关节松动术,每日1次。

2. 作业治疗　床椅转移、个人卫生、穿衣(穿裤子和鞋袜)、进食、行走、如厕及上下楼等训练。

3. 康复工程　佩戴肩托,预防右肩关节半脱位及疼痛; 轮椅。

4. 心理治疗　主要进行心理疏导和支持治疗。

5. 药物治疗　口服降压药物,静滴营养神经、改善循环药物。

6. 康复护理　气垫床,预防压疮; 按时翻身叩背,预防肺内感染。

参考答案: 1　2　3　4　5　6

问题十四: 适合该患者的康复设备有哪些

1. 气压治疗仪

2. 平行杠

3. 磨砂板

4. 腰椎牵引床

5. 电针治疗仪

6. 肋木

参考答案：1　2　3　5　6

（刘忠良）

【实训报告】

实训名称			
实训时间		评分	
操作流程要点： 注意事项： 适应证： 禁忌证： 实训感受： 报告人：________ 指导教师：________			

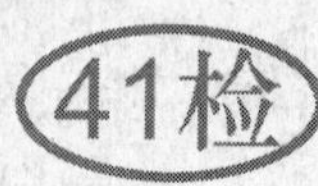